Desiree Rover

WEIBLICHE NATURKRAFT

Kräuter, Sex & Zauberei

READ GLOBAL BUY LOCAL

MIX
Papier | Fördert gute Waldnutzung
FSC® C118234

ISBN 978-3-99025-443-1

printed by GPS-Group

Cover und Illustrationen: freya_art, Kaya Pühringer
Layout: freya_art, Regina Raml-Moldovan
Lektorat: Barbara Schöberl, Dorothea Forster
Fotos: Patrick Rover, weitere Seite 216

Anmerkung: *Alle in diesem Text enthaltenen Anregungen, Beschreibungen, Tipps und Rezepte wurden mit großer Sorgfalt zusammengestellt und getestet. Dennoch kann aufgrund unterschiedlicher Rohstoffe, Ausgangsbedingungen und individueller Fähigkeiten nicht garantiert werden, dass die Informationen auf Ihre Situation zutreffen. Daher kann keinerlei Haftung für etwaige Verletzungen, Verluste oder andere Schäden übernommen werden, die aus der Verwendung der in diesem Text angebotenen Informationen resultieren.*

Desiree Rover

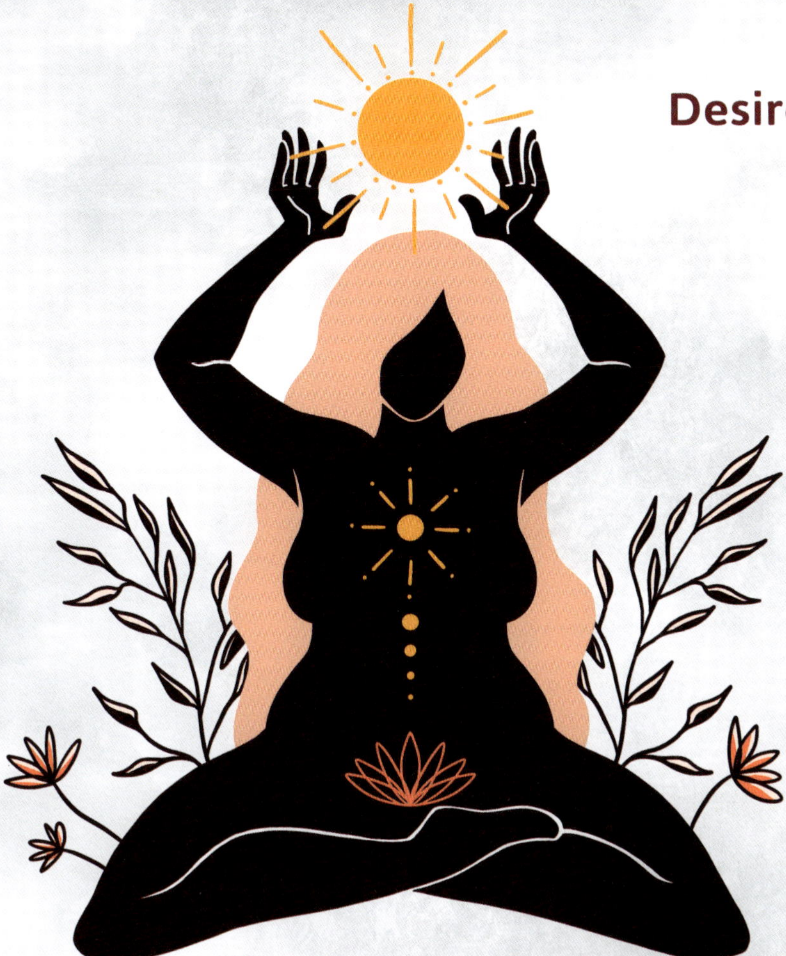

Weibliche NatURkraft

Kräuter, Sex & Zauberei

freya

Inhaltsverzeichnis

HEILKRAFT, HEILKRAFT KOMM HERAUS UND TREIBE MIR DIE KRANKHEIT AUS! ... 93

NATUR-SCHÖNHEIT ... 137

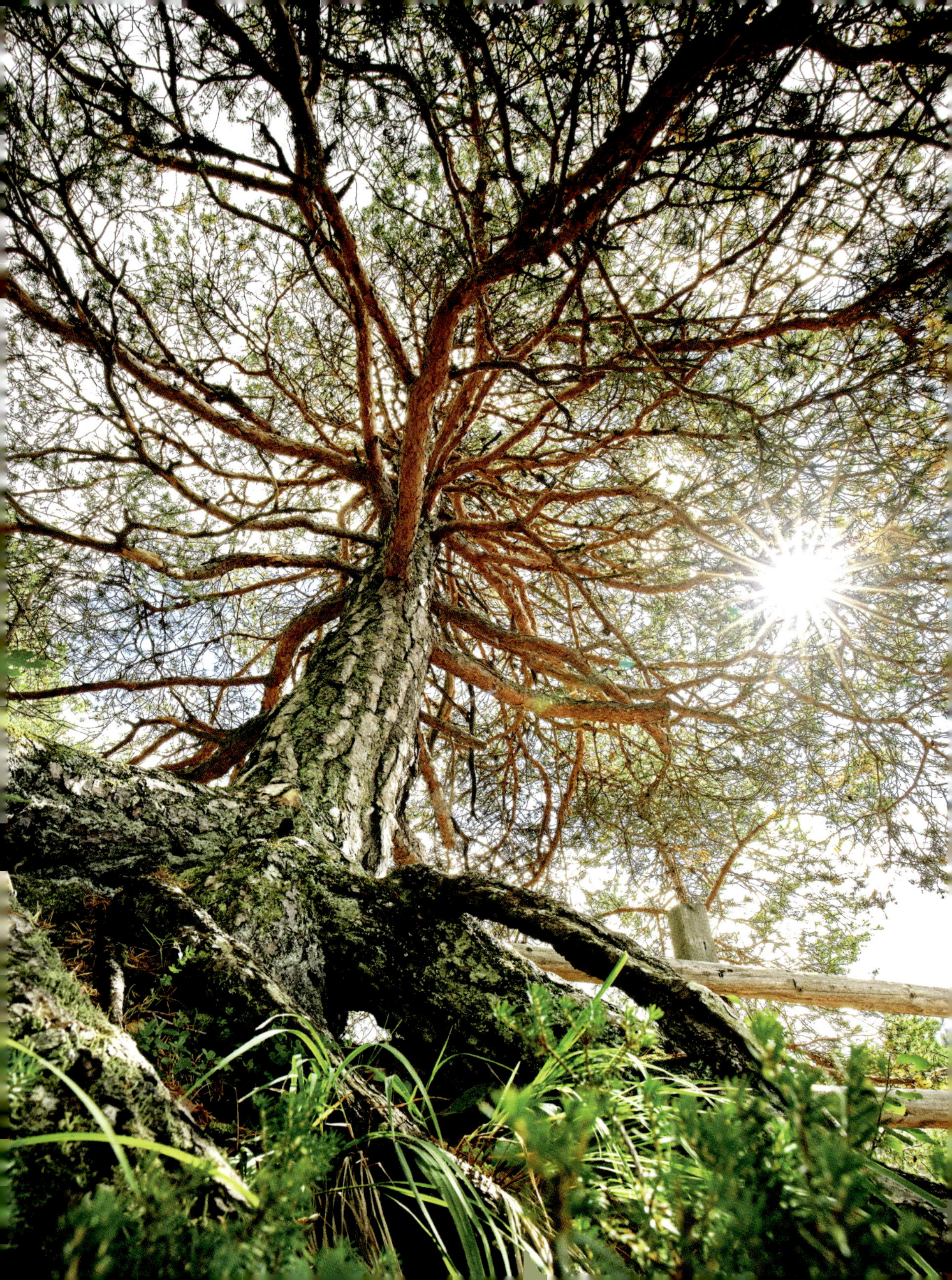

Vorwort

Meine Urgroßmutter war Hebamme in Südtirol. Hoch oben in den Bergen war es für die Bewohner überlebenswichtig, über die Heilkraft der Natur Bescheid zu wissen. Meine Großmutter und ihre Geschwister wuchsen mit diesem Wissen auf und so war es für sie auch selbstverständlich, die ganze Familie mit Kräuterlikör, Marmeladen, Sirup und Heilsalben zu versorgen.

Ich wusste dies schon immer sehr zu schätzen. Speziell der Holundersaft meiner Großmutter hat es mir sehr angetan. Wenn wir im Winter erkältet waren, hat sie uns den Sirup warmgemacht und in einem Schnapsglas serviert, der Geruch und der Geschmack, unvergesslich.

Wie oft habe ich davon gesprochen und daran gedacht, gemeinsam mit ihr den Sirup herzustellen, aber wie das im Leben eben so ist, man denkt, man hat noch ganz viel Zeit, und dann ... sie verstarb nach einer längeren Krankheit aufgrund einer jahrelangen falschen Medikation.

Oft musste ich im Winter an den heilenden Holundersaft denken, dies stimmte mich unendlich traurig, ich dachte wirklich, dass ich ihn nie wieder schmecken würde. Doch eines Tages entdeckte ich eine Ausbildung – diplomierte Heilkräuterpädagogin. Mein Interesse war geweckt, ich habe mich sofort angemeldet.

Meine Mutter und jeder andere Mensch, der weiß, dass ich einen schwarzen Daumen habe, hat mich schlichtweg für verrückt erklärt. Eine Woche vor Kursbeginn hat meine Mutter noch versucht, auf mich einzureden, dies sei absolut nichts für mich, ja sie hat mich förmlich angefleht, die Weiterbildung zu stornieren, damit ich wenigstens noch einen Teil meines Geldes zurückerhalte.

Doch noch nie in meinem Leben habe ich mich so sehr auf ein Seminar gefreut, ich wusste, da muss ich hin, mein Herz hat mich hingezogen, ich spürte, diese Ausbildung würde etwas Bedeutendes in meinem Leben verändern.

Und siehe da, einige Monate später stand ich in meiner Küche und habe Holundersirup eingekocht. Es war ein sehr emotionales Erlebnis für mich. Der Duft breitete sich in der gesamten Wohnung aus, ich spürte die Anwesenheit meiner Großmutter, ich konnte ihr Lächeln sehen und wusste, sie ist sehr stolz auf mich.

Ich widme dieses Buch meinen Ahninnen, und ganz besonders meiner wundervollen Tochter, und all meinen Töchtern, die noch nach mir kommen mögen.

Möge Heilung auf
allen Ebenen geschehen!

In diesem Buch teile ich einige sehr persönliche Erlebnisse mit dir, daher erlaube ich mir, dich in der Du-Form anzusprechen. Um den Lesefluss nicht zu beeinträchtigen, verzichte ich auf die Gendersprache. Dieses Buch ist von einer Frau für Frauen geschrieben, doch spreche ich Frauen wie Männer gleichermaßen an.

Liebe Leserin

Als ich zwei Freundinnen erzählte, dass ich einen Termin beim Freya Verlag habe, wegen genau dieses Buches, welches du gerade in Händen hältst, so habe ich sehr viele Ratschläge erhalten. Sie meinten, ich solle barfuß zu diesem Termin gehen, ich müsse unbedingt Kleidung mit Blumenprint tragen, keinesfalls sollte ich mich schminken und am besten bastle ich mir einen Haarkranz aus schönen Blumen, denn andernfalls wäre ich nicht authentisch.

Dieser Logik konnte ich nicht folgen, denn ich würde niiiieemals so wie eben beschrieben zu einem geschäftlichen Termin erscheinen.

Wenn die Allgemeinheit an heilkundige Kräuterfrauen denkt, so hat bestimmt der Großteil davon Bilder von Frauen im Kopf, die in einer ländlichen Gegend wohnen, im Einklang mit der Natur. Diese Frauen haben vielleicht schon auf Selbstversorger umgestellt, schminken sich nicht mehr, und wenn sie nicht gerade barfuß herumlaufen, so tragen sie immer sehr bequeme Schuhe. Ein schönes Bild von einer wundervollen Lebensweise. Doch Tatsache ist, der Großteil der Menschen wohnt in Städten, wo der Natur nur wenig Raum gegeben wird.

Ich selbst lebe in einer Stadt, in einer kleinen Wohnung, ohne Garten, ohne Balkon. Das Wissen um die Kraft der Heilpflanzen sowie deren Verarbeitung, Kräuterfrauen, Hexen und Schamaninnen hat mich schon immer fasziniert, doch wie sollte ich selbst diesen Weg einschlagen, ohne Haus mit Garten im Grünen? Woher nur sollte ich die heilsamen Pflanzen erhalten? Die Antwort lag direkt vor meiner Nase, denn auch meine Großmütter, aus dem wundervollen Südtirol und dem mystischen Mühlviertel stammend, lebten der Liebe wegen in einer kleinen Wohnung in der Stadt. Das hat sie nie davon abgehalten mit der Natur zu leben und die Gaben von Mutter Erde zu verarbeiten.

Ich denke, wir sollten endlich aufhören in Schubladen zu denken, das ist nur ein zusätzlicher Stress für uns Frauen. Wieso sollte ich nicht beruflich erfolgreich sein, in einer Stadt leben und zudem an

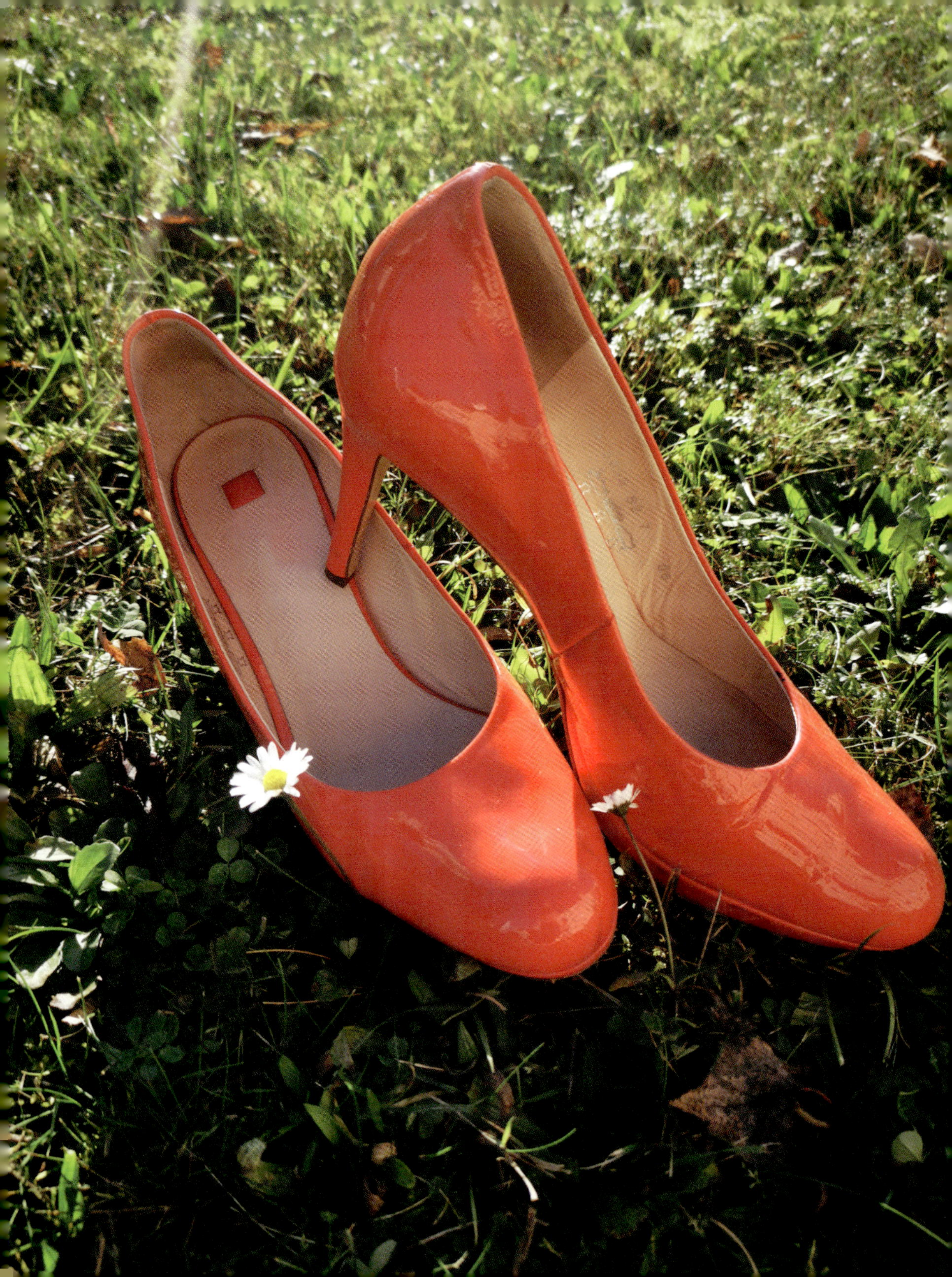

Heilpflanzen und einem Leben mit der Natur interessiert sein. Das eine schließt das andere nicht aus.

Wir Frauen sind so fabelhaft und wandelbar – WIR KÖNNEN AUCH IN HIGH HEELS EINEN GRÜNEN FUSSABDRUCK HINTERLASSEN!

Wenn ich Lust habe barfuß im Wald herumzulaufen, so tue ich das, wenn ich Lust habe mich richtig aufzubrezeln und ein sexy Vamp zu sein, dann tue ich das ebenfalls. Die Außenwelt versucht ständig uns Frauen irgendeinen Stempel aufzudrücken, uns in eine Schublade zu stecken, ich habe das satt. Ich kann alles sein, was ich will und wann ich es will. Die Natur ist nie gleich, sie unterliegt einem ständigen Wandel und wir Frauen sind ein perfektes Abbild der Natur, es widerspricht also unserer Natur, ständig gleich gut gelaunt, sanftmütig und lieb zu sein. Wenn es die Situation erfordert, so können wir auch stürmisch sein oder explosiv wie ein Vulkan, das ist völlig normal, lass dir nichts anderes einreden.

Leider neigen wir Frauen dazu, uns viel zu wenig zuzutrauen, ich versichere dir, auch das werde ich mit diesem Buch versuchen, dir auszutreiben. Ich wünsche dir von Herzen, dass du in einem neuen Glanz erstrahlst, stärker und selbstbewusster als jemals zuvor. Sieh, wer du wirklich bist, und komme zurück in deine Kraft. Wir Frauen besitzen die Gabe, neues Leben in uns zu erschaffen. Wir sind SCHÖPFERINNEN. Dieses Bewusstsein wurde uns auf grausamste und brutalste Art ausgetrieben, es ist an der Zeit, uns GEMEINSAM zu erheben und zurückzuholen, wessen man uns beraubt hat. Für mich ging dieser Weg über die heilende Pflanzenkunde. Darüber hinaus habe ich auch einige Massageausbildungen sowie energetische Ausbildungen absolviert. Es ist unglaublich, wie viel Kraft, Energie und vor allem MACHT im Sinne von Selbstermächtigung mir dieses Wissen gibt. Es gab eine Situation in meinem Leben, in der ich einen geliebten Menschen so sehr leiden sah, dass ich fast daran zerbrochen wäre. Ich habe mich so hilflos gefühlt, doch mit dem neu erworbenen Wissen passiert mir dies nie wieder. Und wenn ich nur ein Gebet oder einen Zauberspruch ausspreche, ich weiß mir in jeder Lage zu helfen. Dieses Wissen hat eine gewaltige Macht, es macht uns frei, es macht uns unabhängig, es macht uns selbstbewusst, es macht uns zu kreativen Schöpferinnen!

Meine Mutter sagt immer, Männer sind alleine viel zu hilflos, deshalb haben sie uns Frauen als Gehilfin bekommen. Ich bin nicht auf der Welt, um die Assistentin eines Mannes zu spielen, Männer sollten ebenfalls wieder in ihre Kraft kommen und vielmehr uns Frauen dienen, KEINESFALLS UMGEKEHRT. Und mit dienen meine ich nicht, dass sie uns hinterherlaufen und all unsere Wünsche erfüllen sollen, sondern, dass sie wie ein Grenzsoldat unseren Raum schützen, uns Sicherheit und Unterstützung geben.

Wir Frauen wollen schöpferisch tätig sein, Männer sollten uns dies ermöglichen.

Wir gehen arbeiten, schupfen den Haushalt und die eine oder andere hat auch noch Kinder zu versorgen. Nebenbei wollen wir natürlich noch die Welt retten und das alles so nachhaltig und umweltschonend wie nur möglich. Ich weiß, wie wir Frauen ticken. Wir bürden uns viel zu viel auf, und am Ende des Tages, wenn wir das Unmögliche nicht geschafft haben, dann haben wir auch noch ein schlechtes Gewissen. Es ist mir ein Herzensanliegen, deinen Blickwinkel etwas zu verändern, damit du erkennst, wie wundervoll du bist und wie viel du tagtäglich leistest, sodass du am Ende des Tages kein schlechtes Gewissen hast, sondern richtig stolz auf dich bist, unabhängig davon, was du getan oder nicht getan hast. Für mich war die Arbeit mit Pflanzen, und somit mit Mutter Natur, sehr hilfreich, um in die weibliche Urkraft einzutauchen und daraus eine gesunde Einstellung rund um das Thema Weiblichkeit zu erlangen. Vielleicht hilft es ja auch dir.

Einstimmung

Die Geschichte der Heilkräuter ist vermutlich so alt wie die Menschheit selbst. Wer genau auf die Idee kam bzw. wie, lässt sich heute nicht mehr eruieren. Gewiss ist jedoch, dass in jeder Kultur bis zum entlegensten Winkel der Erde es immer Heilkundige gab und nach wie vor gibt und bestimmt auch immer geben wird.

Es gab sie in der Antike, im Mittelalter und in der Neuzeit, von den Ägyptern bis zu den Maya, bei den indigenen Völkern, in der traditionellen chinesischen Medizin und bei den Druiden.

Die Menschheit, so scheint es, wusste sich schon immer zu helfen, leider ging in der Zeit der Christianisierung vieles verloren. Die Kirche wehrte sich gegen jede Art von Fortschritt, Bücher über Heilwissen wurden verbrannt oder bis heute im Vatikan versteckt. Und seit der Erfindung des Penicillins verließ sich die Menschheit immer mehr auf die chemischen Arzneimittel der Pharmaindustrie.

Doch antibiotikaresistente Keime, Medikamente mit starken Nebenwirkungen, die obendrein noch abhängig machen oder zum Tod führen können, Fehldiagnosen, sowie das oft mangelnde Einfühlungsvermögen des medizinischen Personal, auf Grund des zum Teil überlasteten Gesundheitssystems, treiben die Menschen immer mehr zurück zu den *Wurzeln*.

Ich will die Schulmedizin keinesfalls schlechtreden, dennoch habe ich das Gefühl, dass viele Krankheiten wie Kopfschmerzen, Rückenschmerzen, Schwindel, Angststörungen, Panikattacken und dergleichen einem energetischen Ungleichgewicht entspringen und die Schulmedizin in diesen Fällen oft nicht so gut greift wie pflanzliche oder sonstige alternative Therapieformen.

Die Natur schenkt uns viele Helferlein, für zahlreiche, unangenehme Befindlichkeiten. Heutzutage sind wir in der glücklichen Lage, ganz leicht Zugang zu diesem Wissen zu bekommen, also nutzen wir dieses, um wieder mehr in die Selbstversorgung, Selbstfürsorge und in weiterer Folge auch Selbstverantwortung zu kommen. Viele unserer alltäglichen Pflegeprodukte, so wie heilende Salben und Tink-

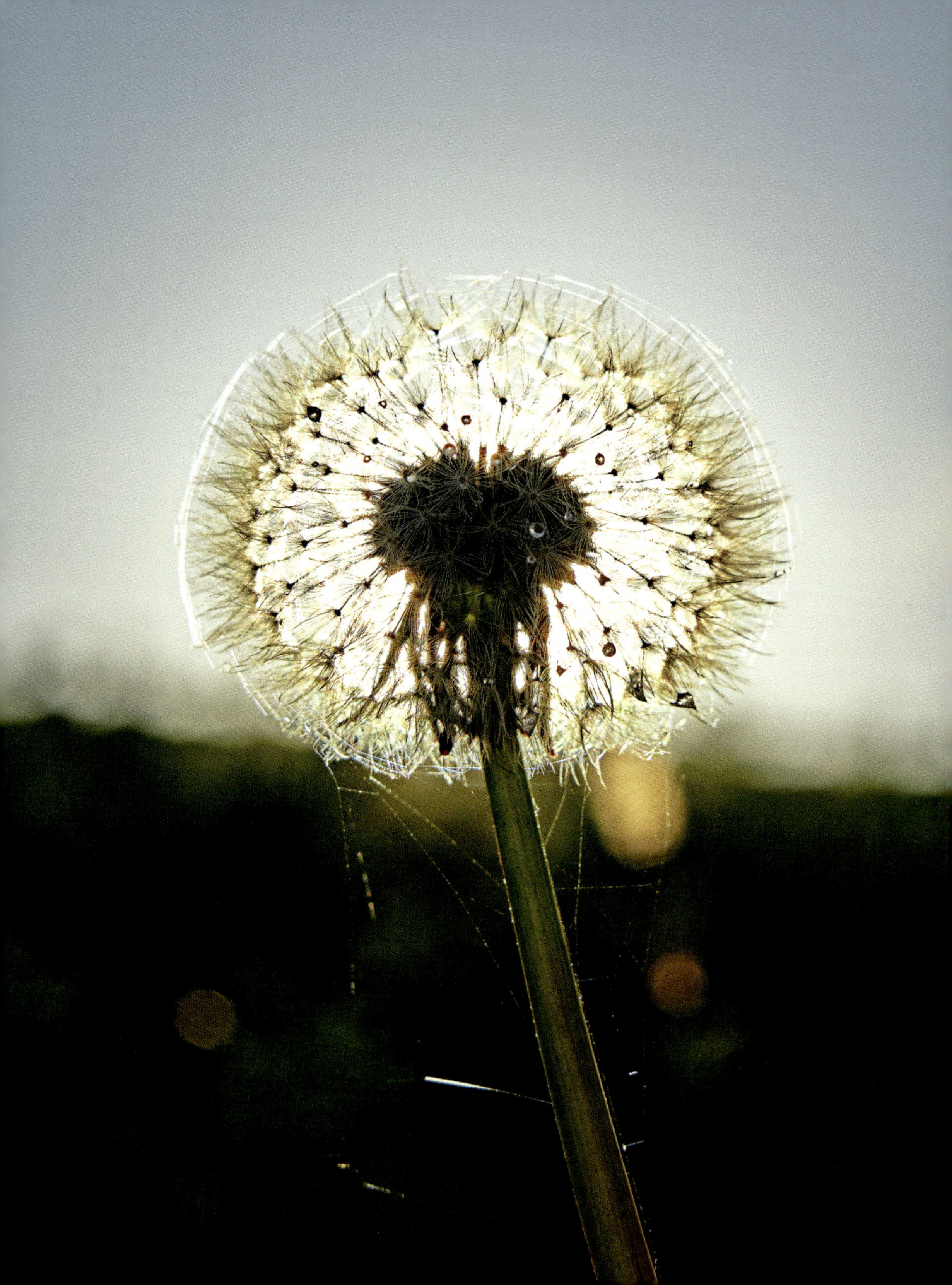

turen, lassen sich ganz einfach herstellen. Mein Selbstbewusstsein und das Vertrauen ins Leben sind dadurch sehr gestärkt worden und haben somit zu einer gesteigerten Lebensqualität beigetragen. Ich wünsche dir aus tiefstem Herzen, dass auch du dich auf so eine wundervolle Reise begeben kannst, wie ich sie bereits hinter mir habe, und ich dich dabei vielleicht ein Stück weit begleiten darf.

Meinem Empfinden nach lassen sich die Inhaltsstoffe noch um einiges verstärken, je nach Art und Weise der Zubereitung.

Energie folgt der Aufmerksamkeit, und je aufmerksamer, geerdeter und spiritueller man an die Herstellung der jeweiligen Hilfsmittel herangeht, desto intensiver und wirkungsvoller werden sie.

Während der Herstellung rede ich dem Entstehenden immer gut zu, des Weiteren hole ich mir Unterstützung aus der geistigen Welt, empfehlenswert Erzengel Raphael, Göttin Tara oder Mutter Maria, wer auch immer dir in den Sinn kommt. Es ist immer wieder spannend, zu welch großartigen Zusammensetzungen sie mich inspirieren, außerdem verwende ich nur zu gerne kleine Zaubersprüche, ich gehe davon aus, wie bereits erwähnt, dass somit die Wirkung verstärkt wird.

Die Arbeit mit Heilpflanzen hat einen sehr hohen energetischen Aspekt für mich. Alexander Gerst (Astronaut) hat in einem Interview erwähnt, dass, wenn man die Erde vom Weltraum aus betrachtet, sie einem vorkommt wie ein lebendiges Wesen. Ich bin davon überzeugt, das ist SIE auch. Deshalb sollten wir sehr respektvoll im Umgang mit der Natur sein und die wild wachsenden Pflanzen nicht gefühl- und wahllos ausreißen. Vielmehr sollte man in Verbindung mit der Pflanze treten.

Hierfür verwende ich gerne folgenden Spruch:

Mutter Erde/Liebe Pflanze, vertraue mir,
es geschieht nicht aus Gier.
Gesundheit/Heilung möchte ich schenken,
und du darfst die jeweilige Person dorthin lenken.
Danke, danke, danke.
Wenn ich das Hilfsmittel herstelle,
fließt folgende Bitte mit ein:

Erzengel Raphael/Gott/Göttin/Mutter Maria,
hör mein Flehn,
Transformation darf geschehn.
Meine Absichten sind rein,
deshalb leite ich voller Dankbarkeit
eure heilenden Frequenzen ein.
Möge der Trank/die Salbe dem/der Gepeinigten
Heilung schenken,
und zum Positiven verändern sein/ihr Handeln und
Denken.
Vertrauensvoll nehme ich den Segen entgegen.

Danke, danke, danke.

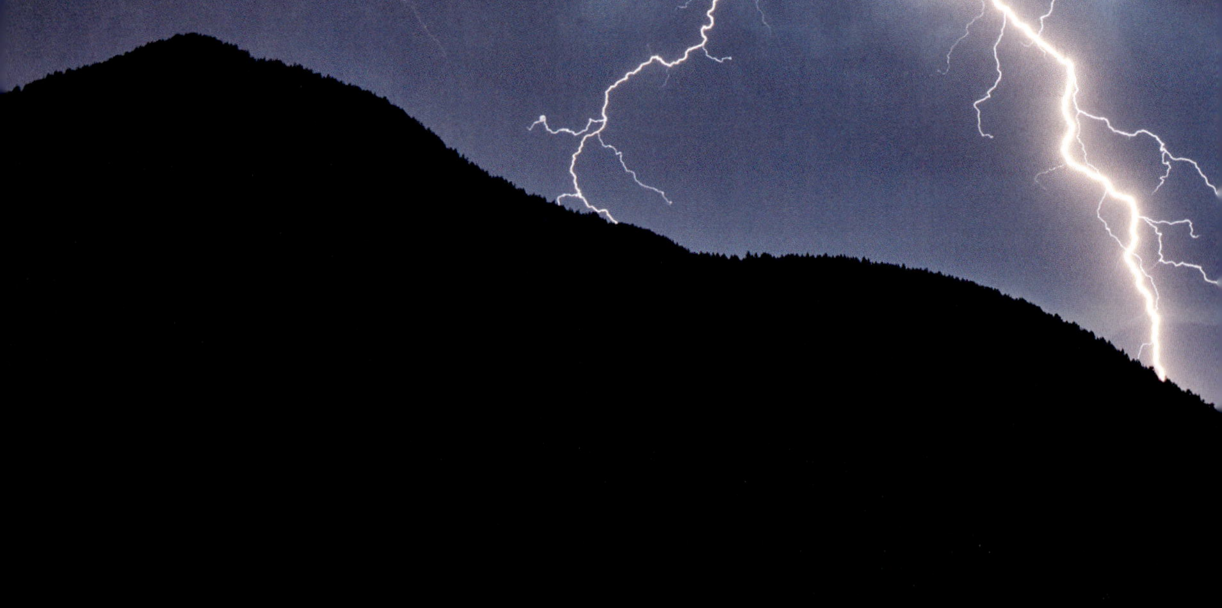

Zurück zur Frauenkraft!

Die gescheiterte Inquisition in Innsbruck dürfte der Auslöser für Heinrich Kramer und Jakob Sprenger gewesen sein, um den *Hexenhammer* zu schreiben. Man hat wirklich das Gefühl, dass sich in diesem Buch die ganze sexuelle Frustration der Kirche widerspiegelt.

Ich rate dringend davon ab, sich mit den abscheulichen Praktiken, die darin enthalten sind, näher auseinanderzusetzen. Verwenden wir lieber unsere Energie darauf, um Transformation, Heilung und Erlösung von all den Gräueltaten der Kirche und von sonstigen sogenannten Religionen und Sekten zu erreichen. Traurigerweise kann ich für mich nicht ausschließen, ob sich in den eben genannten Institutionen nicht auch heute noch Anhänger des *Hexenhammers* befinden.

In diesem Höllenwerk ist ausschließlich davon die Rede, dass nur Frauen Hexen sein können. (Zitat:)

> *Also sei das Weib von Natur schlecht, da es schneller am Glauben zweifelt und auch schneller den Glauben ableugnet.*

Es wird darin behauptet, dass Frauen von Natur aus minderwertig und unvollkommen seien und sie diesen Mangel mit Habgier, Hinterlist und Lügen auszugleichen versuchen.

Perversen, krankhaften und sadistischen Fantasien wurden bei der Folter freier Lauf gelassen. Es gab eigens ein Folterinstrument, um die weibliche Brust zu entfernen. Überwiegend wurden ältere, verwitwete und vor allem heilkundige Frauen der Hexerei bezichtigt, ebenso wenn sich ein sogenannter Würdenträger der katholischen Kirche an einer Frau vergehen wollte und diese sich wehrte, so war es ein gutes Druckmittel, sie gefügig zu machen, indem man ihr mit der Bezichtigung der Hexerei drohte. Nach der Hinrichtung ging der gesamte Besitz an die Behörden und in weiterer Folge an die Kirche über. Die Opfer dieses Wahnsinns trugen die Kosten für den Prozess selbst, zum Teil wurde ihnen sogar das Feuerholz in Rechnung gestellt. Selbst vor Folterungen von Kindern schreckte man nicht zurück, sie waren den Folterungen nicht so lange gewachsen wie die Erwachsenen, deshalb bezichtigten sie ihre eigenen Mütter, Hexen zu sein, manchmal wurden die Kinder gleich mit verbrannt.

Diesen Wahnsinn kann man nur als Teufelswerk bezeichnen und ich bin davon überzeugt, dass der Teufel höchstpersönlich seine Finger im Spiel hatte. Und er wirkte einzig und allein durch die Kirche. Vielleicht haben das Zölibat und die somit nicht gelebte Sexualität dazu geführt, dass einige der damaligen Kirchenmänner einen derartigen Hass gegen Frauen entwickelt haben, dass sie dachten, sie wären ohne die Frauen besser dran. Es gab viele integre Männer, auch unter den Vertretern der Kirche, die sich weigerten, diesen Irrsinn mitzumachen. Männer, die ihre Frauen schützen wollten, wurden jedoch ebenfalls bezichtigt, mit dem Teufel im Bunde zu sein, und hingerichtet.

Derartige Vorgehensweisen kennen wir ja schon aus der Bibel. Jesus war den Pharisäern und höchstwahrscheinlich auch vielen anderen Männern ein Dorn im Auge. Was hat Jesus zu ihnen gesagt, als sie eine Frau steinigen wollten: „Derjenige unter euch, der ohne Sünde sei, werfe den ersten Stein."

Er hat den scheinheiligen Pharisäern ihre widerliche Heuchelei vor Augen geführt und wurde dessen nicht müde. Wohin dies führte, wissen wir alle. Er wurde für seinen Gerechtigkeitssinn und die Wahrheit, die er mutig aussprach, hingerichtet.

Viele Geschichten aus der Bibel bezeugen, dass Jesus die Frauen mit Respekt behandelte.

Es gibt eine Dokumentation, die heißt *Jesus und die verschwundenen Frauen*, sehr sehenswert, erklärt einiges, vor allem, dass es System hat, Apostelinnen zu diffamieren und verschwinden zu lassen.

Das Maria-Magdalena-Evangelium wird von religiösen Einrichtungen bis heute nicht anerkannt. Natürlich nicht, Frauen dürfen in der Bibel keine eindrucksvollen Spuren hinterlassen. Doch wenn man genau hinsieht, so tun sie es doch.

Es gibt einen weiteren Dokumentarfilm, dessen Titel ich leider nicht mehr weiß, sehr wohl aber noch die Aussage eines ehemaligen Pfarrers, denn diese blieb mir sehr stark im Gedächtnis. Mit meinen Worten wiedergegeben tätigte er folgende Aussage:

> *Wenn die Öffentlichkeit wüsste, welche Dokumente der Vatikan besitzt und welchen Inhalt diese aufweisen, dann wäre die Kirche nicht von Männern dominiert. Außerdem sollte man einmal überlegen, wer es war, die Jesus vom Anfang bis zum bitteren Ende beistanden. Es waren die Frauen.*

Ja genau, nur wir Frauen besitzen diese innere Stärke, selbst in der Stunde des Todes jemandem beizustehen. Und wenn uns die Trauer noch so sehr den Atem raubt, wir stehen das durch, Männer, so zeigt es bereits die Geschichte, tragen diese innere, emotionale Stärke nicht in sich. Sie besitzen eine andere Stärke, die auch wichtig ist, aber eben anders.

Jesu Jünger haben ihn verleugnet, verleumdet, verraten und verkauft. Wem erschien Jesus als Erstes nach seiner Auferstehung? Richtig, Maria Magdalena, es war eine Frau, und er hat sie damit beauftragt, den feigen Aposteln die frohe Botschaft seiner Auferstehung zu verkünden. Jesus beauftragte eine Frau, die wichtigste aller Botschaften den anderen zu verkünden. Ich denke dies war der Grund, warum Maria Magdalena 591 nach Christus von Papst Gregor zur Hure abgestempelt wurde. Ihr Status als Apostelin wurde lange nicht anerkannt, dies wäre ja ein zu gutes Argument für die Gleichstellung der Frau in der Kirche gewesen.

Anscheinend ist die Kirche nicht auf den Gedanken gekommen, dass man alleine an Hand dieser Tat ableiten kann, dass Jesus sein Vermächtnis in die Hände von uns Frauen legen wollte.

Jesus wusste um unsere Stärken, um unsere Weisheit, unser Einfühlungsvermögen, er predigte beständig die Nächstenliebe und lebte diese auch vor. Meiner Meinung nach war ihm völlig klar, dass zum damaligen Zeitpunkt nur die Frauen dazu im Stande waren, diese gelebte Liebe weiterzugeben. Dass die Männer noch nicht so weit waren, zeigen seine innigst geliebten Apostel, die stolz verkündeten, sie seien bereit für und mit ihm zu sterben, und als es darauf ankam, stritten sie sogar ab, Jesus zu kennen.

Obwohl es für die Frauen ein großes Risiko bedeutete, Jesus beizustehen, so taten sie es dennoch, und zwar ohne großen Schwüre und großes Aufsehen. Diesem Aspekt wird viel zu wenig Bedeutung beigemessen. Es wird von uns Frauen erwartet Gutes zu tun und darüber zu schweigen. Stellen wir uns die Geschichte doch einmal anders herum vor. Angenommen die Apostel hätten Jesus nicht verleugnet und wären zu ihm gestanden. Sie wären als Helden in die Geschichte eingegangen, es würde Feste zu ihren Ehren geben, aber es waren ja nur Frauen, also haltet euch bedeckt und werdet nicht anmaßend.

Frauen zu diffamieren hat System. Man denke nur daran, was Eva angestellt hat. Hat sie doch glatt Adam dazu verführt, von der verbotenen Frucht zu essen. Adam hat von der verbotenen Frucht gegessen, daher wird es auch adamischer Tod genannt, dennoch ist natürlich die Frau für die Erbsünde verantwortlich, kann ja nicht sein, dass wir jetzt alle wegen einem Mann sterben müssen. Die Schuld daran, dass jetzt alle Menschen sterben müssen und nicht ewig in einem Paradies leben können, wird selbstverständlich der gesamten weiblichen Weltbevölkerung vorgeworfen, und das nur, weil eine von uns ihrem Mann etwas zu essen gab. Wäre es umgekehrt gewesen, so hieße es, nur weil ein Mann vor Tausenden Jahren einen Fehler gemacht hat, kann man das doch nicht der gesamten männlichen Nachkommenschaft vorwerfen, das wäre ja ungerecht. Aber bei uns Frauen kann man daraus ein gut funktionierendes Druckmittel machen, hat doch der böse Teufel uns Frauen verführt, dies ist ein eindeutiges Indiz dafür, dass wir schneller vom Glauben abfallen und somit dumm sind.

In der Bibel heißt es, dass wir Menschen ein Abbild Gottes sind. Sehen wir uns doch einmal genauer an, wer von den beiden Geschlechtern Gott am ähnlichsten ist. Wir Frauen sind in der Lage, Leben in uns zu erschaffen, Kinder neun Monate unter unserem Herzen zu tragen und zu gebären. Mütter sind nicht nur während der Schwangerschaft, sondern, meiner Meinung nach, ein Leben lang mit einer imaginären Nabelschnur mit ihrem Nachwuchs verbunden, wir spüren und wissen genau, wenn etwas mit unserem Nachwuchs nicht in Ordnung ist. Meiner Meinung nach sind daher wir Frauen Gott wesentlich ähnlicher als Männer. Natürlich, wenn man an den grausamen, rachsüchtigen, Menschen mordenden Gott aus dem Alten Testament denkt, dann stehen ihm die Männer in nichts nach, doch das ist nicht der Gott, an den ich denke. Gott ist für mich eine alles durchdringende Präsenz, die durch jeden wirkt, auch das ist eine Eigenschaft, die ich eher uns Frauen zuschreiben würde. Frauen achten einfach wesentlich mehr auf das Gemeinwohl, als Männer dies tun, wir machen uns wesentlich mehr Gedanken um das Wohlergehen anderer, bei Männern ist dieser Umstand nicht so ausgeprägt.

Doch weiter zum Thema Kirche. Es sind ja nicht nur die Hexenverbrennungen, an denen sie beteiligt waren, denken wir an all die Missbrauchsfälle, die sie begangen haben und nach wie vor begehen. Die Kirche hat das Reichskonkordat mit Hitler unterzeichnet, indem sie garantierten, dass sie sich *rückhaltlos in den Dienst des nationalsozialistischen Staates stellen werden*. Und wie oft gab es schon Beweise dafür, dass die Vatikanbank ein Umschlagplatz für die Mafia und ihre Geldwäsche ist.

Ich könnte keine Institution finanziell unterstützen, wenn ich wüsste, dass mit meinem Geld Schadensersatz an missbrauchte Kinder fließt, ich hätte das Gefühl damit diesen Irrsinn zu unterstützen und mich mit schuldig zu machen. Eine weitere Frage, die sich mir stellt, ist, warum Babys laut Kirche in den Limbus kommen, sollten sie nicht getauft worden sein vor ihrem Tod. Jesus war dreißig Jahre alt bei seiner Taufe, er war demzufolge volljährig und traf diese Entscheidung aus seinem Herzen heraus, angenommen er wäre vorher verstorben, wäre er dann wirklich im Vorhof der Hölle gelandet? Bestimmt nicht. Auch die Hölle ist ein Konstrukt der Kirche, um die

Leute in Angst zu halten und dadurch besser manipulieren zu können. Ich meine, Jesus ist doch angeblich für uns alle gestorben, er ist doch das Loskaufopfer. Zumindest wird dies bei den Zeugen Jehovas so gelehrt. Also, wenn Jesus uns von der Sünde losgekauft hat, warum sollten wir dann noch in eine Hölle kommen? Weiters hat uns Jesus doch eindrücklich mit seiner Auferstehung gezeigt, dass es ein Leben nach dem Tod gibt. Wiedergeburt war übrigens im frühen Christentum fest verankert, ist aber ein schlechtes Druckmittel, um Menschen gefügig zu machen, deshalb hat man diese Lehren gestrichen und als ketzerisch definiert. Für mich ergibt das alles keinen Sinn, daher bin ich zu dem Schluss gekommen, dass sämtliche religiöse Institutionen auf Lug, Trug und viel vergossenem Blut aufgebaut sind. Wollen wir uns als Menschheit weiterentwickeln, so müssen wir dieses unsinnige und faschistische Gedankengut endlich hinter uns lassen. Wie komme ich darauf, dass Religionen faschistisch sind? Nun ja, jede Religion beansprucht für sich, die einzig wahre zu sein. Die einzigen von Gott Auserwählten, und alle anderen sind minderwertig und unwürdig, sorry, klingt für mich nach Faschismus, und diesen unterstütze ich nicht.

Aber genug davon. Wie bereits anfangs erwähnt, wünsche ich mir, dass wir Frauen uns wieder unserer Stärken und Macht bewusst werden, derer wir auf brutalste Art und Weise beraubt wurden. Wissen ist Macht, und genau diese Macht wurde uns gestohlen, es ist Zeit, sie uns endlich wieder zurückzuholen.

Ich denke, es ist vor allem das Wissen, weswegen Frauen von der patriarchalischen Gesellschaft immer unterdrückt wurden und nach wie vor werden. Frauen wussten, welche Pflanzen zur Verhütung beitragen, welche man für Abtreibungen verwenden kann und welche eine Empfängnis förderten. Sie wussten, welche Pflanzen die Männer schläfrig machten und welche ihre Libido förderten. Dieses Wissen ist natürlich ein machtvolles Instrument in den Augen der Kirche gewesen und musste verschwinden. Bei den Ureinwohnern Amerikas war es üblich, vor wichtigen Ereignissen mit einer alten weisen Frau zu sprechen, ebenso war bei den Kelten der Rat der weisen Frauen nicht wegzudenken. Da müssen wir wieder hinkommen. Die Politik, die Geschäftswelt, eigentlich generell die Gesellschaft, täte gut daran, die weibliche Perspektive wieder einzubeziehen.

Es ist noch nicht lange her, da hatten wir Frauen noch kein Wahlrecht und durften nicht studieren, weil man der Ansicht war, dass das weibliche Gehirn lediglich zum Kinder-Erziehen und für den Haushalt geschaffen ist, also nur für angeblich niedere Tätigkeiten, alles darüber hinaus übersteige ihren Verstand und mache sie hysterisch.

Die Politik spricht ständig von Gleichberechtigung, und wie wichtig diese sei in der heutigen Zeit. Doch was haben sie erreicht? Von all dem Genderwahnsinn wird einem ganz schwindlig, und ganz ehrlich, was hab ich als Frau davon, dass jetzt weitestgehend auf geschlechtsneutrale Sprache geachtet wird und es gleichgeschlechtliche Ampeln gibt? Ich persönlich würde ja lieber gleich viel verdienen wie meine männlichen Mitstreiter, das wäre mal ein Anfang. Tatsächlich regt mich diese angebliche Gleichberechtigung ziemlich auf. Im Allgemeinen wird angenommen, dass wir Frauen arbeiten gehen dürfen, das wäre doch schon ein Fortschritt, und dann auch noch die Pille, die uns angeblich sexuelle Freiheit schenkt. Ich meine, seien wir doch ehrlich, in den meisten Haushalten ist weiterhin das Putzen und Kochen reine Frauensache. Ebenso die Kindererziehung und das unliebsame Hausaufgabenmachen. Wir gehen arbeiten, wollen eine liebevolle Mutter und Partnerin sein. Viele Frauen stoßen täglich an ihre Belastungsgrenze, und das wird uns dann auch noch als Gleichberechtigung verkauft, für die wir dankbar sein sollen. Ich sehe das als Mehrfachbelastung, gegen die dringlichst etwas unternommen werden muss. Verstehe mich bitte nicht falsch, natürlich sollen Frauen arbeiten gehen und Karriere machen, wenn sie dies möchten, doch es sollte auch gesellschaftlich anerkannt und finanziell ermöglicht werden, wenn sich Frauen oder eben auch die Männer, bewusst dazu entscheiden, die kostbare Zeit mit ihren Kindern zu verbringen und ihre Aufmerksamkeit auf deren Erziehung und Wohlergehen zu legen. Das Thema Verhütung sehe ich auch sehr kritisch. Dies ist natürlich auch Frauensache. Wir lassen uns unter großen Schmerzen

Spiralen einsetzen oder schlucken täglich eine Dosis Gift. Die Pille verursacht unzählige Nebenwirkungen, die oftmals von den Frauenärzten grundlos heruntergespielt, wenn überhaupt erwähnt werden.

Die häufigste Nebenwirkung sind Blutgerinnsel, meist in der Lunge oder im Gehirn, soll heißen Lungenembolien und Schlaganfälle.

Was für Folgen dies für die einzelnen Frauen hat, brauche ich an dieser Stelle wohl nicht erwähnen.

Bayer musste in Amerika bereits Milliarden an Schadenersatz zahlen. In Europa ist dies leider nicht einmal ansatzweise möglich, wie der Fall Felicitas Rohrer zeigt. In vielen Fällen führte die Einnahme der Pille sogar zum Tod. Auf die Pille für den Mann warten wir seit den 70er Jahren vergeblich. Im August 2011 hat die WHO eine groß angelegte Studie zu einer hormonbasierten Kontrazeptionsmethode für Männer abgebrochen. Der Grund, rund 10 % der Männer klagten über Libido-Verlust, Stimmungsschwankungen und depressive Verstimmungen sowie Hautprobleme und Gewichtszunahme. Das hielt man für ethisch nicht vertretbar. Ich finde es ja wunderbar, dass die Pharmaindustrie Experimente abbricht, weil ein zu hoher Prozentsatz an Nebenwirkungen leidet, aber wenn ich mir den Beipackzettel der Antibabypille und die tatsächlichen Nebenwirkungen ansehe, unter denen Frauen leiden, so frage ich mich, wie es sein kann, dass dies kein ethisches Problem darstellt. Die Antwort darauf ist erschreckend. „Laut dem Sexual-Mediziner Dr. Axel-Jürg Potempa, waren die Ansprüche in den 60er Jahren für die Zulassung neuer Medikamente wesentlich geringer. Weiters sagt er, dass die Pille mit den heutigen Standards und Kriterien, auf Grund der häufigen Nebenwirkungen, gar keine Zulassung mehr bekommen würde.“ *https://www.bildderfrau.de/lust-liebe/article214411791/Experte-Anti-Baby-Pille-umstritten.htm*l

Laut einer Zava-Umfrage gaben 88 % der befragten Frauen an, an Nebenwirkungen zu leiden oder gelitten zu haben. 88 %, das ist Wahnsinn!

Doch die Verschreibung der Pille ist ein Milliardengeschäft. Mittlerweile ist nun endlich auch erwiesen, dass die Einnahme der Pille das Risiko auf Brust- und Gebärmutterhalskrebs enorm erhöht. Dennoch wird diese täglich verschrieben, meist ohne umfangreiche Aufklärung über die schwerwiegenden Nebenwirkungen. In den meisten Fällen, so wie es auch bei mir war, wird die Pille in sehr jungen Jahren, meistens noch in der Pubertät, wo logischerweise die Sexualorgane und somit die Libido noch gar nicht ausgereift ist, verschrieben. Das Traurige ist, dass wir Frauen es ja nicht einmal bemerken, um welch grandioser sexueller Lust und Leidenschaft wir beraubt werden. Wie oft hört man von Frauen wie Männern gleichermaßen, dass Frauen halt nicht so viel Lust auf Sex haben wie Männer, ich wage zu behaupten, dass dies in den meisten Fällen an den hormonellen Verhütungsmitteln liegt. Es gibt unzählige Erfahrungsberichte von Frauen, die von einer gesteigerten Libido nach dem Absetzen von hormonellen Verhütungsmitteln berichten, mich eingeschlossen.

Übrigens, derzeit wird an einer Pille für den Mann auf pflanzlicher Basis geforscht. Die Pflanze *Justicia gendarussa* wird von den Einheimischen in Indonesien schon lange verwendet, daher bin ich davon überzeugt, dass dadurch kaum Nebenwirkungen zu befürchten sind. Ein Schelm, wer dabei Böses denkt.

Ich komme nicht umhin festzustellen, dass die Befindlichkeiten und die Gesundheit von uns Frauen, zumindest seitens der Pharmaindustrie, weniger wert zu sein scheinen als die der Männer.

Das Problem ist, uns Frauen wird leider ständig suggeriert, dass dies die Normalität sei, und dann hinterfragen wir es einfach nicht, ist halt so, geht ja jeder so etc. Wir müssen ein Bewusstsein dafür schaffen, wie viel wir Frauen leisten, und auch, welchen Risiken wir uns durch die Einnahme der Pille aussetzen. Ich hoffe, meinen Beitrag hiermit geleistet zu haben.

Es gibt noch weitere Themen, für die ich Bewusstsein schaffen möchte. Frauen haben Schmerzen während ihrer Periode, davor sind wir meist auch noch von PMS geplagt und bekommen womöglich auch noch eine Migräne dazu. Ich selbst habe mich Jahrzehnte in dieser Zeit nur von Schmerztabletten ernährt. Habe nicht hinterfragt, woher die Schmerzen überhaupt kommen, geschweige denn, auch nur einen Gedanken an Alternativen verschwendet.

Die Pharmaindustrie macht es uns ja auch sehr einfach, Schmerztablette schlucken, halbe Stunde warten und man spürt sich nicht mehr. So lange, bis der Körper immer lauter und länger schreit.

Es ist entsetzlich, wie weit wir Frauen uns von einem natürlichen Körpergefühl, unserer Weiblichkeit, unserem Heilwissen und der Mystik, die uns umgibt, entfernt haben.

Jede Frau sehnt sich zurück zur Natur, tief in uns drinnen spüren wir eine Leere, welche ich selbst jahrelang mit Shopping-Touren und oberflächlichen Fernsehserien wie *Sex and the City* zu füllen versucht habe. Heute ist es mir unbegreiflich, wie ich auch nur ansatzweise denken konnte, dass ein Frauenbild so auszusehen hat wie eine der vier Hauptdarstellerinnen. Soweit ich mich erinnere, haben einige Zeitungen damals getitelt, dass diese Serie zur weiteren Emanzipation beigetragen hat. Ich sehe dies etwas differenzierter. Ich erinnere mich daran, dass Samantha widerwillig das Ejakulat eines Mannes geschluckt hat, Carrie wurde einmal so hart von einem Mann rangenommen, dass sie am nächsten Tag vor lauter Schmerzen nicht mehr normal gehen konnte, Charlotte wurde von einem Mann mit Hure und dergleichen beschimpft, als dieser einen Orgasmus hatte, und Miranda empfand die Schwangerschaft als ekelhaft und abartig. Die Hauptdarstellerinnen haben ihr Leben natürlich täglich auf hohen Absätzen und nahezu mit Size zero gemeistert. Nichts daran lässt mich einen Fortschritt in der weiblichen Emanzipation erkennen. Das Gegenteil ist meiner Meinung nach der Fall. Wir sollten anfangen, die angebliche Gleichberechtigung, die man uns so schön zu verkaufen versucht, kritisch zu hinterfragen.

Meine Wurzeln waren zum Glück stärker. Ich liebe es, mich mit der Heilkraft der Pflanzen und der Erhaltung der Gesundheit im Allgemeinen zu beschäftigen. Speziell die Frauenthemen haben es mir angetan, mittlerweile kenne ich meinen Zyklus und lebe im Einklang mit ihm. Schmerztabletten nehme ich seit Jahren nicht mehr.

Wir müssen endlich aufwachen, uns wehren und unseren ursprünglich zugedachten Platz wieder Stück für Stück zurückerobern.

Erinnern wir uns unserer ursprünglichen Kraft, vor der so viele Institutionen Angst hatten und haben. Es ist an der Zeit, in ein neues Zeitalter der Frauenkraft zu treten, beginnen wir es, indem wir das gestohlene Wissen zurückerlangen.

Das Wissen und der Umgang mit heilkräftigen Pflanzen sind ein guter erster Schritt in die richtige Richtung, so kommen wir wieder in Kontakt mit Mutter Natur und somit zu unserer Göttin, sie wird uns den Weg weisen und uns schützend beistehen.

Es war ein steiniger und beschwerlicher Weg bis hierher für uns Frauen und wir haben unser Ziel noch nicht erreicht. Doch gehen wir gemeinsam diesen Weg weiter, hoffnungs- und vertrauensvoll, und vor allem in Liebe.

Wir waren Priesterinnen, Heilerinnen, Weise, Druidinnen, wir waren hochgeschätzt, doch jetzt funktionieren wir einfach nur noch irgendwie, um alles halbwegs unter einen Hut zu bringen. Zusätzlich, so ehrlich muss man sein, machen wir Frauen uns das Leben oft gegenseitig unnötig schwer. Wer im Berufsleben steht oder ein Kind hat, weiß bestimmt, wovon ich rede. All die Ratschläge, das Einmischen, das schlechte Gerede, das muss aufhören.

Wir müssen endlich wieder lernen, zusammenzustehen, uns gegenseitig zu unterstützen und uns Gutes zu tun.

Wie gehen wir das an? Ich denke, das Wichtigste überhaupt ist die Selbstliebe. Wenn ich mich selbst nicht leiden kann, dann kann ich auch andere nicht leiden und will ihnen auch nichts Gutes. Nach dem Motto, wenn es mir schlecht geht und ich leide, dann sollen andere auch so empfinden.

Wie wäre es statt dessen damit, ich hab heute einen schlechten Tag, also sehe ich zu, dass ich einer Gleichgesinnten den Tag etwas verschönere, ein nettes Kompliment, ein kleines Lob, wenn ich dann sehe, wie sie sich freut, dann hebt das auch gleich meine Stimmung. Es klingt banal, doch durch kleine Gesten der Höflichkeit und Wertschätzung tragen wir zu einem besseren Miteinander bei.

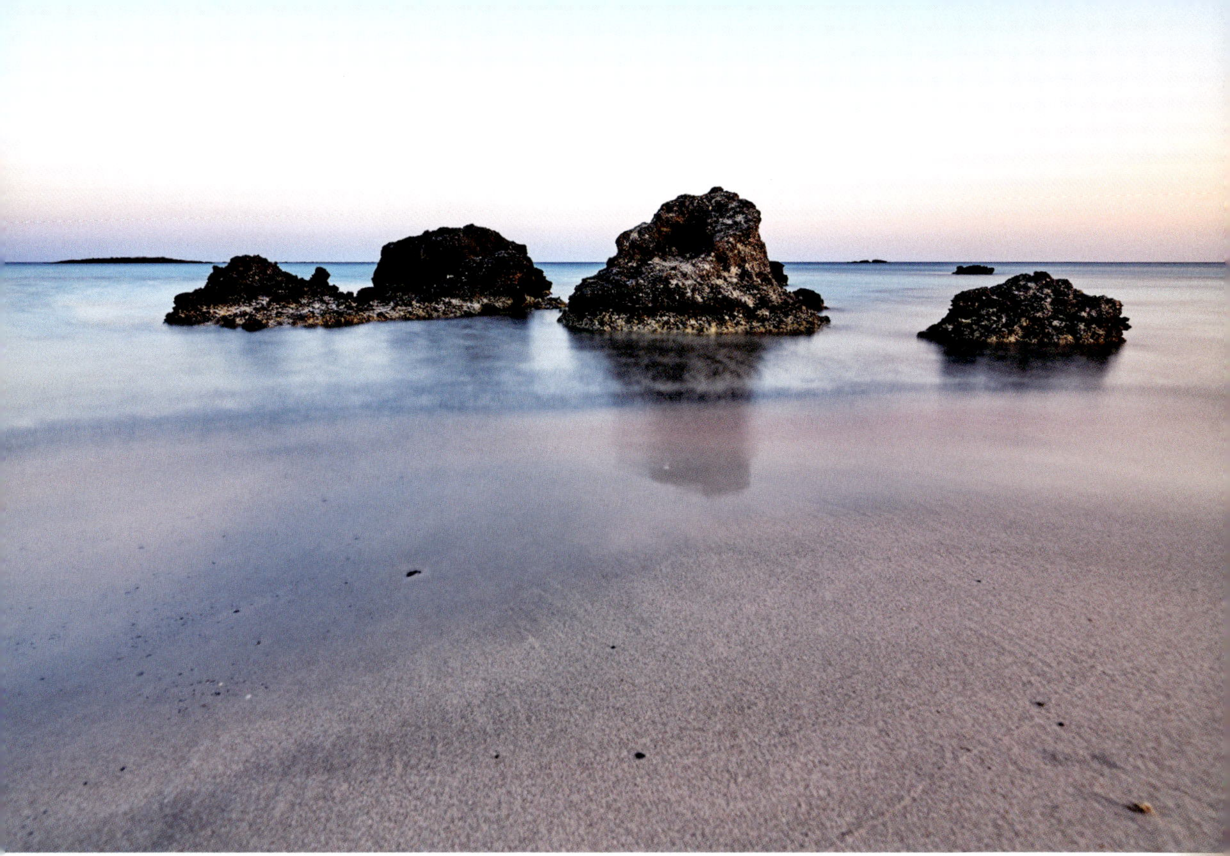

Die drei Steher

Aufstehen – zu sich selbst stehen – zusammenstehen

Aufstehen

Vor nicht allzu langer Zeit habe ich mich unendlich machtlos gefühlt. Auf der Welt herrschen so viele Kriege, die ganze Armut, all der Plastikmüll, welcher bereits in unserem Urin nachweisbar ist, der Einsatz von Pestiziden, Umweltverschmutzung ohne Ende, von Tier- und Artenschutz keine Rede usw.

All die Probleme der Welt lasteten schwer auf mir, zeitweise hatte ich das Gefühl, am Boden zu liegen und nie mehr aufstehen zu können. Mittels Radio werden wir pünktlich alle 30 Minuten von vielen Schlechtigkeiten und besorgniserregenden Nachrichten bombardiert, zusätzlich zu den Nachrichten aus Social Media, Zeitungen und Fernsehen. Ich habe all das aus meinem Leben verbannt, negative Nachrichten hör ich mir nicht mehr an. Viele sind der Meinung, dass man das nicht machen kann, weil man informiert sein muss. Wozu? Die Welt dreht sich weiter, ob ich über all die Schlechtigkeiten informiert bin oder nicht. Abgesehen davon, ganz entkommt man den Schreckensmeldungen ohnehin nicht, es gibt immer Freunde, Nachbarn, Familienmitglieder etc., welche einem die Neuigkeiten erzählen, ob man will oder nicht.

Wie bereits anfangs erwähnt, Energie folgt der Aufmerksamkeit. Es geschehen auch gute Dinge auf der Welt, konzentrieren wir uns darauf. Und vor allem, seien wir ein Teil davon. So zumindest habe ich es aus dem Tief herausgeschafft.

Der berühmte Spruch von Mahatma Gandhi *Sei du selbst die Veränderung in der Welt, die du sehen willst* war für mich ein Schlüssel. Wenn jeder danach handeln würde, sähe die Welt doch gleich besser aus. Jeder kann etwas verändern, jeder nach seiner Fasson. Dem einen liegt der Umweltschutz am Herzen, dem Anderen der Tierschutz, jeder hat besondere Fähigkeiten und Kenntnisse, wir müssen diese nur erkennen und danach handeln. Wir können uns nicht um die ganze Welt und alle Probleme darauf kümmern. Sehr wohl aber können wir in unserem eigenen Umfeld wirken.

Ich habe viele Weiterbildungen besucht und mit jedem Seminar habe ich neue Fähigkeiten dazugelernt. Dies hat mir ungeheuren Auftrieb und Selbstbewusstsein gegeben. Wenn mir eine Freundin ihr Leid klagt und ich das Gefühl habe, nur zuhören reicht dieses Mal einfach nicht, dann biete ich ihr eine Massage an oder Prana, manchmal bete ich einfach sehr intensiv und sende unter dem Gesetz der Gnade viele geistige Helferlein. Es ist so wundervoll und berührend zu sehen, wie Heilung geschehen darf. Die Energie, die dabei entsteht, ist heilsam für beide Seiten, man kann nicht depressiv sein, wenn man sieht, wie glücklich man einen anderen Menschen gemacht hat.

Durch solche Taten des Mitgefühls machen wir die Welt zu einem besseren Ort, es hebt die Stimmung unseres Gegenüber, unsere eigene Stimmung und somit das Schwingungsfeld der Erde. Mittlerweile mache ich alle Haar- und Hautpflegeprodukte inklusive Putz und Waschmittel selber. Was da an Chemikalien und Verpackungsmüll eingespart wird, ist unglaublich. Ich kann andere nicht ändern, sehr wohl aber mit gutem Beispiel vorangehen. Und wenn meine Mitmenschen sehen, mit welch einer Freude ich das alles mache und wie wohl ich mich dabei fühle, dann fragen sie nach und entwickeln sich möglicherweise selbst in diese Richtung oder achten bewusster auf umweltfreundliche Produkte und Verpackungen. Das ist ein Anfang. Hören wir auf, uns gegenseitig zu verurteilen, wir geben alle unser Bestes. Und darauf sollten wir uns konzentrieren.

Zu sich selbst stehen

Ich komme aus einer Zeugen-Jehovas-Familie, ich weiß, was es heißt, ein schlechtes Gewissen und Gottesfurcht mit der Muttermilch eingetrichtert zu bekommen. Man hat nie das Gefühl, gut genug zu sein, geschweige denn vollkommen, so wie Gott einen angeblich haben will. Seit ich denken kann, hadere ich mit Gott, ich habe ihn gehasst und als entsetzlich grausam und ungerecht empfunden. Wir *durften* uns immer diese furchtbaren biblischen Geschichten zum Einschlafen anhören, damit der ganze Wahnsinn auch schön ins Unterbewusstsein eindringt und man ganz viele negative Glaubenssätze und Verhaltensmuster entwickelt.

Obwohl ich bereits in der Pubertät diesem Glauben abgeschworen habe, so musste ich voller Entsetzen vor ein paar Jahren feststellen, dass mich die veralteten Strukturen und Ansichten, die ich bei den Zeugen Jehovas erlernte, nach wie vor unbewusst beeinflussten. Folgendes hat sich zugetragen. Ich besuchte mit zwei Freundinnen ein Seminar bei der wunderbaren Kräuterkundigen Gertrude Messner. Unter anderem kam auch das Thema Engel auf und ich hab die Augen verdreht und ganz dezent meinen Unmut darüber kundgetan.

Am Abend sprach mich dann eine meiner Freundinnen darauf an. Sie fragte mich, ob ich etwa nicht an Engel glauben würde. Ich teilte ihr mit, dass ich das selbstverständlich tue, aber dieses Thema einfach Unbehagen in mir aufkommen lässt. Als sie sich darüber wunderte, dass ausgerechnet ich, wo ich mich doch sehr intensiv mit energetischen Themen befasse, ein Problem mit der Thematik habe, wurde mir schlagartig bewusst, woher das kam. Denn obwohl die Bibel voll von Engelgeschichten ist, gibt es den Kontakt bei den Zeugen Jehovas mit Engeln nicht, nur Gott höchstpersönlich darf in Zeiten der Not angerufen werden, nicht Jesus oder Maria, geschweige denn ein persönlicher Schutzengel, denn so etwas gibt es bei den Zeugen Jehovas nicht, das fällt unter Gotteslästerung und Götzendienst. In der Bibel (zumindest in der Bibelübersetzung der Zeugen Jehovas) heißt es, dass Satan als Engel des Lichtes erscheint, daher darf man keinesfalls mit Engeln kommunizieren, es könnte ja eine Falle sein. An dieser Stelle muss ich gerade fürchterlich lachen.

Jedenfalls hat dieses Ereignis die Rebellin in mir geweckt. Zu Hause angekommen stürmte ich in die nächste Buchhandlung, direkt in das Eck, wo man eigentlich öffentlich nicht so gerne gesehen wird.

Ich stand ratlos da vor all den Engelbüchern und Engelratgebern. Okay, hab ich innerlich gesagt, wenn es euch Engel wirklich gibt und es euch wichtig ist, dass ich mich mit euch mehr auseinandersetze, dann zeigt mir das richtige Buch. Und das taten sie, es war, als ob ein Buch heller leuchten würde als die anderen, ich spürte mit meinem Herzen, dass dies genau das richtige Buch für mich sei. Gleich auf einer der ersten Seiten hab ich einen Satz gelesen, der für mich unbeschreiblich heilsam war, und mich zu Tränen rührte:

Gott vergibt nicht, weil er nie verurteilt hat.

Das Buch ist von Kyle Gray und heißt *Mein Engel Handbuch*.

Ich weiß nicht, wie es dir geht, aber diesen Satz zu lesen, hat bei mir Unglaubliches ausgelöst. Mir hat dieser Satz enorm viel Selbstbewusstsein gegeben, seitdem ich weiß und auch fühle, dass Gott mich liebt, ist es mir egal, was meine Mitmenschen von mir denken. Ich bin perfekt, so wie ich bin, denn Gott hat mich kreiert, mit diesem Wissen fällt viel Ballast ab. Schau in den Spiegel und beWUNDERe dich, ja, du bist ein Wunder.

Gott liebt uns, so wie wir sind, ist das nicht Grund genug, uns auch selbst zu lieben. Eigentlich ist es Gotteslästerung, wenn wir uns nicht selbst lieben, und unseren Körper nicht so annehmen können, wie er ist. Konzentrieren wir uns auf unsere Stärken. Schwächen gibt es nicht, lediglich Bereiche, die uns nicht so sehr am Herzen liegen.

Jede von uns ist einzigartig, jede von uns gibt es nur einmal. Unser Körper ist ein Tempel, den wir bewohnen dürfen. Wenn dein Selbstwertgefühl noch immer nicht gewachsen ist, dann lass dir auch von mir gesagt sein, wie schön es ist, dass du auf dieser Erde lebst, alleine dadurch, dass du diese Zeilen liest, zeigst du mir, wie sehr du dich um einen besseren Umgang mit der Natur und deinen Mitmenschen bemühst, und diese Tatsache lässt mich dich lieben, DU BIST LIEBENSWERT UND WUNDERVOLL!

Wenn ich heute an Gott, die Schöpferquelle oder wie auch immer du sie nennen magst, denke, so höre ich Folgendes: Ich habe dich geschaffen, du bist VOLLKOMMEN, so wie du bist, du musst dich nicht anstrengen, du brauchst einfach nur zu SEIN und ich liebe dich bedingungslos! Ich hoffe, diese Worte helfen dir, dich selber mehr zu lieben und den Mut aufzubringen, für dich selbst und deine Bedürfnisse zukünftig einzustehen.

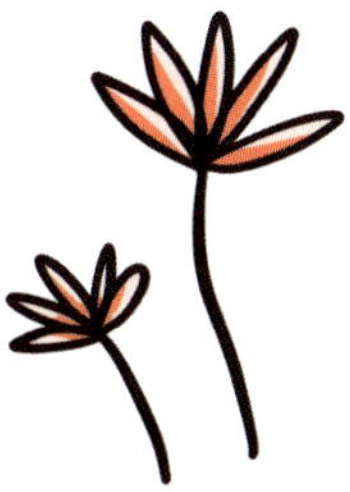

Zusammenstehen

Der nächste wichtige Schritt wäre, endlich wieder geschlossen zusammenzustehen, gemeinsam können wir wesentlich mehr erreichen als jede für sich. Hören wir auf, uns gegenseitig zu blockieren, bauen wir uns viel lieber gegenseitig auf.

Schenken wir uns wieder Gehör, versuchen wir, uns in unser Gegenüber einzufühlen, oft braucht es nur ein paar liebe und aufbauende Worte, lernen wir wieder von Herz zu Herz zu kommunizieren.

Reden wir endlich wieder offen über Sex, über unsere Menstruation, Selbstbefriedigung und allem was dazu gehört. Das Thema Sex beschäftigt viele Frauen, doch leider haben nicht alle den Mut, darüber zu sprechen. Durch meine Ausbildungen habe ich viele Frauen kennengelernt und durfte oft sehen, wie heilsam es für Frauen ist, sich endlich einmal unbefangen über das Thema Sex, Selbstbefriedigung oder auch Krankheiten und Disharmonien im Intimbereich zu unterhalten.

Was Schamgefühl mit einer Frau anstellen kann, möchte ich dir gerne anhand folgender, sehr trauriger Geschichte einer besonders liebenswerten Frau zeigen. Sie erzählte mir, dass sie in ihrer Jugend zu Hause des Öfteren nur mit einem T-Shirt bekleidet herumlief, wenn ihr heiß war. Von ihrer Großmutter, die mit ihrer Familie in einem Haus wohnte, bekam sie dann sogleich in einem lauten Tonfall zu hören, wie ekelhaft dies sei, und ob sie sich nicht schämen würde, so herumzulaufen. Als sie dann auch noch ihre Periode bekam, begann für sie ein langer, schamvoller Leidensweg. Ihr wurde eine unnatürliche Einstellung zu ihrem Körper und vor allem zu ihrer Gebärmutter anerzogen. Mittlerweile wurde ihr diese entfernt und sie meinte, sie war richtiggehend froh darüber, weil sie dachte, jetzt müsse sie sich endlich nicht mehr dafür schämen. Mir sind viele derartige Geschichten bekannt.

Keine Frau sollte sich dafür schämen, was eine Frau eben ausmacht, und dazu gehören nun auch einmal ein schöner Körper, sexuelle Lust und Regelblutungen.

Damit meiner Tochter so etwas nicht passiert, habe ich mich bemüht, ihr von Anfang an ein gutes Körpergefühl zu geben. Als sie ihre Tage bekam, haben wir das gefeiert, wir gingen shoppen und gut essen, und haben auf ihre Periode angestoßen. Wir leben in einer 67-m^2-Wohnung, die Toilette befindet sich im Bad, da wäre ohnehin kein Platz für Schamgefühl.

Setzen wir uns doch öfter wieder zusammen, in einem geschützten Raum, sprechen wir offen darüber, was uns fehlt und beschäftigt, was uns traurig und wütend macht, ohne uns gegenseitig zu verurteilen und zu bewerten. Wir sind alle Geschöpfe Gottes und somit gleichwertig. Seien wir füreinander da. Es würde so viel Heilung geschehen. Alles, was wir in uns selbst heilen, heilen und erlösen wir auch für die Welt. Es ist sagenhaft, welch zum Teil traumatische Erlebnisse Frauen mit sich herumschleppen und sich nicht trauen, mit jemanden darüber zu sprechen Das muss aufhören. Fangen wir an, offen über diese Themen zu reden, das bringt uns einander näher.

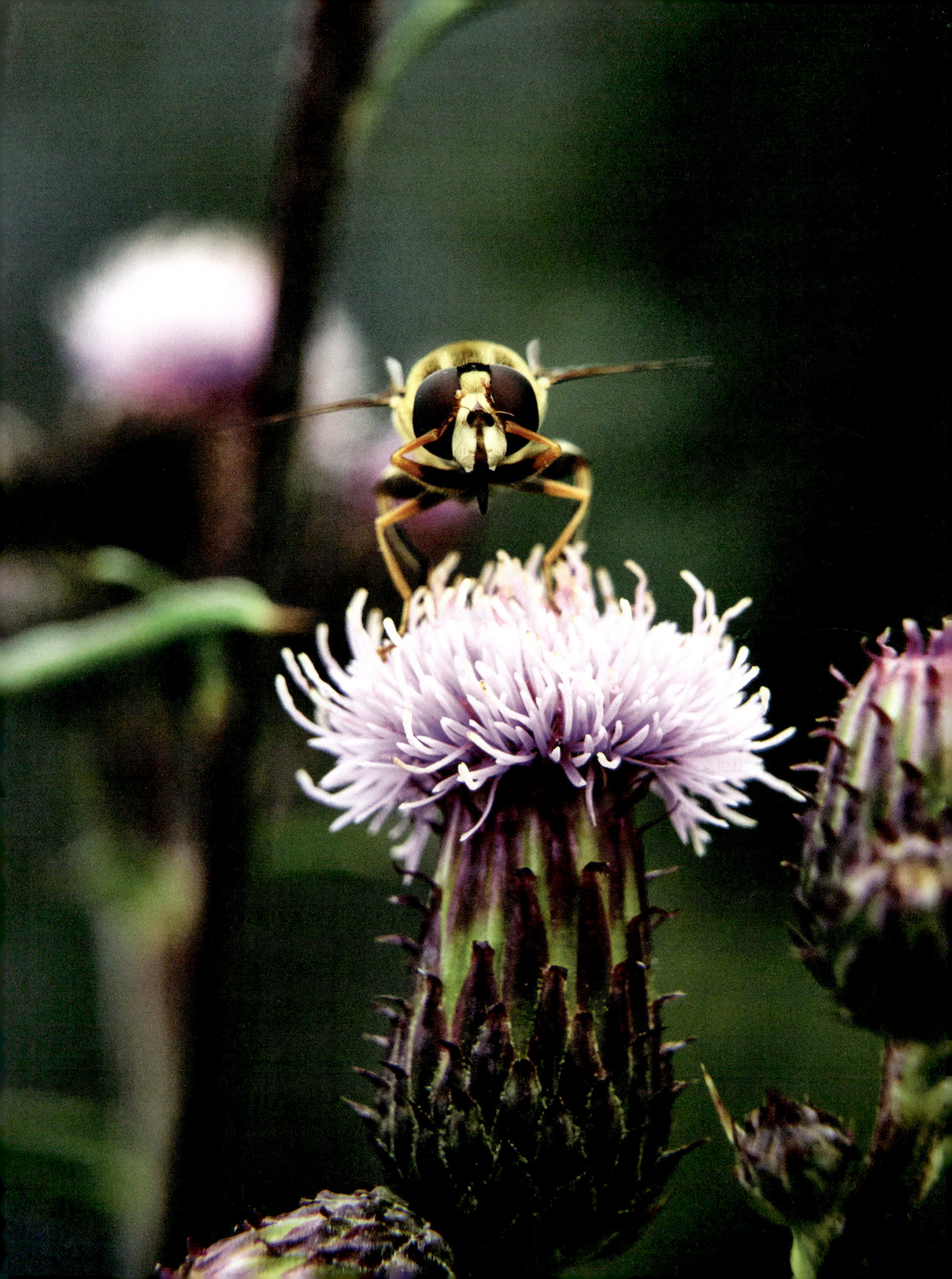

Sex und Religion

Seit einiger Zeit kommt mir die Aussage, dass Sex dem Körper Lebensenergie entzieht und somit ungesund sei, vermehrt unter. Wenn du mit dieser Aussage in Resonanz gehst und dich wohl dabei fühlst und du dennoch eine glückliche Partnerschaft führst, ist überhaupt nichts dagegen einzuwenden.

Ich kann solchen Behauptungen nichts abgewinnen, ganz im Gegenteil. Für mich ist diese Behauptung wieder ein Versuch, uns Frauen unserer Kraft und unseres Potenzials zu berauben. Sex (dein Einverständnis vorausgesetzt) ist absolut heilsam.

Bestimmt spreche ich hier nicht nur für mich, wenn ich sage, dass wirklich guter Sex uns genau das gibt, was wir brauchen. Als Beispiel, eine sehr enge und wirklich wundervolle Freundin erkrankte an Brustkrebs, sie hat sich für eine Chemotherapie entschieden. Natürlich wollte ich stark sein, egal, was sie mir erzählte, ich war für sie da und habe die Tränen zurückgehalten. Ich wollte ein Fels in der Brandung sein, und Felsen weinen nicht. In dieser Zeit war Sex eigentlich undenkbar für mich, wie konnte ich einen Orgasmus haben, wenn meine geliebte Freundin ums Überleben kämpft. Dies schien mir unmöglich doch auch hier hat mich mein Körper und mein Geist, und vielleicht auch ein bisschen mein Mann, eines Besseren belehrt. Wir hatten Sex, ich hatte einen Orgasmus und endlich konnte ich all den ungeweinten Tränen, meiner schier endlosen Traurig- und Hilflosigkeit freien Lauf lassen. Es war so befreiend und ich hatte wieder die Kraft, weiterzumachen und für sie da zu sein.

Manchmal falle ich nach einem Orgasmus innerhalb weniger Sekunden in einen tiefen Schlaf, ein anderes Mal liebe ich es, noch lange liegen zu bleiben und ausgiebig gestreichelt zu werden. Es kann auch sein, dass ich gleich nach einem Orgasmus voller Elan aus dem Bett springe und ich voller Tatendrang etwas erledige, was ich schon länger aufgeschoben habe, oder ich bekomme einen fast schon wahnwitzigen Lachanfall. Es scheint so, als würde der weibliche Orgasmus genau die Energie freisetzen, die wir Frauen im Moment brauchen. Also lass dich von solch unsinnigen Aussagen auf gar keinen Fall beeinflussen oder verunsichern. Lass dich aber auch keinesfalls auf schlechten Sex ein. Wenn ein Mann deine sexuellen Bedürfnisse nicht befriedigt, dann lass es ihn wissen, zeige ihm, was dir gefällt. Wenn er ein richtiger Mann ist, so wird er es zu schätzen wissen, dass du dich ihm mitteilst.

Hab keine Angst davor, aus Erfahrung kann ich dir sagen, dass die Männer damit umgehen können, ja richtiggehend froh darüber sind, wenn sich die Frau einbringt und klare Anweisungen gibt. Manche Frauen täuschen einen Orgasmus vor, damit der Sex schneller vorbei ist. Der Frau entgeht dabei ein wunderbares, ekstatisches Glücksgefühl, und wenn der Mann denkt, dass seine bisherige Praxis zum gewünschten Erfolg führt, wird er nichts daran ändern. Dies ist für beide nicht zielführend.

Sex ist ein Lebenselixier!

Lass dir ja nichts anderes einreden. Hab Sex und vor allem rede darüber. Tausch dich mit anderen Frauen darüber aus, es ist so wichtig, dass wir dies tun. Vor allem für die jüngere Generation, wir müssen ihnen das Gefühl vermitteln, dass Sex etwas Anständiges, Wertvolles und Segensreiches ist. Vor allem aber müssen wir unseren Töchtern Selbstwert und Achtung sich selbst gegenüber beibringen, damit die weibliche und männliche Energie endlich wieder in ihre UR-sprüngliche, heilige und heilende, göttliche Harmonie kommt.

Wie bereits erwähnt, komme ich aus einer Zeugen-Jehovas-Familie, Sex vor der Ehe ist, wie vieles anderes auch, absolut verboten. Die ständige Berieselung von Kindesbeinen an, dass Sex vor der Ehe Sünde sei und solche Menschen nicht ins Paradies kommen und Gott sie nicht leiden kann, hatte mehr Spuren hinterlassen als gedacht. Aufgrund all der negativen Suggestionen hatte ich absolut kein Selbstwertgefühl und habe mir wirklich viel von den Männern gefallen lassen. Ich hatte ja keine Ahnung, wie ich mit einem Mann umgehen soll, woher denn auch, unverheiratete Männer und Frauen dürfen sich bei den Zeugen Jehovas nicht einmal alleine in einem Raum aufhalten. In dem Buch *Fragen junger Leute* (herausgegeben von den Zeugen Jehovas) stand damals noch, dass Selbstbefriedigung blind machen könne.

Ich hab mich als Jugendliche schon gefragt, was es denn für einen Unterschied in meinen Augen mache, ob ich mich selbst befriedige oder Sex mit einem Mann habe, ich meine das Ergebnis ist im Endeffekt dasselbe. Solche Aussagen halte ich für verstörend und traumatisierend, sie haben einen negativen Einfluss auf unser Körpergefühl. In einem gewissen Alter ist es völlig normal seinen Körper zu erkunden, und meiner Meinung nach auch wichtig für ein gut funktionierendes Sexualleben und für ein gesundes Selbst- und Körperbewusstsein. Wenn ich selber nicht weiß, was mir gefällt und was mir guttut, wie soll ich dies dann meinem Partner zeigen? Aber nicht nur bei den Zeugen Jehovas, sondern in vielen religiösen Einrichtungen wird suggeriert, dass Sex außerhalb der Ehe etwas Schlechtes sei, ganz zu schweigen von Selbstbefriedigung, und Sex innerhalb der Ehe am besten auch nur zum Zwecke der Fortpflanzung.

Kürzlich bei einer Massageausbildung meinte doch tatsächlich eine wirklich liebenswerte Frau, dass wir aufhören müssten, Sex zu haben, denn dies sei ja total animalisch und wir müssen uns doch hin entwickeln zum Göttlichen.

Das ist ja grundsätzlich sehr löblich und ich finde auch, dass jeder versuchen sollte, dem Göttlichen in sich so viel Raum wie möglich zu geben, aber zu glauben, dass man deshalb auf Sex verzichten müsse, das macht mich traurig und wütend zugleich.

Für mich hat es den Anschein, als würde jetzt die Esoterik die Dogmen der Religionen übernehmen. Es ist ein weiterer Versuch uns Frauen unserer sexuellen Kraft und Lust zu berauben.

Meine Sichtweise in puncto Sex ist wieder einmal eine völlig andere. In so ziemlich allen alten Schriften, die ich kenne, inklusive der Bibel, heißt es, dass wir nach dem Bilde Gottes erschaffen sind. Männer und Frauen sind derart grundverschieden, dass dies eigentlich unmöglich sein kann. Allerdings, wenn wir Sex haben, uns also in Liebe vereinen und zu einem Ganzen verschmelzen, dann kann ich mir sehr wohl vorstellen, dass wir Gott ähnlich sind, also gibt es für mich keinen göttlicheren Zustand als Sex und Orgasmen.

Außerdem, führen wir diesen Gedanken doch mal zu Ende, was würde denn passieren, wenn wir alle aufhören würden, Sex zu haben, auch die Tiere, wenn die Bienen die Blümchen nicht mehr bestäuben würden. Alles würde sterben. Ohne Sex würden wir nicht leben, alles um uns herum ist aus Sex entstanden, somit raubt Sex keine Lebensenergie, sondern schenkt Leben und Gesundheit. Es ist unglaublich, wie förderlich Sex für die Gesundheit ist. Es fördert die Durchblutung, was Herzkrankheiten und Schlaganfällen vorbeugt, es werden vermehrt Glückshormone ausgeschüttet, Sex stärkt das Immunsystem, ein Orgasmus lindert Schmerzen, die Liste ist unglaublich lang. Obendrein soll regelmäßiger Sex das Leben sogar verlängern.

Da fällt mir noch was ein, meine Oma sagte immer:
Einem jeden recht getan, ist eine Kunst, die niemand kann!

Wir wollen es immer allen recht machen, doch genau genommen, sollten wir es uns selbst recht machen, und noch genauer genommen, sollten wir es uns selbst überhaupt sehr oft machen. Ein Orgasmus ist unglaublich heilsam, egal ob mit oder ohne Partner.

Genieße dein Sexleben und lass dir von niemandem ein schlechtes Gewissen einreden. Solange du und dein Partner oder deine Partnerin sich dabei wohlfühlen, ist alles in bester Ordnung.

Da ich selbst in einer Beziehung mit einem Mann lebe, kann ich nur aus dieser Sichtweise schreiben. Selbstverständlich richten sich meine Worte auch an gleichgeschlechtliche, polygame oder sonstige Beziehungsformen. Ich denke sogar, dass gleichgeschlechtliche Beziehungen puncto Sex einen Vorteil haben.

Eine offene Kommunikation ist in jedem Fall ein Schlüssel zu einer glücklichen Beziehung und einem erfüllten Sexleben.

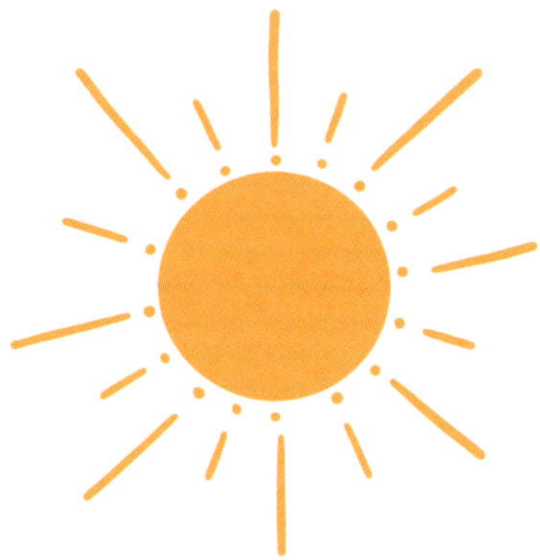

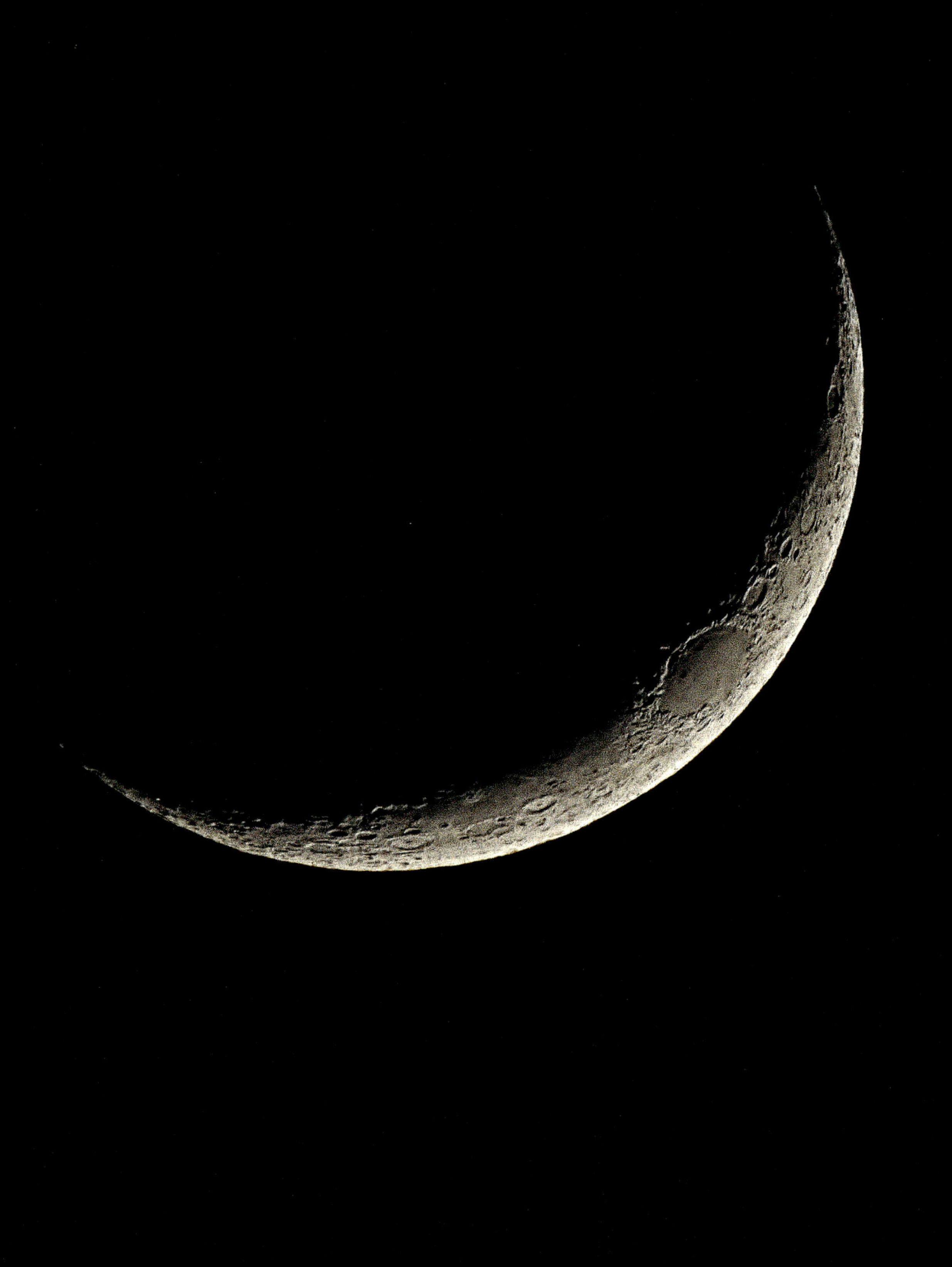

Aussöhnung mit dem weiblichen Zyklus

Für die meisten Frauen ist der weibliche Zyklus mehr Fluch als Segen.

Wir sind gereizt, bevor wir unsere Tage bekommen, wenn sie da sind und manchmal auch, wenn sie ausbleiben.

Wie alle Symptome des Körpers ist ein unharmonischer und schmerzvoller Zyklus ebenso ein Schrei nach Hilfe und Aufmerksamkeit.

Ich habe den weiblichen Zyklus gehasst, ja, ich habe es als dermaßen ungerecht empfunden, warum ausgerechnet wir Frauen damit gestraft sind. Eine Woche vor den Tagen Migräne und geschwollene Beine, währenddessen Bauch-, Rücken- und Beinschmerzen, Schmerzen und extreme Aggressionen während des Eisprungs, ich hatte das Gefühl, nie wirklich ich selbst sein zu können und ständig eine Geisel meiner Hormone zu sein.

Nach mehreren Fehlgeburten war das Chaos perfekt, ich entwickelte einen regelrechten Hass auf meine Gebärmutter, was weitere Schmerzen und Krankheiten nach sich zog. Ich habe es nie laut ausgesprochen, doch ich war davon überzeugt, eines Tages an Gebärmutterkrebs oder dergleichen zu erkranken, weil ich sie so sehr abgelehnt habe. Zum Glück kam es ganz anders, es durfte tiefe Heilung und Aussöhnung geschehen.

Gerne erzähle ich dir, wie es dazu kam. Ein Engel in Menschengestalt hat mir dabei geholfen. Bestimmt war es von oben geführt, dass ich die wundervolle Karina Wagner kennenlernen durfte. Aufgrund eines glücklichen und auch unerklärlichen Zufalls kam ich zu einer Massageausbildung bei Karina. Es waren nur Frauen anwesend, was ich als sehr angenehm empfand. Ich wollte lediglich eine zweistündige Ganzkörpermassage erlernen, doch ich habe so viel mehr gelernt, es durfte so viel Heilung geschehen, so viel alter Ballast losgelassen werden, es war unbeschreiblich schön. Ich habe noch vor Ort meine

Tage bekommen und da hab ich schon gemerkt, etwas ist anders als sonst. Ich hatte absolut keine Schmerzen, keine schlechte Laune. Inmitten von Frauen haben wir uns gegenseitig massiert und Gutes getan, im Hamam durften wir uns gegenseitig waschen und einseifen, wir vertrauten uns gegenseitig unsere Gedanken und Gefühle an. Die geführten und zutiefst heilenden Meditationen von Karina taten ihr Übriges. Oh, und das herrliche Essen, welches ihre Schwester Carola für uns zubereitete, es gab täglich frischen Kuchen mit Schlagsahne. Es war der Himmel auf Erden. Noch nie zuvor in meinem Leben war ich so tiefenentspannt. Zu Hause angekommen freute ich mich auf ein schönes, entspannendes Bad. Beim Ausziehen meiner Kleidung fiel mein Blick auf die vollgeblutete Binde. In dem Moment wusste ich, dass absolute Heilung geschehen war. Es zeichnete sich das Bild eines Engels ab, und nicht irgendeines Engels, es war ein Ebenbild des Engelbildes, welches bei meinem Aufenthalt am Pilgerhof bei Karina in meinem Zimmer hing. Da ich unbedingt einen Augenzeugen für dieses, ich kann es nur als Wunder bezeichnen, haben wollte, zeigte ich es meinen Mann. In seinem pragmatischen Tonfall meinte er: „Ja, jetzt hast du dich mit deiner Gebärmutter ausgesöhnt. Und übrigens, das sieht aus wie das Engelbild, welches in deinem Zimmer am Pilgerhof hing." Selbst mein Mann hat bei diesem Anblick sofort begriffen, was vor sich ging, und ich hatte die Bestätigung, dass ich nicht verrückt sei. (Falls du dich an dieser Stelle fragst, warum mein Mann wusste, welches Bild bei meinem Aufenthalt am Pilgerhof hing, er hat mich hingefahren und mir die Koffer ins Zimmer gestellt. Er ist ein wahrer Schatz.) Seither freue ich mich jedes Mal auf meine Tage, liebevoll nenne ich meine Gebärmutter eine wundervolle Künstlerin und freue mich auf jedes Bild, welches sie mir malt. Ich kann nur hoffen, dass sie mir all die schlechten Gedanken und gemeinen Vorwürfe verziehen hat. Nachdem mich die weibliche Urkraft nach diesem Ereignis nun vollends in ihren Bann gezogen hat, so unterhalte ich mich wirklich gerne und sehr viel mit Frauen über Sex und sämtliche Vorgänge, die den Uterus betreffen. Haderst auch du mit deiner Weiblichkeit und allem, was dazugehört, so möchte ich dir mit meiner soeben erzählten, sehr persönlichen Geschichte Hoffnung verleihen. Das Leben fließt und ist immer im Wandel. Sei dir gewiss, alle Themen, die dich jetzt bedrücken und betrüben, können jederzeit in Heilung gehen. Es ist ein Prozess, aber einer, der sich lohnt. Bist du erst einmal durch, so verspreche ich dir, dass daraus etwas Großes entstehen kann. Ich habe so oft gehadert, getobt und gezweifelt, wofür sollte all das nur gut sein, warum passiert das ausgerechnet mir. Eines Tages, in einem stillen Moment, erhielt ich eine Antwort. „Damit du verstehst. Damit du dich noch besser in die Frauen einfühlen und ihnen helfen kannst, du wirst sehen, es wird wunderbar und du wirst vielen mit deinem Verständnis helfen können!"

Und genau so ist es gekommen und ich hoffe, dass ich dir mit den Zeilen, die ich hier schreibe, auch ein Stück weit helfen kann, deine Weiblichkeit anzunehmen, zu leben und so zu einem selbst bestimmteren Leben beizutragen.

Viele von uns sind mit negativen Glaubenssätzen betreffend der Weiblichkeit aufgewachsen.

In der Bibel und anderen religiösen Schriften wird behauptet, dass Frauen während ihrer Monatsblutung unrein sind. Wir wissen natürlich, dass dies schwachsinnig ist, dennoch hat es etwas mit uns gemacht. Unterbewusst schämen sich so viele Frauen dafür, dass sie es nicht einmal zustande bringen, mit einer guten Freundin darüber zu sprechen. Lass mich jetzt diese gute Freundin für dich sein, lies dir meine Meinung dazu und dann entscheide selbst, welche Sichtweise dir guttut. Die Monatsblutung ist ein heiliger Akt der Reinigung und des Loslassens. Wir sollten diese natürliche Energie nutzen, um Altes loszulassen, ich kann mich in dieser Zeit wunderbar von alten Dingen trennen, ich miste und sortiere aus, was sich für mein Leben nicht mehr gut anfühlt, das kann ein Kleidungsstück, aber auch genausogut eine Person sein, ich empfinde das Bluten als einen natürlichen Reinigungsprozess für meinen Geist und für meinen Körper, ich fühle mich nie so rein wie in dieser Zeit.

Vielleicht hilft dir die Meditation, die du in ein paar Seiten finden wirst, dabei, dich mit deiner Weiblichkeit auszusöhnen und besser zu verbinden. Solltest auch du zu den Frauen gehören, die die ganze Welt retten möchten, so muss ich dich leider auf den Boden der Tatsache holen, dies ist ein Unterfangen, das du alleine nicht bewerkstelligen kannst, doch du bist nicht alleine, wir sind viele!

Alles, was du für dich heilst, heilst du für das weibliche Energiefeld, deine Ahninnen und Nachkommen. Es hat also nicht nur eine Auswirkung auf dich, sondern auch auf ganz viele andere Frauen. Betrachte jede Heilung, die sich in dir vollzieht, als Beitrag zur Heilung in der Welt, und dies ist ein großer, einzigartiger und wertvoller Beitrag!

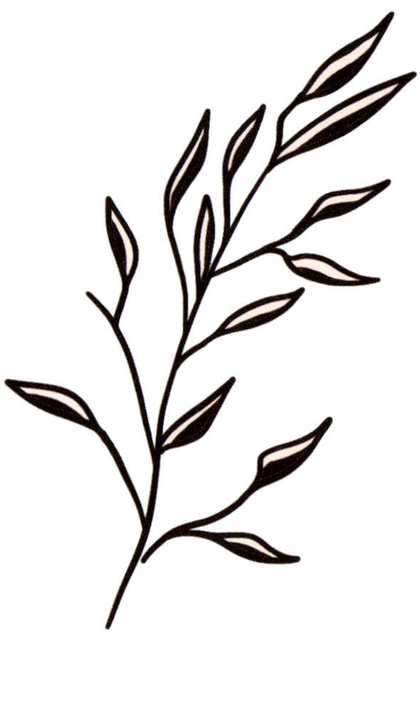

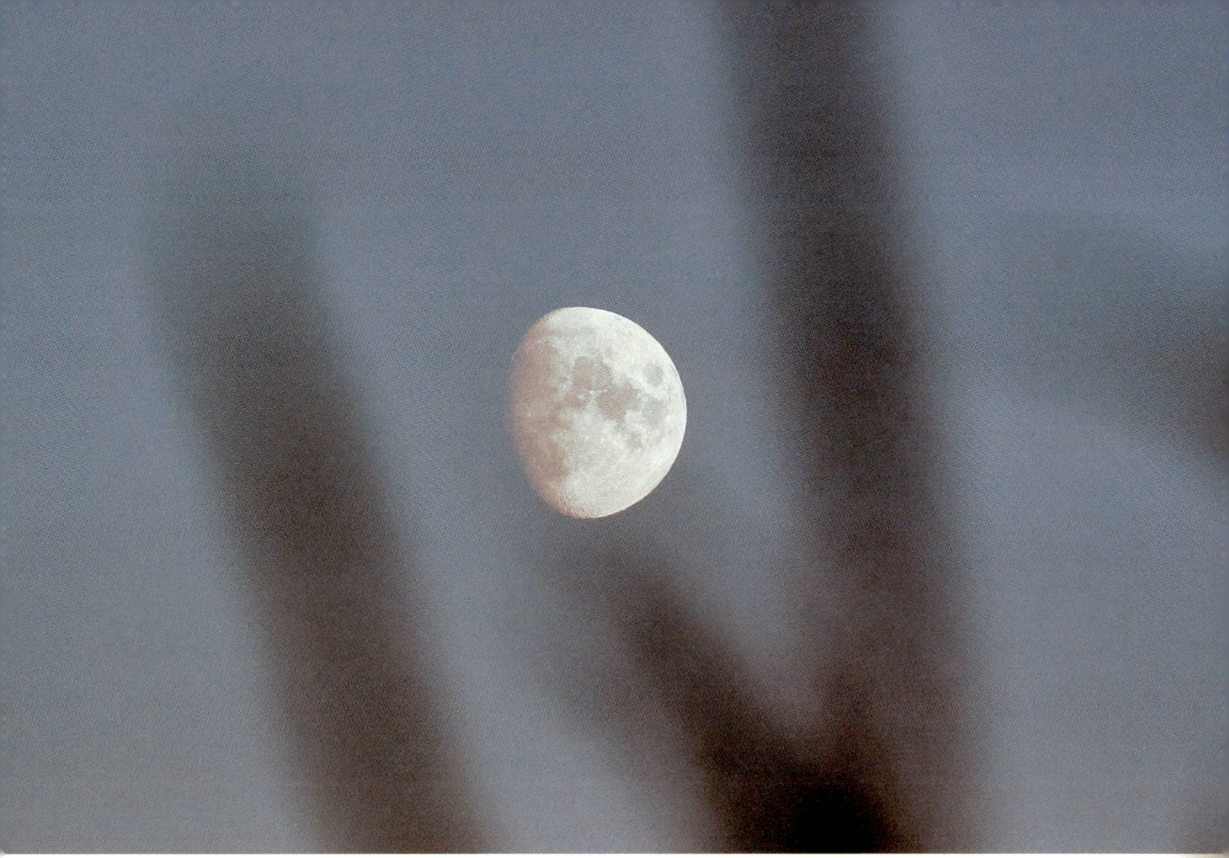

Nutze die positive Kraft deiner Hormone

Ich glaub, die kriegt ihre Tage.

Wie oft haben wir diesen Satz wohl schon gesagt oder auch zu hören bekommen. Anscheinend drehen wir Frauen völlig durch, wenn wir unsere Periode bekommen.

Ist dem wirklich so? Ich genieße es mittlerweile in vollen Zügen, wenn ich PMS habe. Weißt du warum? Weil uns auch hier der weibliche Organismus ein wahres Geschenk macht. In der Zeit haben wir den nötigen Hormonschub, um den Leuten alles an den Kopf zu werfen, was uns nervt. Die restliche Zeit des Monats sind wir einfach nur zu höflich und zu wohlerzogen, um ehrlich zu sein.

Eine weitere Geschichte aus meinem Leben soll verdeutlichen, was ich meine. Nachdem mir meine Mutter und eine meiner Schwestern wieder einmal erklärten, dass etwas, was ich mir in den Kopf gesetzt habe, ohnehin nicht möglich sei, habe ich ihnen direkt ins Gesicht gebrüllt, dass mir ihr Hände-in-den-Schoß-Legen und ihre Darauf-warten-dass-Jehova-wieder-alles-richtet-Mentalität gewaltig am Arsch geht. Es war unbeschreiblich befreiend, wie oft hab ich mir das schon gedacht, wie oft wollte ich das schon lauthals herausschreien.

Ohne nötigen Hormonschub hätte ich das nie zustande gebracht. Als mein Hormonspiegel wieder ausgeglichener war, bin ich allerdings leider wieder eingeknickt und hab mich zumindest bei meiner Schwester entschuldigt, sie meinte nur: „Kein Problem, ich kenn dich ja schon länger, du hast sicher wieder deine Tage bekommen."

Um die Zeit des Eisprungs herum strotze ich nur so vor Selbstbewusstsein. In dieser Zeit zeigt sich unser Körper von seiner schönsten Seite, er ist straffer, keine Wassereinlagerungen, die Augen leuchten, die Haare glänzen wesentlich mehr als sonst, in der Zeit sind wir Frauen auch nicht so stark schmerzempfindlich wie in den Tagen kurz vor der Periode.

Der ideale Zeitpunkt für Gehaltsverhandlungen, Bewerbungsgespräche, einen Besuch beim Zahnarzt oder das erste Date. Die Tage vor den Tagen sind komplett entgegengesetzt, es fühlt sich an, als würden wir all die Last und den Schmerz der Welt in uns tragen. Wir fühlen uns klein, verängstigt, hässlich und fett. Der ideale Zeitpunkt, um uns zurückzuziehen, in uns zu gehen, uns viel Ruhe zu gönnen, uns nach Strich und Faden zu verwöhnen. Wann machen wir das schon? Lange ausgiebige Vollbäder mit Kerzenschein, entspannende Musik, duftende Seifen, anschließend voller Zärtlichkeit und liebevoller Gedanken mit einer wohlduftenden Bodylotion eincremen. Beim Körper bedanken, dass er uns so wundervolle Dienste leistet. Danke, ihr wunderbaren Füße, dass ihr mich durchs Leben tragt, danke, ihr wundervollen Hände, dass ihr mich bei sämtlichen Tätigkeiten unterstützt, danke, ihr strahlenden Augen, dass ich durch euch meine Umwelt klar und deutlich sehen kann, danke, du Löwenherz, dass du jeden Tag zu jeder Zeit meinen Körper durch dein kräftiges Schlagen am Leben erhältst, danke, liebe Lunge, dass ich durch dich den Atem des Lebens spüren darf, die Liste ist sehr lang, wofür wir unserem Körper danken können. Und er wird es uns auch danken. Yoga und Meditation unterstützen uns ebenfalls unendlich, um uns wohlzufühlen in unserer Haut. Wir haben komplett verlernt, mit unserem Zyklus zu leben, geschweige denn, ihn zu genießen. Wir haben überhaupt verlernt, auf unseren Körper zu hören. Unser Körper ist ein Tempel, den unsere Seele bewohnt.

Wir leben in einer anscheinend perfekten Welt, wo alles und jeder immer perfekt funktionieren muss, und wehe, jemand hat mal schlechte Laune. Es hat den Anschein, als seien Emotionen total aus der Mode gekommen, dabei wäre dies der Schlüssel zur Gesundheit. Was ist dir denn über die Leber gelaufen, wer oder was liegt dir denn im Magen, welche Last trägst du auf deinen Schultern, wir kennen diese Sprüche alle noch von unseren Großeltern. Es steckt so viel Weisheit und Wahrheit darin. Ich habe mir einmal einen Bericht angesehen, wo gerätselt wurde, warum in Italien wesentlich weniger Herzinfarkte vorkommen als im Rest von Europa, und das, obwohl sie viel Weißbrot, Nudeln und Rotwein konsumieren, und das auch noch spät abends. Ich denke, ein Grund dafür könnte sein, dass sie nicht solche Meister darin sind sich zu beherrschen und ihre Emotionen zu unterdrücken. Egal ob sie kochen, essen, lachen oder lieben, sie tun alles mit Leidenschaft. Sie lieben ihre Emotionen, und vor allem, sie leben ihre Emotionen, dort ist es völlig normal, dass die Leute in der Öffentlichkeit lautstark ihren Unmut kundtun, und wild gestikulieren. Undenkbar im deutschsprachigen Raum, wir sind viel zu steif dafür und machen uns viel zu viele Gedanken, was die anderen von uns denken. Man könnte meinen, der Großteil von uns lebt sein Leben für die anderen. Damit die anderen sehen, wie gut es uns geht, wie brav, anständig, arbeitsam und zuverlässig wir sind. Wir pflegen den Schein nach außen, um andere zu beeindrucken, statt dass wir uns endlich einmal selber beeindrucken.

Sei ehrlich, wie oft hast du schon deinen Ärger runtergeschluckt oder versucht andere Emotionen zu kontrollieren, und hattest anschließend, das Gefühl daran zu ersticken oder dich übergeben zu müssen.

Emotionen, die nicht gelebt werden, richten sich gegen unseren Körper, sie werden in unseren Zellen abgespeichert, und das macht uns krank.

Unser Körper ist ein lebendiges, fühlendes Wesen, genauso wie Mutter Erde. Unsere Aufgabe wäre es, auf ihn acht zu geben, ihn zu hegen und zu pflegen. Stattdessen treiben wir ihn ständig an, vor lauter Stress in der Arbeit ernähren wir uns schlecht, wir bewegen uns zu wenig, es wird schnell schnell geduscht und zurechtgezupft, wir hetzen von einem Termin zum nächsten. Selbst in unserer Freizeit haben wir bereits verlernt, zu entspannen. Nur Faulpelze ruhen sich aus.

Auch hier sind uns die Italiener einen Schritt voraus, ja sie haben sogar einen eigenen Ausdruck dafür, La dolce far niente, das süße Nichtstun. Das ist die richtige Einstellung.

Wir müssen ständig etwas erleben, unterwegs sein, online sein, jede Minute unseres Tages mit den sozialen Netzwerken teilen. Alles ist so anstrengend, laut und hektisch geworden. Und unser Körper hat zu funktionieren, und wehe wenn nicht, dann sind wir zutiefst beleidigt, hassen unseren Körper womöglich noch, ja wir verspüren eine regelrechte Wut auf ihn.

Wir schinden unseren Körper, treiben ihn ständig an seine Grenzen und darüber hinaus, wir ruinieren ihn aufgrund unserer abartigen und unnatürlichen Lebensweise, und dann hassen wir ihn auch noch dafür, dass er nicht einwandfrei funktioniert??? Findest du das richtig? Unser Körper, unsere Zellen kommunizieren über Gefühle mit uns, wenn wir diese ständig ignorieren oder versuchen, uns abzulenken, so führt dies meiner Ansicht nach zu Erkrankungen und Schmerzen. Spätestens da sollten wir in uns gehen, versuchen in uns hineinzuhören und hineinzuspüren.

Fragen wir unseren Körper, was er braucht, um wieder ins Gleichgewicht zu kommen.

Und ich kann dir sagen, die häufigste Antwort wird Ruhe und Aufmerksamkeit sein. Ruhe im Sinne von Ruhepausen, einfach mal in die Wiese legen und den Himmel oder die Vögel beobachten. Oder hinsetzen, die Augen schließen, in den Körper hineinspüren, unseren Atem spüren. Unser Körper ist ein Tempel, in dem wir für eine gewisse Zeit verweilen dürfen, und ein Tempel ist immer etwas Heiliges. Es gibt gewisse Grundregeln, an die wir uns beim Eintreten halten müssen, auch im Falle unseres Körpers. Unser Körper liebt uns so sehr, er bemüht sich so sehr, es ist doch das Mindeste, dass wir ihm dafür *Danke* sagen, mit wertvollen Lebensmitteln versorgen und zeigen, wie sehr wir ihn lieben. Liebe deinen Körper!

So viele Frauen laufen herum, bemängeln ihren Körper, fühlen sich schlecht, wollen einen größeren Busen, vollere Lippen, längere Wimpern ...

Es ist unglaublich, welche Qualen und brutale Schönheits-OPs Frauen über sich ergehen lassen, meistens nur deshalb, weil sie denken, danach mehr geliebt zu werden. Das ist Unsinn. Die unendliche Schöpferquelle in ihrer Weisheit hat sich etwas bei deinem Bauplan gedacht. Du bist wundervoll und perfekt, so wie du bist, da muss nichts *nachgebessert* werden. Solche Operationen sind unheimlich kräftezehrend für unseren Tempel. Nimm dich so an, wie du bist, schätze dich so, wie du bist. Sei zärtlich und liebevoll zu deinem Tempel, und er wird es dir danken. Jede Zelle deines Tempels wird vor Gesundheit nur so strotzen und heller strahlen als je zuvor. Solch ein inneres Leuchten kannst du mit keiner OP dieser Welt zustande bringen. Kein anderer Mensch wird dich lieben, wenn du es nicht selbst tust. Wie im Innen, so im Außen. Was du denkst, das bist du, was du bist, das wirst du in dein Leben ziehen. Ich möchte keinesfalls einen Mann in meinem Leben haben, nur weil ich unnatürliches Plastik in meinem Körper herumtrage, das ist absolut lächerlich, da bin ich tausendmal lieber alleine. Ich bin viiiiieeeel zu wertvoll, als dass ich auch nur ansatzweise Zeit mit so einem oberflächlichen Mann verbringen würde. Abgesehen davon, kann dir kein Partner im Außen das Gefühl von Selbstliebe vermitteln, dies muss von innen kommen.

Liebe ist der einzig wahre Weg zu tiefer anhaltender Heilung. Alles, was die Liebe berührt, ist heilsam, also liebe dich selbst, sei im Frieden mit dir selbst, so kann auch die Welt in Frieden und Liebe sein. Es fängt immer alles zuerst bei uns selbst an. Hören wir auf, die Verantwortung an das Außen abzugeben, wir sind machtvolle Schöpferinnen. Als Beispiel, die Umwelt liegt uns am Herzen, gut, dann machen wir unsere Kosmetikartikel und Putzmittel eben selber, boykottieren wir Nestle-Produkte und Co, kaufen wir regional bei unseren Bauern rundherum ein. Fragen wir in den Geschäften nach Mutterkuh-Haltung, nach nachhaltigen Produkten ohne Pestizide. Wir sind in der Überzahl, wir haben die Macht, die großen Konzerne in die Knie zu zwingen. Wir müssen keine Glyphosat-verseuchten Produkte kaufen, wir können auch zu den Bio-Produkten greifen. Wenn wir ständig nachfragen in den Geschäften und nur noch wirkliche Lebensmittel kaufen und keine Magenfüllstoffe, die Lebensmitteltechniker erfunden haben, dann werden die Konzerne darauf reagieren müssen. Nur mit Papierschildern protestieren und streiken wird uns auf Dauer nicht weiterbringen. Verstehe mich nicht falsch, ich finde es wichtig und richtig auf Situationen aufmerksam zu machen und sich Gehör zu verschaffen, aber nur jammern und sich auf das Negative zu konzentrieren, ohne Perspektiven, und ohne selbst etwas zur Besserung beizutragen, das ist für mich nicht stimmig. Um authentisch zu sein, sollte man seinen Worten auch Taten folgen lassen. Wenn wir ständig die Verantwortung an geldgierige, korrupte Politiker und Lobbyisten abgeben, wird sich nichts ändern. SELBSTVERANTWORTUNG ist der Schlüssel. Wenn wir etwas verändern wollen, dann fangen wir zu allererst bei uns selbst an.

Seien wir lieber ein Licht, ein Vorbild für andere. Stiften wir Hoffnung, konzentrieren wir uns auf das Gute in der Welt. Verbinden wir uns mit Mutter Erde, fühlen wir sie, sie wird die Göttin in uns erwecken, und dann werden wir genau wissen, was zu tun ist.

Meditation zur Aussöhnung deiner weiblichen Organe

- Setze dich hin.
- Schließe deine Augen.
- Atme ein paar Mal tief durch.
- Spüre in deinen Körper hinein, was möchte er dir mitteilen?
- Spüre hin zu deiner Gebärmutter, zu deinen Eierstöcken, zu all deinen weiblichen Geschlechtsteilen.
- Bedanke dich, dass sie so wundervolle Arbeit leisten. Wenn du böse Gedanken gegen deine Weiblichkeit gehegt hast, so lege diese jetzt ab. Übergib sie einer höheren Instanz zur Transformation. Du kannst Mutter Maria, Maria Magdalena, Lady Venus, Lady Nada oder direkt die weibliche Urkraft, zu wem auch immer du dich in diesem Moment hingezogen fühlst, bitten, dir zu helfen, das Weibliche in dir zu heilen. Entschuldige dich bei deinen weiblichen Organen, dass du so unschöne Dinge über sie gesagt oder gedacht hast.
- Dies gehört ab sofort der Vergangenheit an. Du schätzt, achtest und ehrst das göttlich Weibliche in dir. Verbinde dich mit deiner Weiblichkeit und sende ihr eine Welle bedingungsloser Liebe.
- Wenn Gefühle, welcher Art auch immer, in dir hochkommen, so unterdrücke diese nicht, lasse ihnen freien Lauf, das ist Teil der Heilung.
- Fühle, wie sich nun tiefer Frieden in deinem Tempel ausbreitet, spüre die Leichtigkeit.
- Bedanke dich für die Heilung, die nun geschehen durfte!

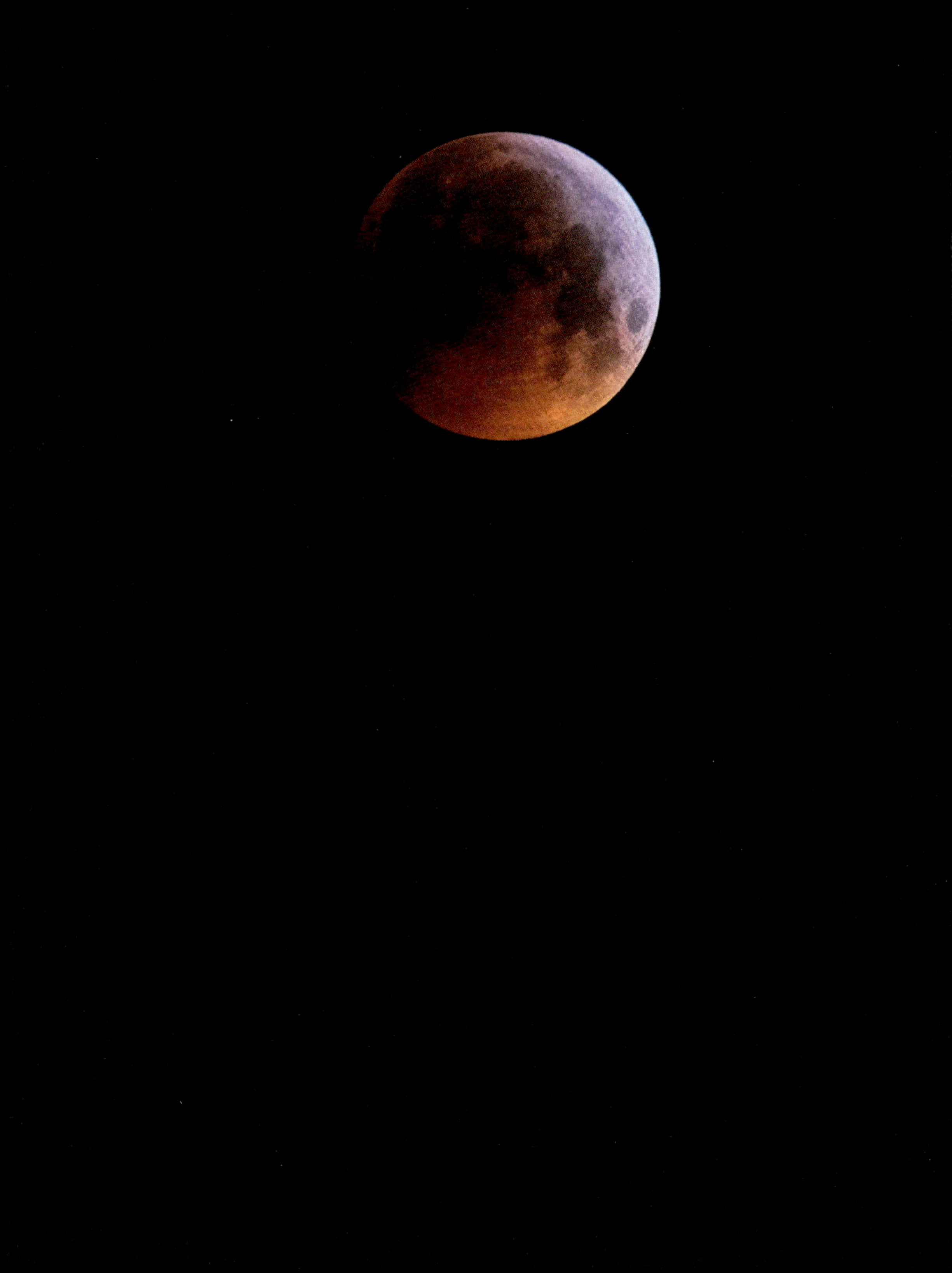

Mit einem Yoni-Ei lässt sich diese Meditation wunderbar unterstützen, außerdem lässt sich damit der Beckenboden fabelhaft trainieren. Mich haben Amethyst und Rosenquarz sehr angesprochen, der lilafarbene Amethyst zum Transformieren und der zart rosafarbene Rosenquarz, um einfach nur bedingungslose Liebe in meinen Unterleib zu schicken.

Wir alle benötigten eine Gebärmutter, ohne Gebärmutter gäbe es keinen von uns.

Selbst Gott benötigte zur Erfüllung seines Planes hier auf Erden eine Frau. Er hat Jesus nicht einfach auf die Erde gestellt, nein, er benötigte dafür eine Gebärmutter. Gott brauchte keinen Mann, sehr wohl aber das heiligste aller Organe – die Gebärmutter. Möglicherweise ist das einer der Gründe, warum Männer seit jeher versuchen, uns Frauen zu unterdrücken.

Gott benötigte uns Frauen, um seinen Plan, seinen Willen auf Erden auszuführen, und das haben die meisten Männer bis heute nicht verwunden. Darauf ruht der Hass der männerdominierten Weltreligionen. Doch damit ist jetzt Schluss.

Es ist an der Zeit, diesem heiligen Organ wieder mehr Beachtung zu schenken, und vor allem den nötigen Respekt. Lass uns ein allumfassendes Netz der Liebe und Heilung der Weiblichkeit spannen, indem wir ab sofort eine positivere Einstellung zu unserer Weiblichkeit nähren und somit eine liebevollere Beziehung zu ihr aufbauen.

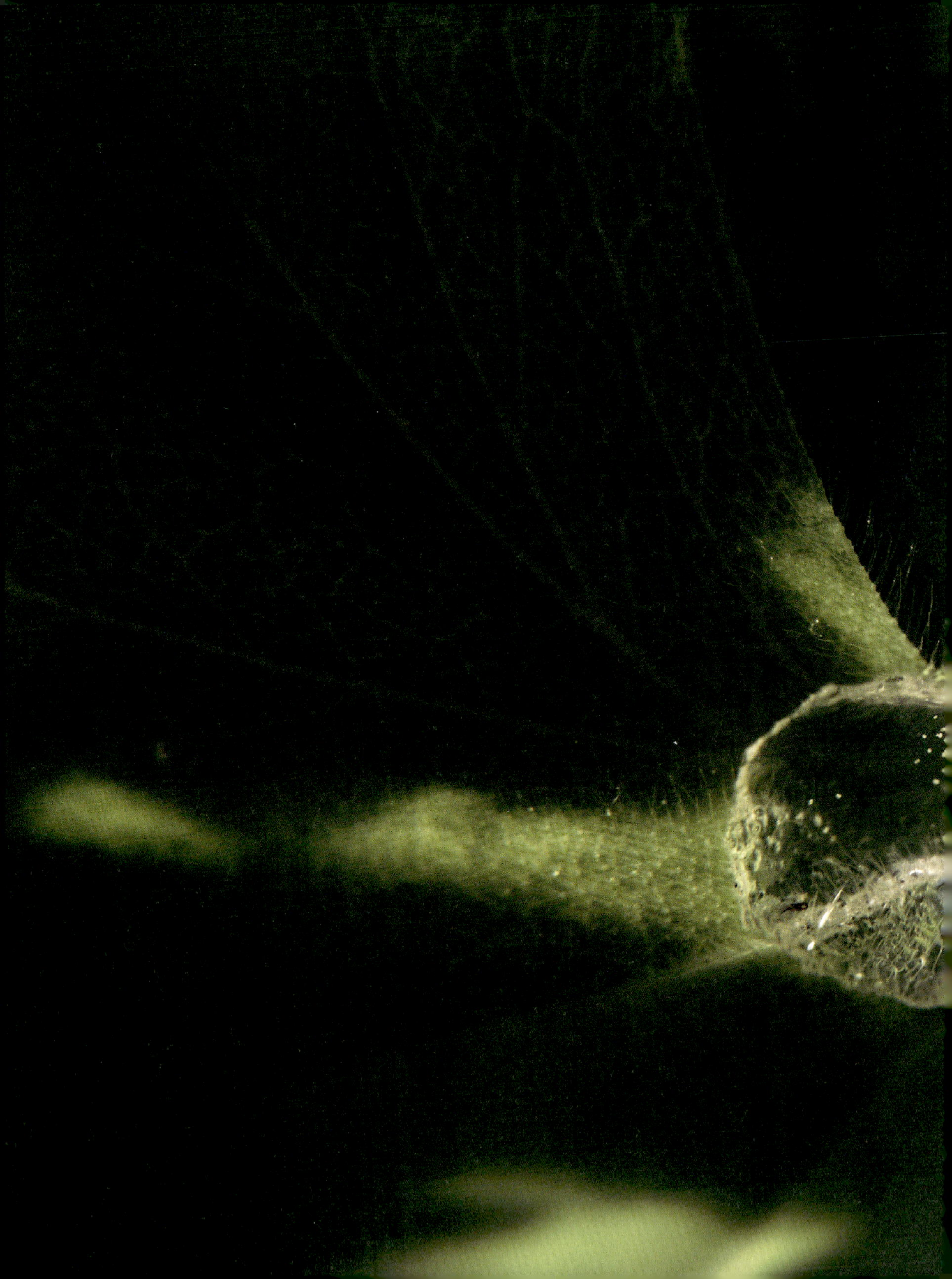

Heilige Pflanzen

Um mir die Heilwirkungen der jeweiligen Pflanzen besser einzuprägen, hilft es mir, kleine Reime zu erfinden. Es sind keine großartigen oder tiefsinnigen Gedichte, je einfacher und lustiger, umso leichter merke ich sie mir, vielleicht geht es dir ja ähnlich.

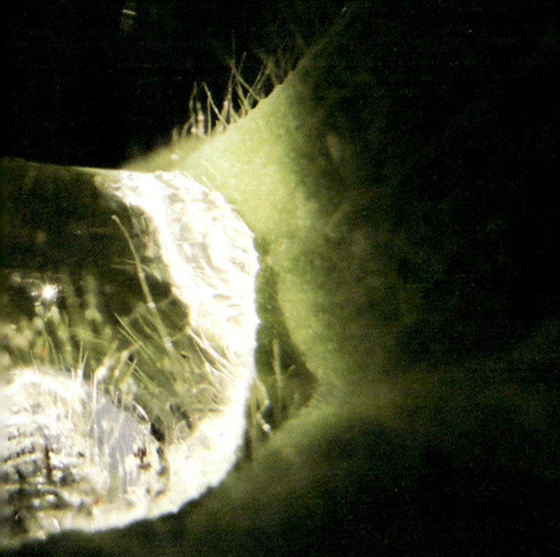

Baldrian

Valeriana officinalis
Familie der Baldriangewächse

Früher dachte man, dass Baldrian böse Wesen erkennen könne, sobald diese den Raum betreten, daher hat man Baldrian in der Stube aufgehängt, hätte sich die Pflanze bewegt, so wäre dies als eindeutiges Zeichen gewertet worden. Der Namensgeber ist der germanische Gott Baldur. Denn wie Baldur hilft der Baldrian mitleidvoll und segnend jedem, der seine Hilfe benötigt. Die Göttin Hertha soll Baldrian als Gerte benutzt haben, wenn sie auf ihrem Hopfen gezäumten Hirsch durch den Wald ritt. Baldrian ist auch eine Pflanze der Elfen, Feen und Wassernymphen, deshalb sollte man ihm mit großem Respekt begegnen.

Hilfestellung:

- Nerven- und Konzentrationsschwäche
- Hoher Blutdruck
- Schlafstörungen
- Angstzustände, Unruhe und Nervosität
- Verspannungen
- Magenkrämpfe, Schwindel
- Nervöses Herzklopfen

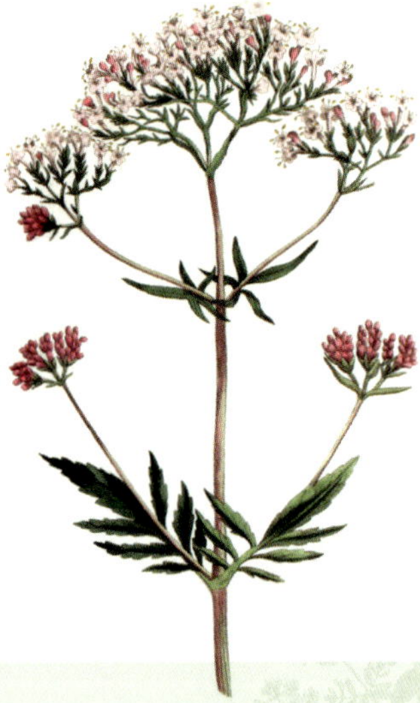

Gedicht zu deinen Ehren:

Hexen, Hexen, hört mich an,
ich bin es, euer Baldrian.
Kommt heraus und tanzt ums Feuer,
so vertreiben wir die bösen Ungeheuer.
Seht nur, wer kommt uns da des Nachts entgegen,
es ist die Göttin Hertha, sie schenkt uns ihren Segen,
auf ihrem hopfengezäumten weißen Hirsch
begibt sie sich im Wald auf die Pirsch.
Sie kommt Elfen, Feen und Wassernymphen besuchen,
keine Angst, sie will euch nicht verfluchen.
Sie hält ihre Baldriangerte in Ehren,
so kann ihr niemand die Gelassenheit verwehren.
Doch schenke ich nicht nur Gelassenheit,
mit mir an eurer Seite bleibt auch der Schlaf nicht weit.
Auf eure Stirn gebunden,
vertreibe ich entzündliche Augenwunden.
Auch nervösem Herzklopfen
kann ich trotzen.
Nehmt mich in eure Mitte,
denn ich erfülle euch so manch gesundheitliche Bitte.

Beifuß

Artemisia vulgaris
Familie der Korbblütler

Artemis wurde von den Griechen verehrt, sie war die große Muttergöttin und Schutzherrin der Kräuterheilkundigen. Sie wurde auch zur Hilfe bei Geburten gerufen. Im alten Ägypten war die Pflanze der Göttin Isis gewidmet und bei den Römern der Göttin Diana, die ebenso eine Geburt-schützende Göttin war. Drei heilbringende Göttinnen, Hüterinnen der Geburt, kein Wunder, dass man sie mancherorts auch Mutter aller Pflanzen nannte. Diese Pflanze wurde früher auch als Abtreibungsmittel verwendet, daher sollte man sie niemals während der Schwangerschaft zu sich nehmen, sehr wohl aber zur Förderung der Empfängnis. Sie wurde auch Schoßwurz genannt, da sie sich die Frauen während der Geburt um den Bauch banden, um die Wehentätigkeit zu fördern. Auch hilft sie bei Übelkeit, Brechreiz und Durchfall. Die Artemisia vulgaris sollte unbedingt wieder mehr an Bedeutung gewinnen.

Hilfestellung:

- Bei ausbleibender oder zu schwacher Monatsblutung
- Da sie eine wärmende Wirkung hat, wirkt sie bei allen durch Kälte entstandenen Unterleibsbeschwerden
- Fördert die Wehen und den Abgang der Nachgeburt
- Übelkeit, Sodbrennen, Brechreiz und Durchfall
- Beruhigend auf das Zentralnervensystem
- Verdauungsfördernd, Mundgeruch
- Leber- und Gallenleiden
- Keim- und pilzhemmend
- Ein Tee oder eine Tinktur soll bei Epilepsie helfen
- Blähungen und Krämpfe
- Malaria

- Es wird ihr auch eine krebshemmende Wirkung nachgesagt, groß angelegte Studien können sich anscheinend nur die Pharmakonzerne leisten, wie man sich denken kann, hat diese absolut kein Interesse daran.
- NICHT EINNEHMEN bei Bluthochdruck und während der Schwangerschaft!
- Kurmäßig nicht länger als drei Wochen einnehmen!

Gedicht zu deinen Ehren:

Artemis, Isis und Diana, leiht uns ein Ohr,
eine Geburt steht kurz bevor.
Während der Geburt kann man dich trinken,
das fördert die Wehen und hilft dem Kind zu sinken.
Auch wenn man ein Kind will empfangen,
braucht Frau mit deiner Hilfe nicht lange bangen.
Doch kann man mit dir auch abtreiben,
deshalb sollte man dich in der Schwangerschaft tunlichst vermeiden.
Malaria schlägst du erfolgreich in die Flucht,
schenkst Heilung jedem, der dich sucht.
Selbst dem Krebs stellst du dich mutig entgegen,
was bist du doch für ein Segen!

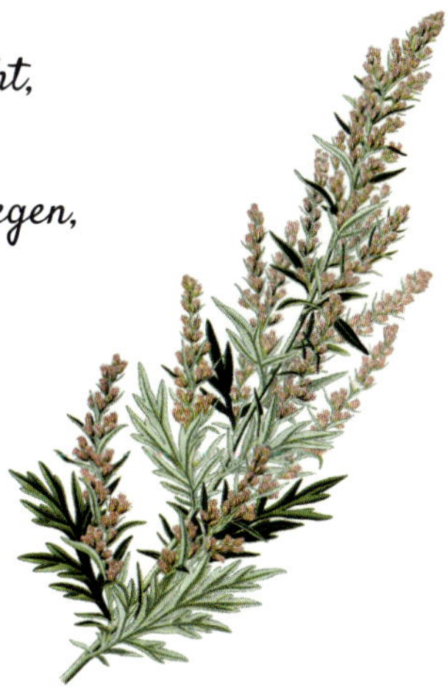

Brennnessel

Urtica dioica

Familie der Nesselgewächse

Sie galt als Schutz- und Abwehrpflanze gegen bösen Zauber, als antidämonisch, als Blitz-und Donnerpflanze, als Aphrodisiakum und Orakelpflanze. Gießt man den Urin eines sehr kranken Menschen über frische Brennnesseln und die Pflanze überlebt, dann tut dies der Mensch auch. Wachsen die Brennnesseln im Sommer sehr hoch, so folgt ein sehr strenger Winter, wachsen sie im Frühling sehr durchlöchert, so folgt Hagel im Sommer. Unter Gebärmutterkrebs Leidende sollen vor Sonnenaufgang Brennnesselsamen in alle vier Himmelsrichtungen streuen, dies fördert die Heilung. Brennnessel und Schafgarbe in einer Hand zusammen gehalten wehren sämtliche teuflische Anfechtungen ab. Daran ist schon zu erkennen, welch große Macht man der Brennnessel zuschrieb. Und tatsächlich, sie hilft bei vielerlei Beschwerden. Nicht nur dem Menschen, auch den Tieren ist sie eine wunderbare Helferin. Kühe geben mehr Milch, Hühner legen mehr Eier, Pferden gibt sie Kraft, Hunde und Katzen bekommen ein schöneres Fell. Des Weiteren ist sie ein hervorragender Pflanzendünger.

Sie ist eine der ersten Pflanzen im Frühling, deshalb sollte sie in einer Frühjahrskur unbedingt Anwendung finden, da sie den Stoffwechsel sehr anregt und vor allem blutreinigend ist. Außerdem regt sie zum Beischlaf an. Ich persönliche streue Brennnesselsamen in jede Speise, die mir unterkommt, ob in Suppen, Salate oder einfach nur aufs Butterbrot. Die Brennnessel ist mir zu einer ständigen Begleiterin geworden. Als mein Mann eines Tages total erschöpft nach Hause kam, habe ich ihm einen Löffel Joghurt mit einem Löffel Leinöl vermischt und dann noch eine kleine Prise Brennnesselsamen hinzugegeben, nach seiner Aussage hat ihm dies sehr gut getan. Was die Heilpflanzen angeht, vertraut er ebenso wie ich immer mehr darauf und erzählt voller Begeisterung seinen Freunden und Verwandten von seinen Erlebnissen.

Hilfestellung:

- Blutarmut, Eisenmangel, Nieren- und Blasenleiden, Vergesslichkeit, Magen-, Darm-, Leber- und Gallenbeschwerden, Harnwegsinfekte, Prostatavergrößerung, Gicht und Rheuma, Gelbsucht, Hämorrhoiden, zu hohes Cholesterin, Wasseransammlungen, brüchige Nägel
- Meine Trainerin im WIFI meinte, wenn man mit der Brennnessel kommuniziert, dann kann man sie bitten, einen nicht zu brennen. Vielleicht stimmt es sie etwas milder, wenn man ihr folgendes Gedicht vorträgt:

Gedicht zu deinen Ehren:

Liebe Brennnessel, bitte brenn mich nicht,
sonst laufen mir Tränen übers Gesicht.
Deine Heilwirkung bei Rheuma und Gicht,
einfach ein Gedicht.
Wenn sich das Wasser in des Menschen Körper staut,
so bist du das absolut richtige Kraut.
Deine aphrodisierenden Samen
helfen im Bett manch Lahmen – Gott Lob Amen!
Durch Leber und Galle entstandene Wut
linderst du sehr gut.
Für Bindegewebe, Nägel und Haare
bist nur du die einzig Wahre.
Du stärkst unser Immunsystem
und hilfst uns klarer zu sehn.
Wenn es darum geht, das Cholesterin zu senken,
wer würde da nicht sofort an dich denken.
Deshalb bitte ich dich, schenke deine Heilkraft mir,
hab vielen Dank, ich vertraue dir!

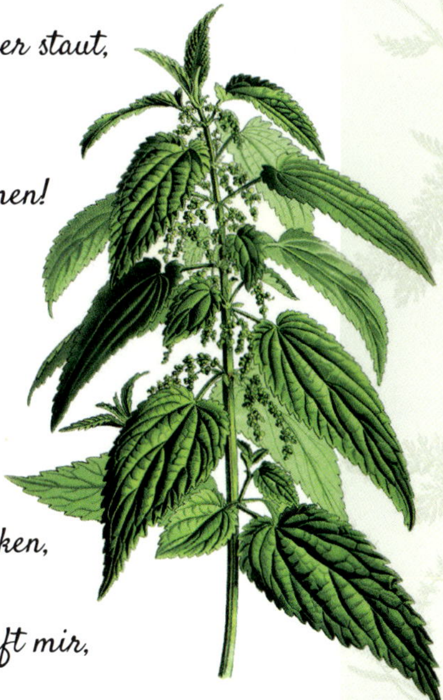

Frauenmantel

Alchemilla vulgaris
Familie der Rosengewächse

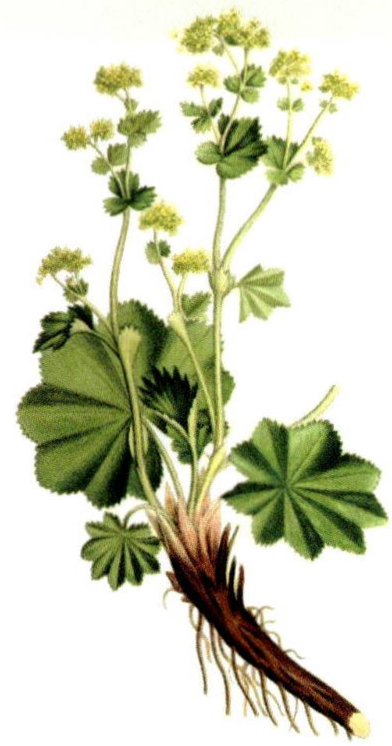

Wie der Name schon andeutet, schrieben ihr die Alchemisten große Fähigkeiten zu. Es heißt, die Alchemisten versuchten, mit dem Himmelswasser den Stein der Weisen zu erschaffen. Tatsächlich besteht dieses Himmelswasser aus Wassertropfen, die der Frauenmantel frühmorgens von der Spitze seiner Blattzähnchen absondert. Diese Flüssigkeit verdunstet sehr schnell und ist je nach Wetter spätestens bis Mittag verschwunden. Der Frauenmantel hat die besondere Gabe, sich ohne männlichen Samen fortzupflanzen. Manch einer sieht darin ein Symbol für Marias unbefleckte Empfängnis. Bei den Germanen war sie der Göttin Freya gewidmet, also eine absolut starke Frauenpflanze.

Hilfestellung:

- Ausgleichend bei Hormonstörungen, Zyklusstörungen, Menstruationsbeschwerden
- Vor allem das Progesteron in der Wurzel ist sehr hilfreich bei PMS und im Wechsel
- Fördert die Milchbildung
- Äußerlich angewendet lindert sie Juckreiz und Akne
- Vorbeugend gegen Fehlgeburten
- Kräftigt das Bindegewebe
- Gebärmutter bildet sich nach einer Geburt schneller zurück
- Stärkt die Gebärmutterbänder

Gedicht zu deinen Ehren:

Du hilfst uns Frauen in allen Lebenslagen,
besonders, wenn uns prämenstruelle Symptome plagen.
Brustspannen, depressive Verstimmungen, Unterleibsschmerzen,
damit ist nicht zu scherzen.
Rückenschmerzen, geschwollene Füße, Blähbauch,
selbst dabei hilfst du uns auch.
Bei unerfülltem Kinderwunsch oder zur Vorbeugung von
Fehlgeburten bist du unser allergrößter Schatz,
daher hast du in der Frauenheilkunde einen festen Platz.
Nach einer Geburt bildet sich die Gebärmutter schneller zurück,
was bist du doch für ein großes Glück.
Druiden und Alchemisten schrieben dir magische Kräfte zu,
lieber Frauenmantel, das bist du.

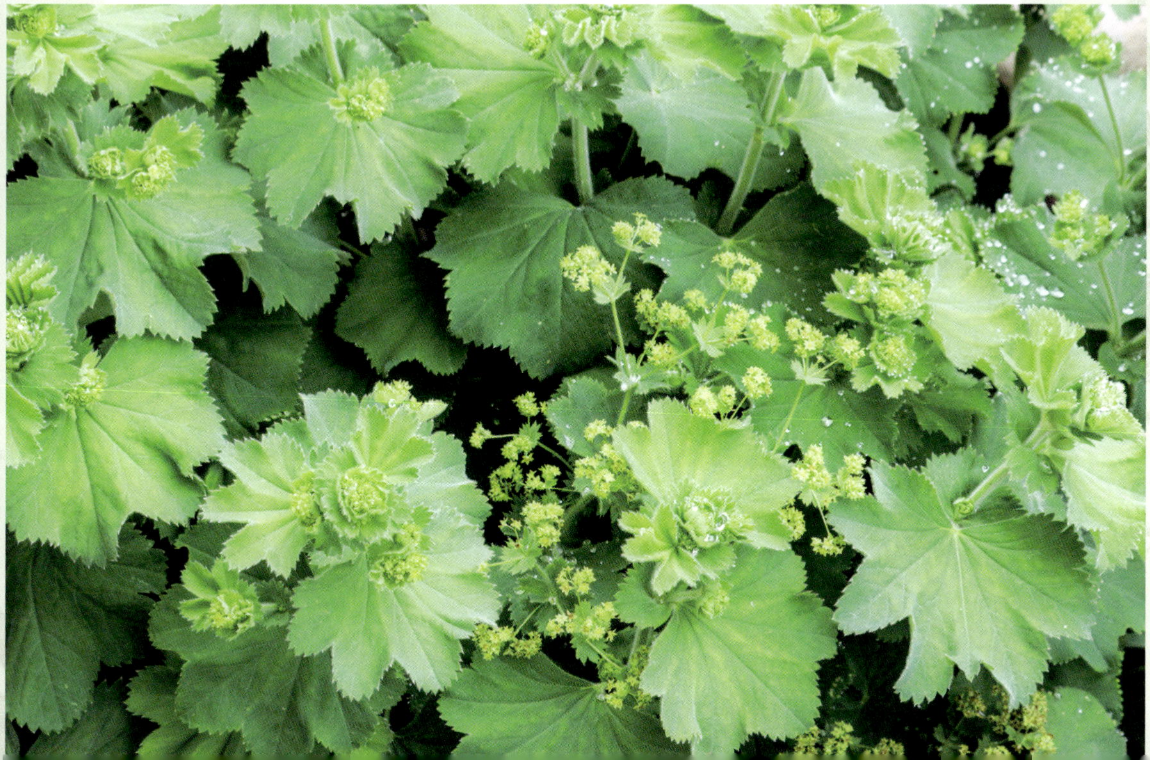

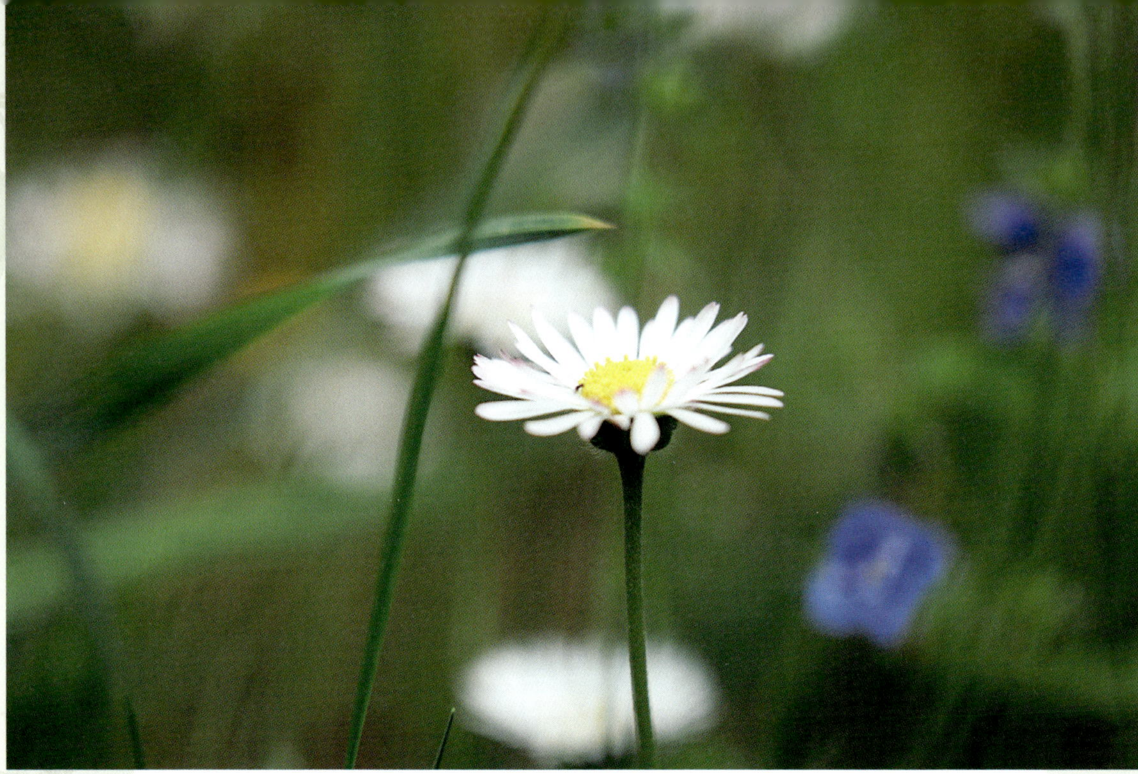

Gänseblümchen

Bellis perennis

Familie der Korbblütler

Wer kennt es nicht aus seiner Kindheit. Ob als Orakel, Kopfschmuck oder im Salat bzw. in den berühmten *selbst gebrauten Kindersuppen*, die unsere Eltern dann vortäuschten zu essen und übertrieben veranschaulichten, wie köstlich sie sei.

Wie ihr Name *Bellis* schon sagt, ist sie ein wunderschönes kleines Pflänzchen, klein aber oho. Ihre Heilkraft hat ein sehr umfangreiches Wirkungsspektrum. Doch ihre schönste Gabe ist, meiner Meinung nach, jene, dass sie, egal wie oft man auf sie drauftritt oder sie überfährt, sich immer wieder aufrichtet. Und diese Eigenschaft ist gerade in der heutigen Zeit ein absolutes Göttinnengeschenk. Diese Pflanze war bei den Germanen ebenfalls der Göttin Freya geweiht. Für mich eine absolute Rebellin und somit Pflicht in jedem Frauentee!

Hilfestellung:

- Stärkt den gesamten Beckenbereich
- Stimmungsaufhellend, kann somit auch bei Wochenbettdepressionen angewendet werden
- Besonders hilfreich bei Pickeln und Mitessern, vor allem in der Pubertät
- Mit ihren Inhaltsstoffen wirkt sie fiebersenkend und schleimlösend, auch bei chronischem und festsitzendem Schleim
- Bei Erkältungen und generell schwachem Immunsystem
- Sehr hilfreich für ständig kränkelnde Kinder
- Fördert die Wundheilung
- Magenkrankheiten
- Neurodermitis

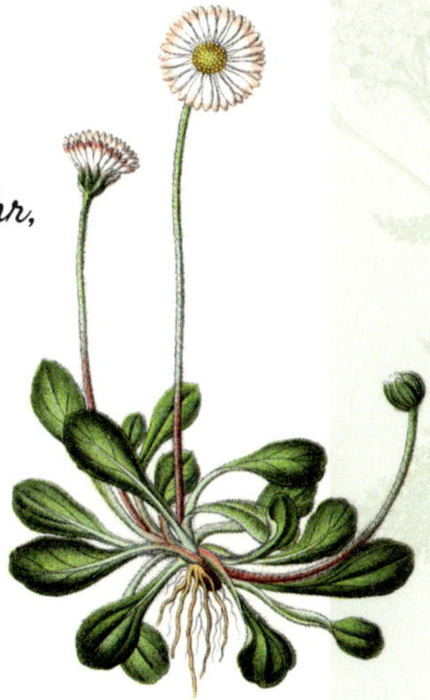

Gedicht zu deinen Ehren:

Ich liege am Boden und denke, ich kann nicht mehr,
da kommt von irgendwo ein Gänseblümchen her.
Es spricht zu mir:
„Nicht verzagen, ich bin hier
und schenke meine Heilkraft dir.
Wenn böse Mächte dir das Leben erschweren,
und du musst viel entbehren,
so schenke ich dir einen Hoffnungsschimmer,
iss mich und ich verleihe dir die Kraft für immer,
sooft du auch am Boden liegst, aufzustehen,
und frohen Mutes weiterzugehen."
Ich pflücke es, mache Salben, Sirup, Öl und Tee,
und weiß gewiss, egal was kommt,
es tut nicht mehr so weh.

Holunder

Sambucus nigra
Familie der Moschuskrautgewächse

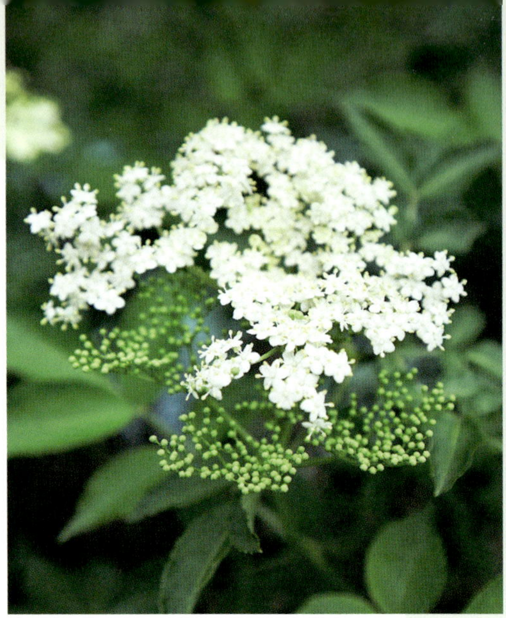

Der Holunder galt schon immer als heiliger Baum. In ihm wohnt die große Muttergöttin, die die Geschicke der Menschen lenkt, die Krankheiten transformiert und Haus und Hof beschützt.

Vor dem Holunder muss man den Hut ziehen, das sagte mir bereits mein Großvater. Es ranken sich viele Mythen und Geschichten um den Hollerbusch.

Der Name des Holunders geht auf die germanische Muttergöttin Holda (Hulda oder auch Berchta/Perchta genannt) zurück, die jedem von uns aus dem Kindermärchen als Frau Holle bekannt ist. In ihr steckt zwar das Wort hold, aber die ursprüngliche Bedeutung war die Leuchtende bzw. die Strahlende. Sie bringt uns das Gütige der Erde und das Strahlende des Himmels. Für unsere Vorfahren war sie die heilige Mutter Erde, die Muttergöttin, die in dreifacher Gestalt auftritt. Die weiße Jungfrau, die im Frühling die Erde zu neuem Leben erweckt, im Sommer die rote Liebesgöttin, die sich in der heiligen Hochzeit vereint und damit das Weiterleben sichert, und im Herbst zeigt sie sich als schwarzer Aspekt der Göttin, die alte Weise. Diese drei Farben – weiß, rot und schwarz sind schon immer die Farben der Göttin. Im Holunder sind alle drei vereint. Die weiße Blüte, der rote Saft und die roten Stängel und das Schwarz der Holunderbeeren.

Durch den Holunder gelangt man in die Anderswelt. Wie heißt es in dem Kinderlied: *Ringe, ringe, reier, samma unser Dreier, sitzen unterm Hollerbusch, machen alle husch husch husch.*

Samma unser Dreier steht für die Dreieinigkeit, und das *husch husch husch* unterm Hollerbusch steht für das Tor zur Anderswelt.

Der 24. Dezember war ursprünglich ein Fest zu Ehren der Muttergöttin. Ein Lichtfest, es wurden der Tod, das Leben und die Wiederbringung des Lichts (Wiedergeburt) gefeiert. Sie fährt mit ihrem Wagen, der von weißen Hirschen mit goldenen Geweihen gezogen wird, durch das Land, und streift die Menschen mit ihrer Lebensrute, gebunden aus immergrünen Pflanzen, ab. Dies bringt Glück und Segen. Und was hat die Kirche daraus gemacht? Ein Fest zu Ehren eines Mannes, der bewiesenermaßen nicht einmal an diesem Tag geboren wurde, ein Mann zieht den Schlitten, und wenn der Krampus (Percht) kommt, werden böse Kinder nicht mit der Rute gestreift, sondern geschlagen. Dies spiegelt wieder einmal die Grausamkeit der Kirche. Und was ist mit diesen furchterregenden Perchtenläufen? Ich denke, dass der Ursprung ebenfalls auf die Göttin Hulda oder auch Perchta genannt zurückgeht. Es symbolisiert die zwölf Nächte vom 21.12 bis 06.01, in der sie mit den Ahnenseelen umherwandelt, auf der Suche nach einer neuen Mutter, die im kommenden Frühjahr (Wiedergeburt) erwachen kann. Viele ursprüngliche Feste zu Ehren der Göttin wurden von den Religionen vermännlicht. Alleine daran erkennt man wieder, um wie viel wir Frauen doch beraubt wurden.

Ein Grund mehr, um wie ein Phönix aus der Asche wieder aufzuerstehen und in neuem Glanz zu erstrahlen. Und mithilfe unserer geliebten Göttin wird uns dies bestimmt gelingen, ein neues, strahlendes Zeitalter wird anbrechen. Ein Zeitalter des Lichtes und der Liebe.

Hilfestellung:

- Blüten: Sämtliche Infekte und Erkältungen, Fieber, Husten
- Beeren: Sämtliche Infekte und Erkältungen, blutreinigend und blutstillend (Meine Großmutter hat mir zur Geburt meiner Tochter Holunderbeerensaft ins Krankenhaus gebracht. Ich hatte sehr viel Blut verloren, und die Beeren sind unter anderem eisenhaltig.)

Gedicht zu deinen Ehren:

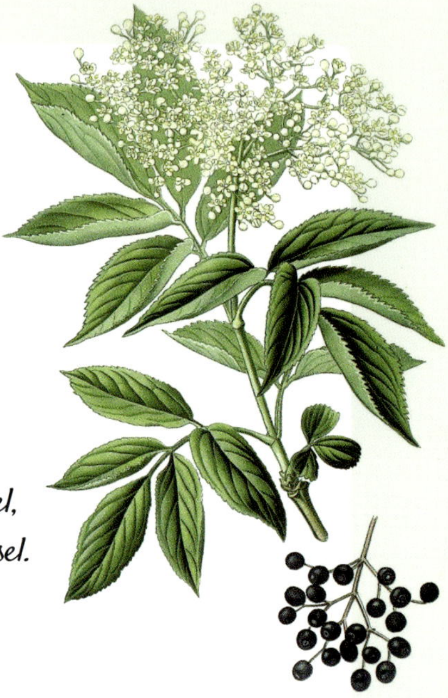

Holder Holunder,
du machst Menschen gesunder.
Du lenkst die Geschicke der Menschheit
und hast uns von manchem Übel befreit.
Tor zur Anderswelt,
alles, was du machst, gefällt.
Transformierst Krankheiten in deinem Kessel,
die manch einer verspürte als qualvolle Fessel.
Schenkst uns all das Gute
mit deiner immergrünen Rute.
Deine Güte scheint unendlich,
zum Glück kann ich behaupten, ich kenne dich.
Du Heiligste aller Sträuche,
nur noch Wenige kennen die alten Gebräuche,
doch wir erobern uns die Welt zurück
und bringen damit allen ihr Glück.
Die männliche Vorherrschaft geht nun zu Ende,
wie lange wartest du schon auf diese glückliche Wende.
So sehr das Böse auch um dich ringt,
du bist die Strahlende, die uns das Licht des Himmels bringt.
Ich bin mir gewahr,
egal, was passiert, du findest einen Weg und bleibst immerdar.
Denn deine Macht von Dreien
kann niemand entzweien.

Hopfen

Humulus lupulus
Familie der Hanfgewächse

Der Hopfen gehört zur Familie der Hanfgewächse, seine beruhigende und angstlösende Wirkung ist daher nicht weiter verwunderlich. Wenn die Pflanze Halt findet, so kann sie bis zu zehn Meter hoch werden, was nach der Signaturlehre darauf hinweist, dass sie Menschen hilft, die hoch hinaus wollen. Wenn man bedenkt, dass solchen Menschen viel im Kopf herumschwirrt und sie daher keinen Schlaf finden, so hilft sie auch hierbei. Des Weiteren ist Hopfen auch ein Aphrodisiakum und kann die Manneskraft steigern. Wenn man daraufhin schwanger wird, ist die Pflanze auch ein guter Begleiter während der Stillzeit, denn sie regt die Bildung von Muttermilch an.

Hilfestellung:

- Schlafstörungen, nervöse Unruhe
- Ängste und Panikattacken
- Menstruationsbeschwerden
- Hitzewallungen und Wechseljahrbeschwerden
- Nervöse Herzbeschwerden
- Gelbsucht, Gallenleiden
- Vorzeitiger Samenerguss
- Leberleiden, Verdauungsschwäche
- Hautstraffend
- Fördert die Bildung von Muttermilch

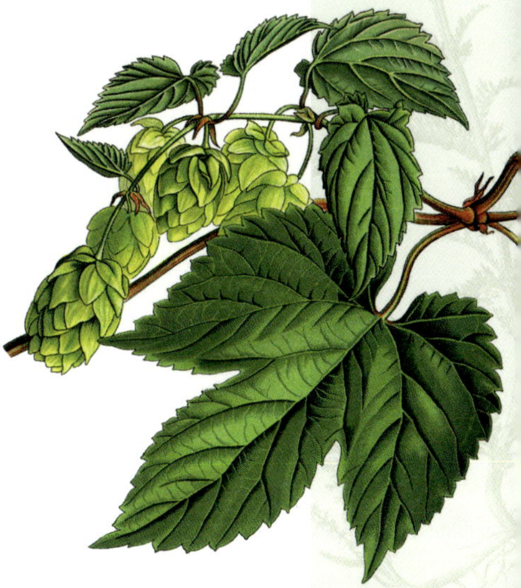

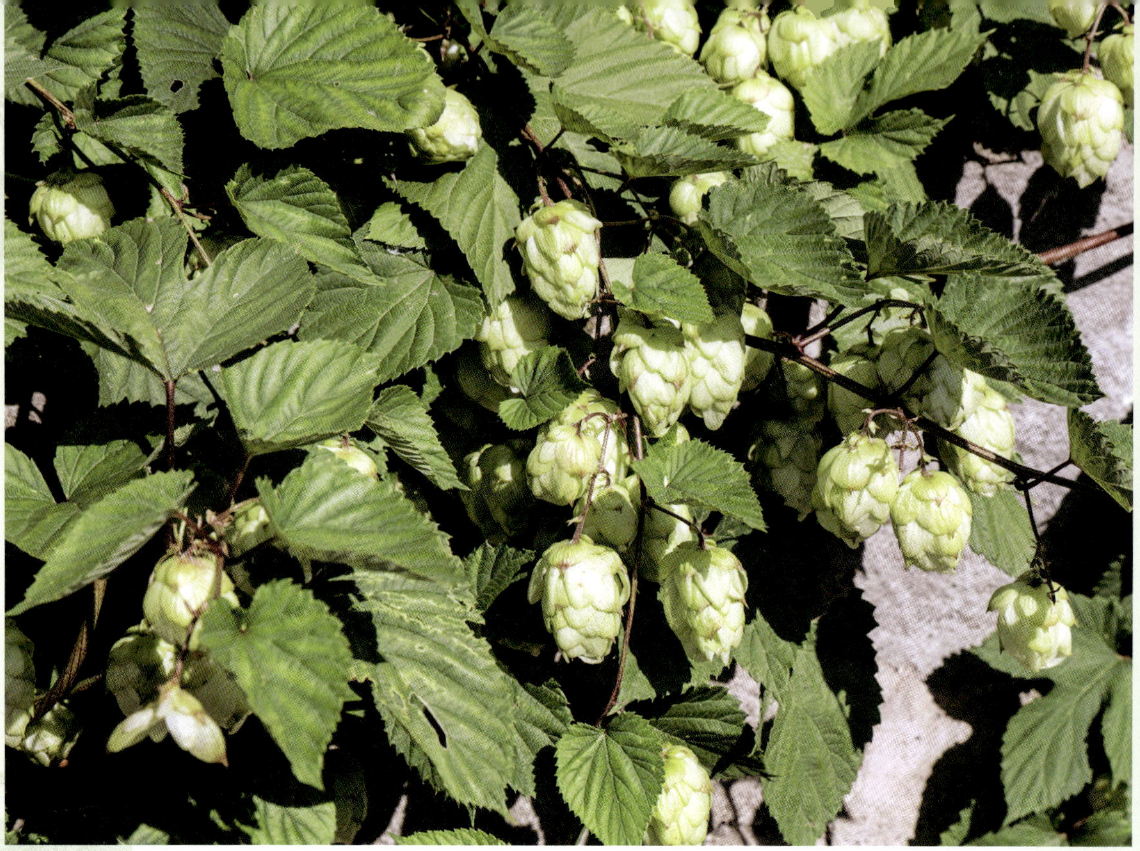

Gedicht zu deinen Ehren:

Ich liege wach die ganze Nacht,
obwohl ich weiß, dass die große Göttin über mich wacht.
Dennoch kann ich nicht in den Schlaf sinken,
doch halt, ich kann doch eine Hopfenmilch trinken.
Ich schleiche leise in die Küche,
ohh, welch herrliche Gerüche.
Doch nur Honig, Milch und Hopfen
lassen mein Herz beruhigter klopfen.
Und so geleitet mich der Trank in den lang ersehnten Schlaf,
so kehrt endlich Ruhe ein in mein Gemach.

Johanniskraut

Hypericum perforatum
Familie der Johanniskrautgewächse

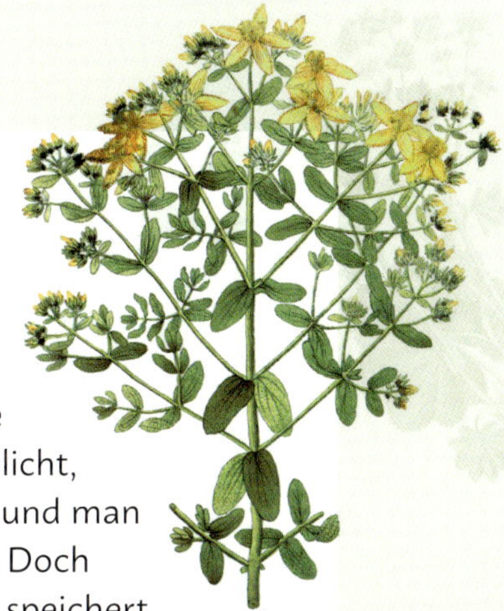

Das Johanniskraut gilt als Lichtblume, die alles Böse vertreibt. Im Winter bekommt man weniger Sonnenlicht, weswegen der Körper weniger Serotonin produziert und man eher dazu neigt, ein bisschen melancholisch zu sein. Doch das Johanniskraut fängt das Licht des Sommers ein, speichert es und gibt es an uns weiter, sodass wir gut gelaunt durch den Winter stapfen können. Johannes der Täufer gilt als Namensgeber, durch die rote Farbe des Öls gibt die Pflanze ihre Abscheu über den Tod von Johannes den Täufer kund, ebenso heißt es aus anderen Quellen, dass die Farbe des Öls durch dessen Blut erst entstand. Auch soll der Teufel wütend auf die Pflanze eingestochen haben, weil er sich ihrer Heilkraft bewusst war, doch die Pflanze hat überlebt. Deshalb wird ihr auch nachgesagt, dass sie den Teufel und Dämonen abwehren kann.

Wissenschaftlich erwiesen ist auf jeden Fall ihre antidepressive und nervenstärkende Wirkung, ebenso lindert sie Angstzustände und Ängste könnte man ja durchaus auch als innere Dämonen bezeichnen.

Es stimuliert sanft die Neurotransmitter im Gehirn, ohne die Reaktionsfähigkeit zu beeinflussen, im Gegensatz zu den pharmazeutischen Antidepressiva. Doch VORSICHT, das Johanniskraut regt, über einen längeren Zeitraum eingenommen, derart die Leber und somit den Stoffwechsel an, dass es die Wirkung von Medikamenten beeinflussen kann. Vor allem wenn man die Anti-Baby-Pille nimmt, sollte man auf die innerliche Anwendung verzichten, da die Wirkung ansonsten aufgehoben wird. Ebenfalls erhöht Johanniskraut die Lichtempfindlichkeit der Haut, weswegen man bei der Einnahme auf längere Sonnenbäder verzichten sollte. Allerdings, wenn man bereits einen Sonnenbrand hat oder auch Verbrennungen, hilft es zuverlässig, ebenso bei Narben wie Damm- und Kaiserschnitt.

Hilfestellung:

- Magen- und Darmbeschwerden
- Erhöhter Blutdruck
- Muskelverspannungen
- Stärkt den Herzmuskel
- Depressionen, Angstzustände
- Neuralgien, Nervenschmerzen
- Verbrennungen und Sonnenbrand
- Erschöpfung und Unruhezustände
- Gürtelrose, Venenentzündungen
- Narben

Gedicht zu deinen Ehren:

Johanniskraut, was sollten wir nur ohne dich tun,
du hilfst uns, in uns zu ruhn.
Du speicherst das Sonnenlicht des Sommers und
gibst es an uns weiter,
das stimmt uns, vor allem im Winter, gleich wieder heiter.
Depressive Verstimmungen haben dank dir keine Chance,
denn deine Inhaltsstoffe bringen uns stets in Balance.
Die Sonnenkraft gespeichert in deinem ätherischen Öl,
welches ist rubinrot,
bewahrte schon so manchen vor dem sicheren Tod.
Du bekämpfst nicht nur die äußeren Dämonen,
sondern auch die inneren, die in uns wohnen.
Auch wenn der Teufel höchst persönlich nach dir haut,
du bist viel stärker, liebes Johanniskraut.
Deshalb schätzen wir dich so sehr
und geben dich nie mehr her.

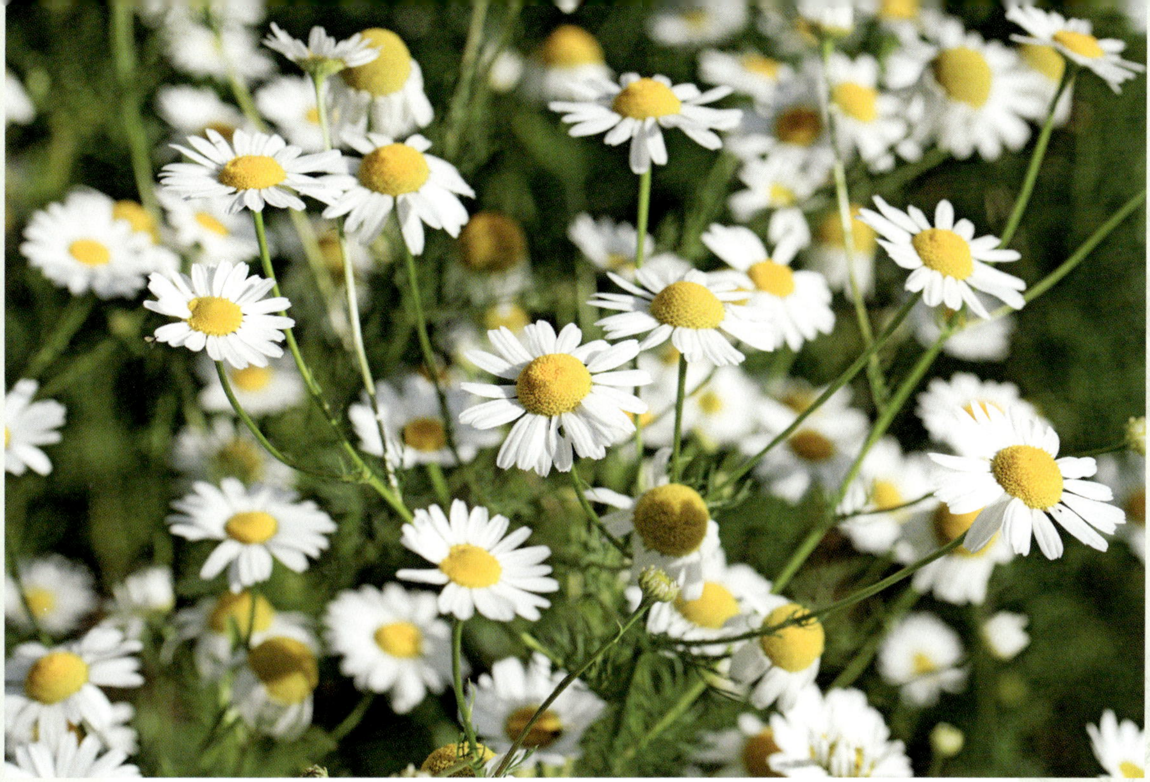

Kamille

Matricaria chamomilla
Familie der Korbblütler

Der Sage nach sollen Kamillen verwunschene Soldaten sein. Die Kamille gilt als Sinnbild für Kraft, gepaart mit Bescheidenheit, sie war bei den Germanen dem Sonnengott Baldur gewidmet. Nichtsdestotrotz ist sie eine sehr weibliche Pflanze. Der botanische Name kommt von dem lateinischen Wort *Matrix – Gebärmutter.* In der Schwangerschaft getrunken stärkt die Kamille die Nerven und beruhigt den Magen, auch während des Wochenbettes sollte sie getrunken werden.

Doch sie ist nicht nur eine Frauenpflanze, sondern auch eine heilende Kinderpflanze. Sie gehört zu den ersten Tees, die Kleinkinder trinken dürfen, des Weiteren hat sie sich vielfach bewährt bei kindlichen Bauchschmerzen.

Hilfestellung:

- Koliken, Blähungen und Bauchweh
- Gastritis, Magengeschwüre
- Erkältungen, bakterielle Infektionskrankheiten
- Darmschleimhautentzündung
- Zahnschmerzen
- Fisteln und Ekzeme
- Erkrankungen der Luftwege
- Reinigt Leber und Nieren
- Bakterielle Infektionskrankheiten
- Bindehautentzündungen

Gedicht zu deinen Ehren:

Liebliche Kamille,
sieh nur, wie ich mein Kind stille.
Schon bald hilfst du meiner Kleinen,
wenn sie vor Bauchschmerzen muss weinen.
Auch wenn sie Pickel bekommt,
hilfst du ihr gekonnt.
Wenn ihre Regel eintritt,
machst du sie wieder fit.
Und wenn sie selbst eine Schwangerschaft durchlebt,
bist du es, die ihre Laune an manch trüben Tagen wieder hebt.
Auch im Wochenbett bleibst du ihr nicht fern,
wirst sehen, sie hat dich dann genauso wie jede Frau,
furchtbar gern.
Du wirst sie, genau wie mich, durch ihr Leben begleiten,
und beschützen von allen Seiten.

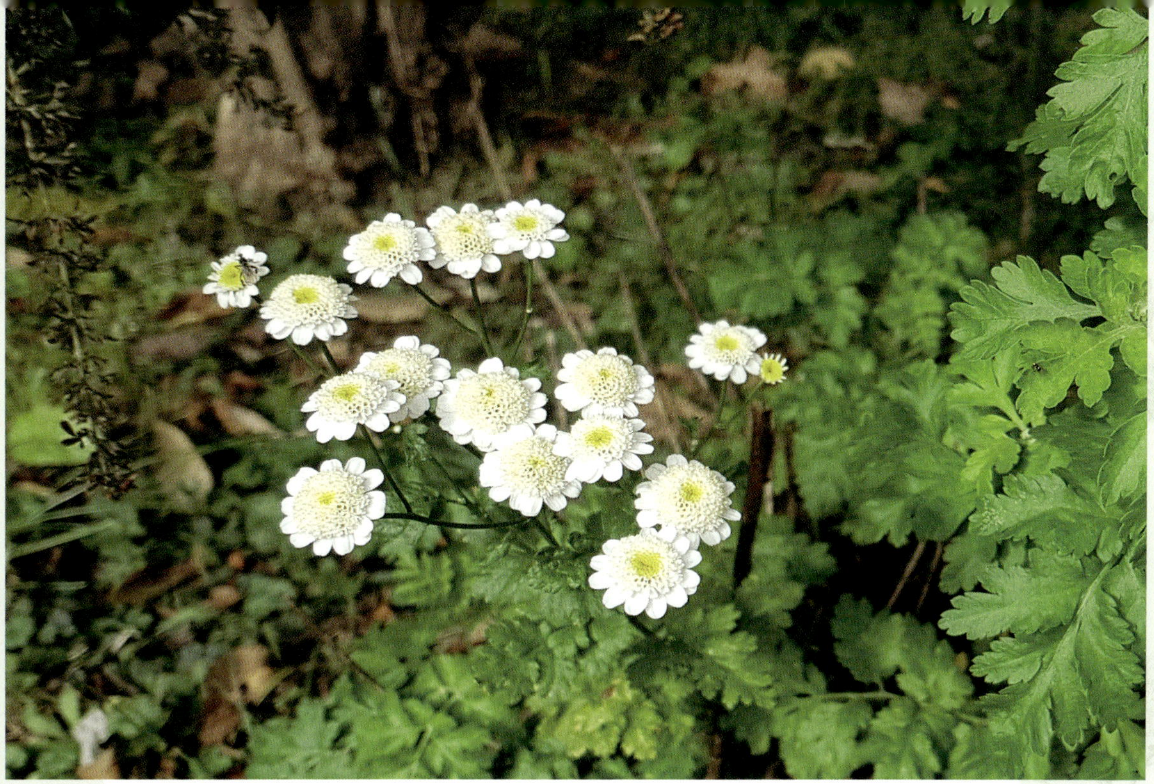

Mutterkraut

Tanacetum parthenium
Familie der Korbblüter

Der Name leitet sich von dem griechischen Wort *Parthenos* ab, welches *Jungfrau* bedeutet. Die Pflanze ist der Göttin Athene geweiht, was sehr passend ist, denn Athene war unter anderem die Göttin der Weisheit und des Kampfes. Und das Mutterkraut weiß, wie man vielerlei Krankheiten bekämpft.

Hilfestellung:

- Geschädigte Nervenfasern
- Praktisch sämtliche Frauenleiden, von Myomen bis Wechseljahrbeschwerden
- Bei Menstruationsschmerzen, weil es entkrampfend ist
- Erleichtert den Geburtsvorgang und fördert die Ablösung der Plazenta

- Reguliert den weiblichen Zyklus
- Beruhigt die Nerven
- Am bekanntesten ist das Mutterkraut jedoch für seine Wirkung gegen Migräne
- Es enthält viele Bitterstoffe und ist somit ebenso für die Verdauungsorgane ein Segen
- Sogar gegen Würmer und andere Darmparasiten soll es helfen
- ACHTUNG: Nicht einnehmen während der Schwangerschaft und Stillperiode!

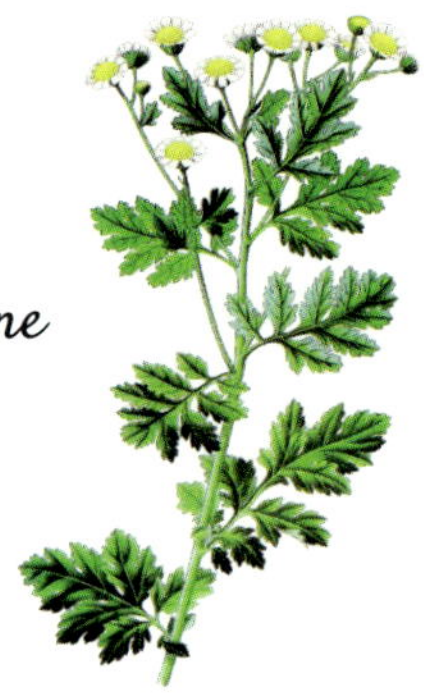

Gedicht zu deinen Ehren:

Mutterkraut, was soll ich nur sagen,
wie oft hast du schon Kopfschmerzen und Migräne
in die Flucht geschlagen,
du hilfst mir bei vielerlei Beschwerden,
nicht zu verzagen.
Ob Würmer oder Parasiten,
niemand kann dir deine Heilwirkung verbieten.
Selbst den mysteriösen weiblichen Zyklus
bringst du wieder schnell in Fluss.
Ebenso bei der Geburt dürfen wir auf dich zählen,
dank deiner krampflösenden Wirkung müssen wir uns nicht so quälen.
Außerdem stärkst du unsere Nerven,
wie schnell würden wir diese ohne dich wegwerfen.
Du bist eben ein echtes Mutterkraut,
das nichts so schnell umhaut.

Rotklee

Trifolium pratense
Familie der Schmetterlingsblütler

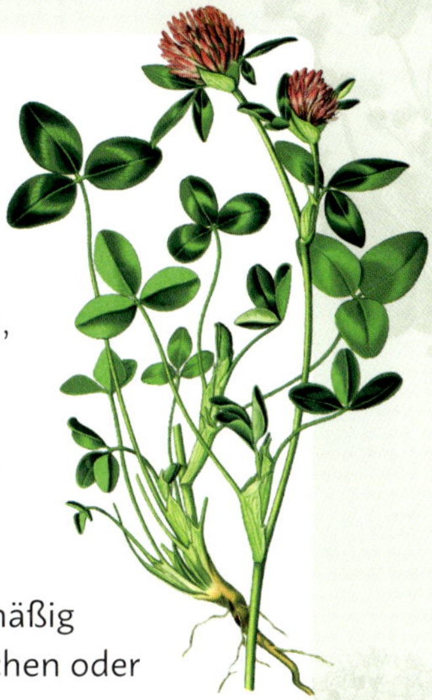

Wer kennt ihn nicht, den Glücksbringer. Es heißt auch, dass das vierblättrige Kleeblatt hellsichtig macht. Die Christen sahen in ihm die Dreifaltigkeit. Der Rotklee enthält viele Vitamine und Mineralien, doch vor allem seine Phytohormone, die jenen des menschlichen Körpers ähneln, sind eine große Hilfe in den Wechseljahren. Man sollte ihn in den Sommermonaten regelmäßig in die Ernährung einbauen, ob in Salaten, Brotaufstrichen oder Suppen.

Hilfestellung:

- Vaginaler Juckreiz
- Rheuma und Gicht
- Ekzeme, Schuppenflechte
- Vorbeugend gegen hormonabhängigen Krebs
- Wechseljahrbeschwerden
- Fördert die Fruchtbarkeit
- Osteoporose

Gedicht zu deinen Ehren:

Du hilfst nicht nur bei Rheuma und Gicht,
auch straffen deine Phytohormone unser Gesicht.
In den Wechseljahren bist du ein treuer Begleiter,
durch deine hormonell ausgleichende Wirkung hilfst
du uns stets weiter.
Vielen Dank für deine Heilkraft,
mit der du uns in vielen Lebenslagen Linderung verschaffst.

Schafgarbe

Achillea millefolium
Familie der Korbblütler

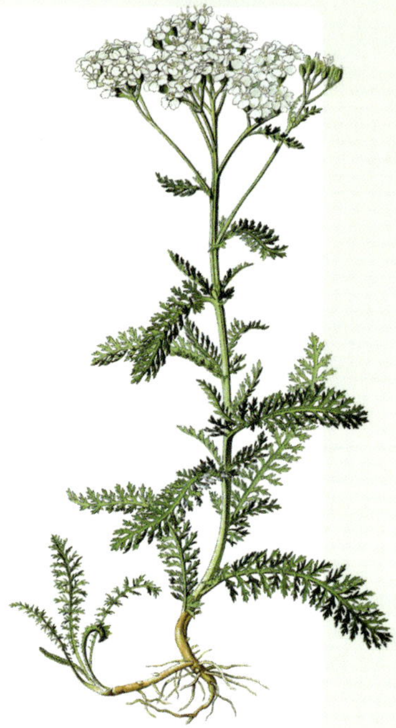

Die Schafgarbe wird auch Augenbraue der Venus genannt, dies deutet schon darauf hin, dass sie eine Frauenpflanze ist. Es gibt ein altes Sprichwort, welches lautet: *Schafgarbe im Leib, tut wohl jedem Weib.* Und sie hilft wirklich bei sämtlichen Frauenleiden. Allerdings wird sie auch Soldaten- oder Eisenkraut genannt, da sie zuverlässig bei Verletzungen, hervorgerufen durch Eisen hilft.

Wer sich näher mit der Schafgarbe beschäftigt, wird sich unweigerlich in sie verlieben.

Sie hat die besondere Gabe, dem Körper genau das zu geben, was er benötigt. Manche meinen, sie ist eine gegensätzliche Pflanze, weil sie sowohl Blutungen hervorrufen als auch stoppen kann, ich würde sie eher als ausgleichend bezeichnen.

Sie hilft bei so vielen Wehwehchen, sodass sie auch Heil aller Welt genannt wird.

Sie ist meine absolute Lieblingspflanze, vielleicht auch deshalb, weil sie nur dann ihre volle Heilkraft preisgibt, wenn sie da wächst, wo sie es will. Wird sie kultiviert oder gezüchtet, hat sie keine oder nur eine geringe Heilkraft, so gesehen, ist sie dann einfach nur eine Zierpflanze und ziert sich eben.

Hilfestellung:

- Sämtlichen Unterleibsbeschwerden, Wechseljahrbeschwerden
- Stärkt Niere und Blase
- Hilft bei Nasenbluten, Krampfadern, Hämorrhoiden, Thrombosen
- Magen- und-Darm-Beschwerden

Gedicht zu deinen Ehren:

Augenbraue der Venus,
deine Heilkraft ist ein Genuss.
Als Schutzpflanze bist du unentbehrlich,
deine Aura reinigende Wirkung – einfach herrlich.
In der Frauenheilkunde
bist du in aller Munde.
Selbst als Soldatenkraut
schreien manche deinen Namen laut.
Hilfst bei Krämpfen aller Art,
hierbei kommen deine entspannenden Inhaltsstoffe voll in Fahrt.
Stärkst Magen, Darm und Unterleib,
dich zu studieren und zu verarbeiten ist mein allerschönster Zeitvertreib.
Du hast eine ausgleichende Wirkung auf unseren Organismus,
deshalb bist du eine Pflanze, die man einfach lieben muss.
Du kannst fördern oder stillen unser Blut,
du bist eine Pflanze, die genau weiß, was sie tut.
Ich liebe dich von ganzem Herzen,
denn du vertreibst zuverlässig viele Schmerzen.
Danke für deine heilende Energie,
das vergessen wir dir nie.

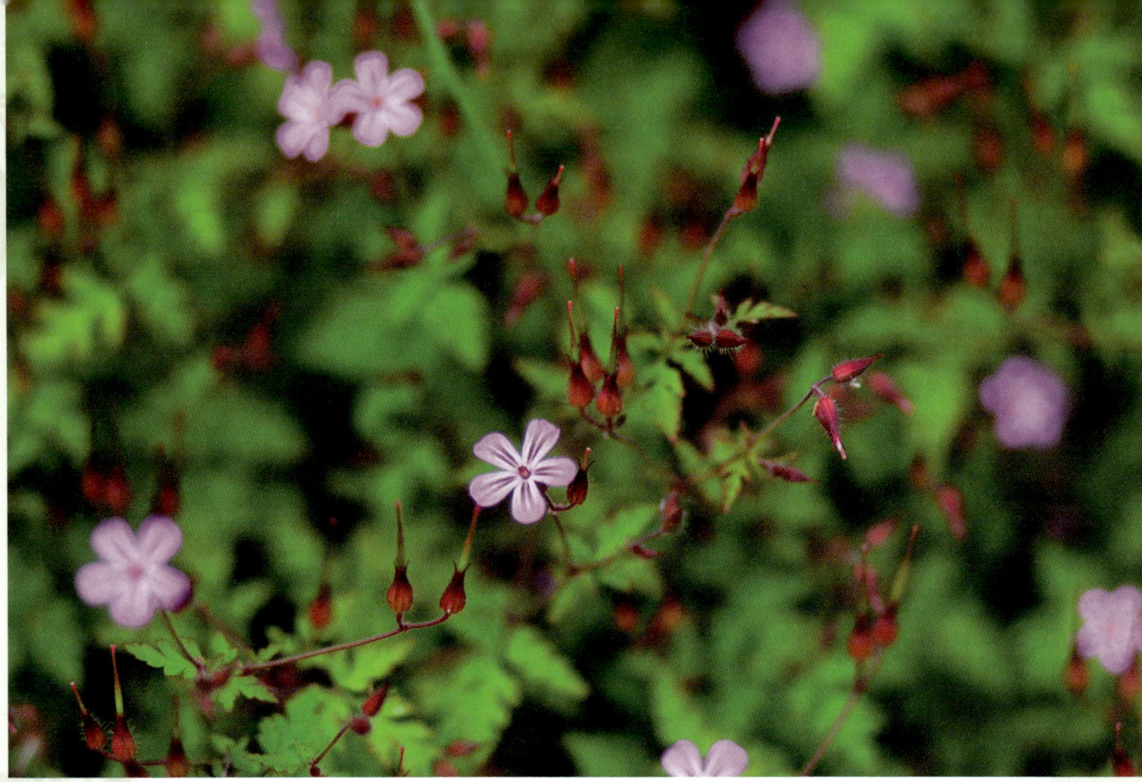

Storchschnabel

Geranium robertianum
Familie der Storchschnabelgewächse

Mit großen Kinderaugen begutachtete die kleine Marie ihre neugeborene Schwester. Stirnrunzelnd fragte sie ihre Mutter: „Woher ist sie gekommen?"

Ihre Mutter, die vor der Schwangerschaft täglich Storchschnabeltinktur eingenommen hat, antwortete ihr liebevoll: „Der Storchschnabel hat sie uns geschenkt." Aufgeregt lief Marie aus dem Haus und erzählte jedem, der ihr begegnete, dass der Storch ihre kleine Schwester gebracht hat. Eine Legende war geboren …

So oder so ähnlich könnte es sich abgespielt haben, zumindest in meiner Fantasie.

Doch nicht nur für Kinderwunschtinkturen und Fruchtbarkeitselixiere wird diese Pflanze verwendet, sie ist ebenso hilfreich beim Abtransport von Schlacken und Giftstoffen. In manchen Regionen ist sie auch als Rotlaufkraut (Rotlauf = Milzbrand) bekannt.

Sie hilft auch bei Schwermut, es heißt, man braucht die Pflanze nur liebevoll anzusehen und sie macht einen wieder froh und heiter.

Hilfestellung:

- Unerfüllter Kinderwunsch
- Magen- und Darmbeschwerden
- Ekzeme und Flechten
- Ein Blatt ins Ohr gelegt, so heißt es, hilft gegen Zahnschmerzen
- Bei Ohrenschmerzen soll man das frische Kraut bündeln und um Hals und Nacken legen

Gedicht zu deinen Ehren:

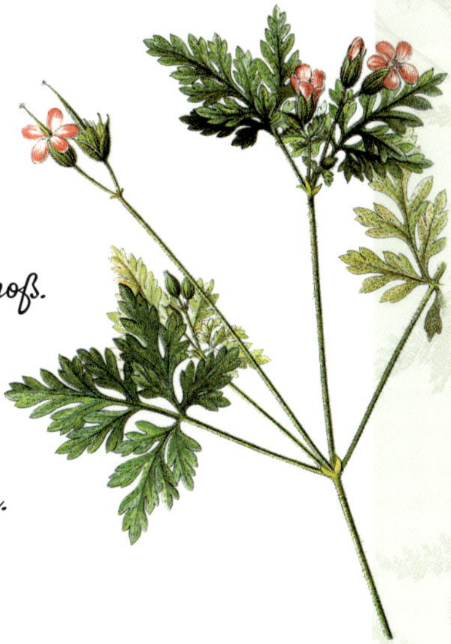

Storchschnabel, ich bin am Verzagen,
hörst du nicht mein Wehklagen?
Die Sehnsucht nach einem Kind ist groß,
doch findet es nicht den Weg in meinen Schoß.
Ich flehe dich an, gib mir meinen Willen,
damit ich bald ein Kind kann stillen.
Erhöre meine Bitte
und schicke ein neues Leben in unsere Mitte.
Danke, danke, danke!

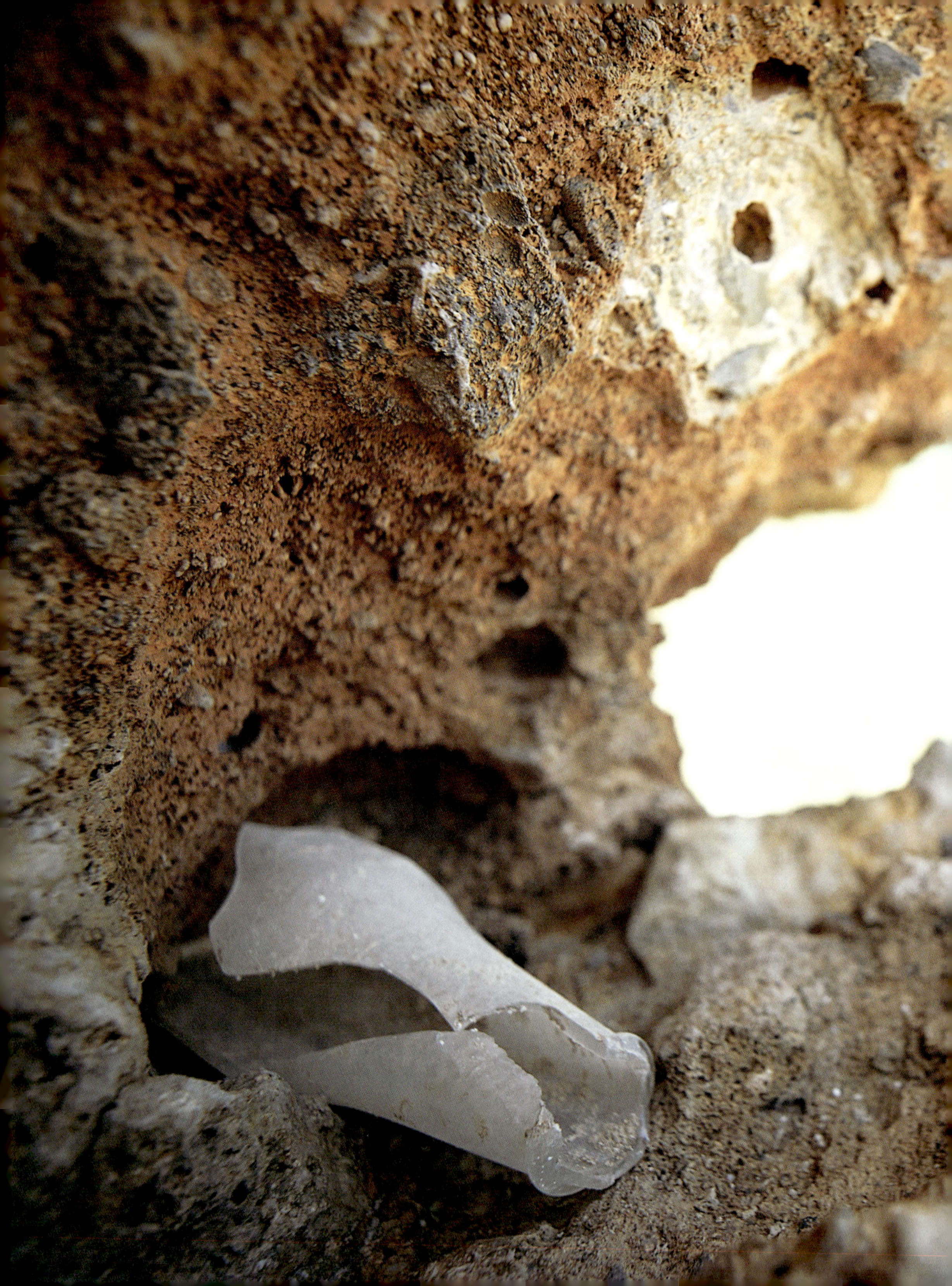

Verarbeitungsmöglichkeiten

Öl-Auszug

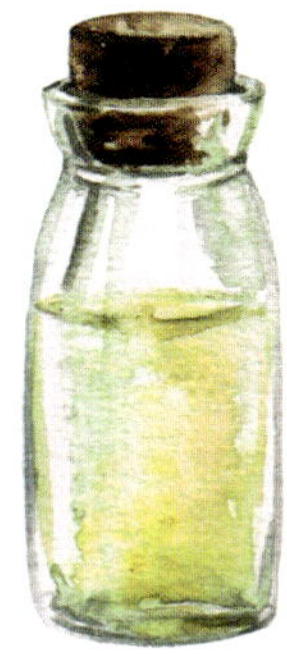

- Die zerkleinerten Pflanzenteile in ein Glasgefäß geben und mit einem guten Trägeröl übergießen. Es gibt verschiedene Theorien zum Verhältnis Öl zu Pflanzenteilen, 1:1, 1:2, 1:5, hier würde ich mich auf das eigene Bauchgefühl verlassen, ebenso was die Menge der Pflanzen angeht. Wichtig ist dabei nur, dass wirklich alle Pflanzenteile gut mit Öl bedeckt sind, ansonsten kann es passieren, dass Pflanzenteile, die etwas herausschauen, anfangen zu schimmeln.
- Anschließend das Gefäß mehrere Wochen an einen sonnigen Ort stellen und täglich schütteln. Danach abseihen und in dunkle Flaschen füllen.
- Für die Hautpflege empfehle ich Olivenöl, Avocadoöl, Mandelöl (VORSICHT, nicht bei einer Nussallergie verwenden, daher wenn man etwas verschenkt, immer alles gut beschriften, damit es zu keinen unerwünschten Reaktionen kommt.) Und für eine hautstraffende Wirkung rate ich zur Aprikosenkernöl.

Salben

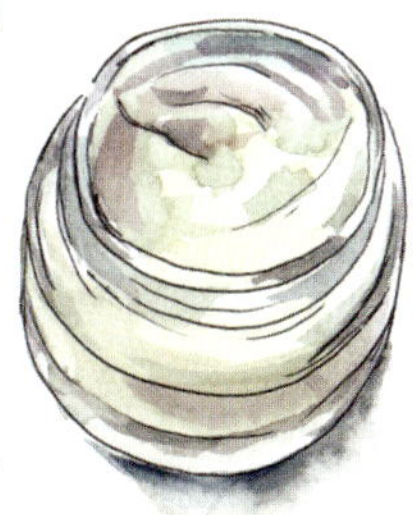

- Mit einem Öl-Auszug kann man auch Salben herstellen. Dazu gießt man ein gutes Trägeröl in ein hitzebeständiges Gefäß (z. B. in ein Laborglas) und erwärmt es auf ca. 70 Grad, dann gibt man das Bienenwachs oder auch Ceralan hinzu und löst dies im Öl auf. Auf ca. 100 g Öl gibt man 10 g Bienenwachs.
- Man kann auch nach Gefühl arbeiten und dazu die Tellerprobe verwenden. Bienenwachs nach Gefühl im Öl auflösen, dann ein paar Tropfen davon auf einen kleinen Teller geben. Durch den kühlen Teller wird das Gemisch sofort hart und man kann so die Konsistenz prüfen und je nach Wunsch noch etwas Öl oder Bienenwachs hinzufügen.

- Wenn alle Zutaten miteinander verschmolzen sind und nach einer Abkühlzeit von ein paar Minuten können ätherische Öle hinzugefügt werden, um eine noch intensivere Wirkung zu erzielen.
- Dann das Ganze noch einmal durch ein Sieb in saubere Gefäße (z. B. kleine Marmeladengläser) einfüllen.
- Sollte man eine Salbe dringender benötigen oder hat man einfach nicht die Geduld oder Lust, um einige Wochen darauf zu warten, so können die Pflanzenteile zusammen mit dem Öl für mindestens eine Stunde dahinsieden, über Nacht stehen lassen, damit es gut durchziehen kann, und am nächsten Tag noch einmal erwärmen und nach Belieben weiterverarbeiten.

An dieser Stelle möchte ich euch das Salbenöfchen von Sabine Schörghuber empfehlen, ich liebe es, damit zu arbeiten. Die daraus entstandenen Salben wirken meiner Meinung nach damit noch intensiver, weil sie somit die Kraft des Feuers enthalten und Feuer wunderbar transformierend ist.

Tinktur

Eine Tinktur ist ein alkoholischer Pflanzenauszug.

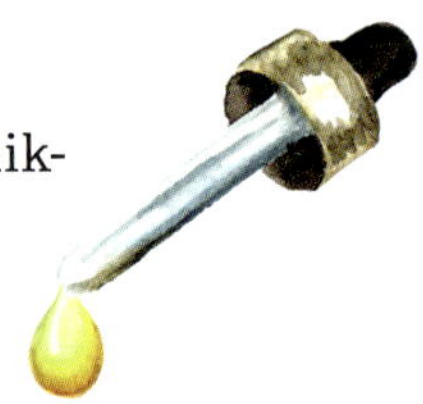

- Dazu werden die Pflanzenteile (am besten mit einem Keramikmesser) zerkleinert, anschließend in ein helles Gefäß gegeben und mit einem mindestens 38 %igen Alkohol (Korn oder Wodka eignen sich hierfür sehr gut) übergossen. Auch hier gibt es unterschiedliche Meinungen zum Mischungsverhältnis, 1:1, 1:2,1:5, wie beim Öl-Auszug einfach aufs Bauchgefühl verlassen und darauf achten, dass keine Pflanzenteile herausragen, da sie ansonsten anfangen zu schimmeln.
- 4 bis 6 Wochen an einen warmen Ort stellen, täglich schütteln und danach in dunkle Flaschen abseihen.
- Über einen kurzen Zeitraum max. 3 x 10 Tropfen einnehmen, wobei ich mich bei der Dosierung sehr auf das eigene Bauchgefühl verlassen würde. Da jeder Mensch verschieden ist und auch die Pflanzen unterschiedlich stark sind, würde ich anraten, sich die

Dosis kinesiologisch austesten zu lassen, damit ist man auf der absolut sicheren Seite.

Sirup

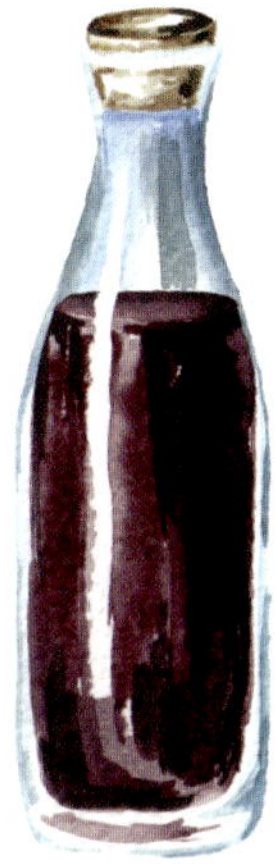

- Kräuter oder Beeren mindestens eine Stunde mit Wasser dahinköcheln lassen, abseihen und die Flüssigkeit im Verhältnis Zucker/Honig 1:1 weiter einkochen, bis das Gemisch eindickt. In saubere Flaschen abfüllen und am besten liegend lagern.
- Ich persönlich lasse das Wasser samt den Beeren oder Kräutern gerne über Nacht stehen, koche es am nächsten Tag wieder auf und seihe dann erst ab. Den Holunderbeerensirup verfeinere ich gerne mit Kardamom und einem Stück Vanilleschote.

Kräutersalz

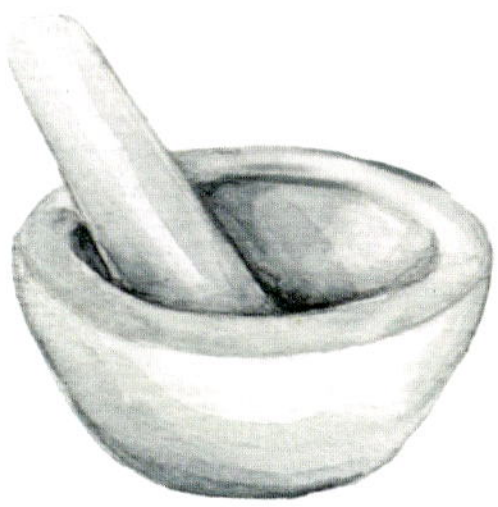

- Die Kräuter je nach Belieben trocknen lassen und dann zusammen mit einem guten Salz vermörsern (mit einem Mörser bearbeiten und vermischen).
- Man kann auch die frischen Pflanzen klein schneiden und zusammen mit dem Salz vermörsern, so mache ich es am liebsten. Ich finde, dass das Ganze dann noch frischer und intensiver wird, da sich der Pflanzensaft gleich mit dem Salz verbindet. Danach jedoch nicht gleich abfüllen, sondern noch 2 bis 3 Tage auf einem Blech oder Holzbrett trocknen lassen.

Milchzuckerverreibung

- Die gewünschten frischen oder getrockneten Pflanzen mit einem Keramikmesser zerkleinern, zu gleichen Teilen mit Milchzucker vermörsern, bis ein Brei entsteht.
- Wenn die Masse fertig ist, wiederum auf einem Blech oder Geschirrtuch 2 bis 3 Tage trocknen lassen, eventuell nochmals gut durchmischen und dann in ein beliebiges Gefäß, vorzugsweise Glas, abfüllen.

Wickel

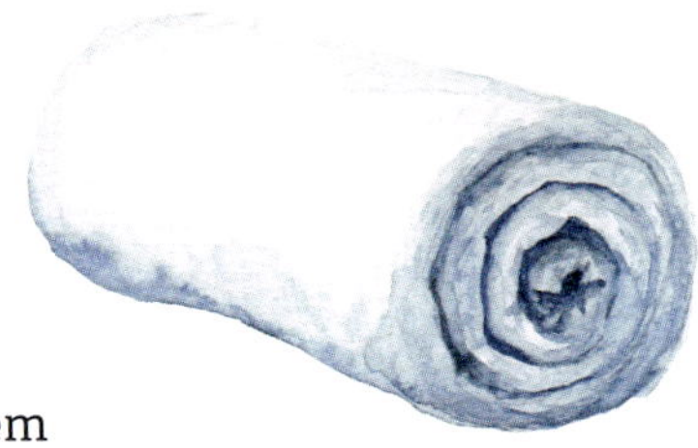

Es gibt kalte und warme Wickel. Für beide Wickel gilt jedoch, unbedingt nachruhen, und zwar genau so lange, wie der Wickel aufgelegt wurde.

- **Kalte Wickel**, wie etwa Puls- oder Wadenwickel wirken abschwellend und schmerzlindernd, indem sie die Haut zur Ausscheidung anregen. Sie sollten etwa alle 10 bis 15 Minuten gewechselt werden, sobald sie eben anfangen, sich zu erwärmen.
- **Warme Wickel**, wie z. B. Bauch- oder Brustwickel, entspannen das Gewebe und können bis zu 1 ½ Stunden am Körper bleiben.
- Ein Wickel besteht meist aus drei Schichten, einem Innen-, einem Außen- und einem Zwischentuch.

  Der Innenwickel (ein Geschirr- oder zugeschnittenes Leintuch) wird auf die betroffene Stelle gelegt, mit einer Tinktur, einer Salbe oder einem starken Teeaufguss getränkt und auf die betroffene Stelle gelegt.

  Die zweite Lage bildet das Zwischentuch (ev. ein kleines Handtuch), welches trocken ist. Dieses sollte ein bisschen größer sein als das Innentuch und dieses völlig bedecken.

  Zum Schluss wird das Ganze noch mit einer dicken Lage umhüllt (wobei es sich hier auch um die Decke handeln kann, mit welcher man sich zudeckt). Bei Wadenwickeln haben sich dicke Wollstrümpfe bewährt.

Kräuterbad

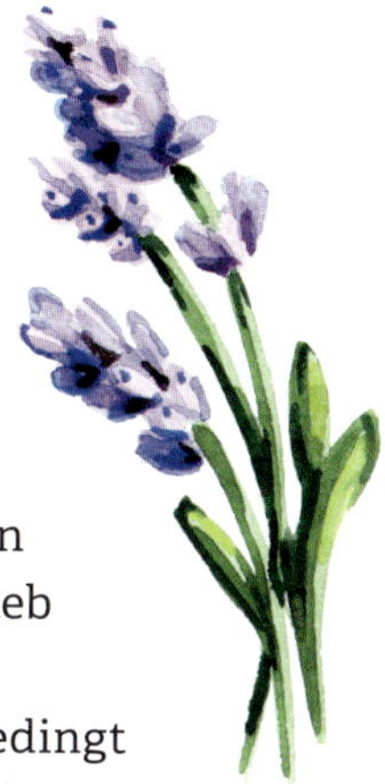

- Hier sind der Fantasie keine Grenzen gesetzt. Man kann die Kräuter in einen losen Teebeutel, Waschlappen oder in ein Leinentuch füllen und direkt zum Wasserstrahl hängen.
- Alternativ kann man auch einen sehr starken Tee aufgießen, 10 Minuten ziehen lassen und dem Badewasser zufügen oder direkt die Kräuter mitbaden lassen (allerdings sollte man dann beim Wasserablassen ein Sieb verwenden, da ansonsten der Abfluss verstopft).
- Oder man bedient sich der ätherischen Öle, hierzu unbedingt Milch oder Sahne dem Wasser zugeben, da dies als Emulgator dient. Licht abdrehen, Kerzen anzünden und schon kann man eine kleine Auszeit vom Alltag nehmen.

  Aber bitte nur bei max. 38 Grad, da es ansonsten den Kreislauf zu sehr belastet.

Inhalation

- Die gewünschten Kräuter mit kochendem Wasser übergießen, abkühlen lassen, bis man den Dampf als angenehm empfindet, ein Handtuch über den Kopf und 20 Minuten die Dämpfe inhalieren.
- Danach mindestens genauso lange rasten und am besten an diesem Tag das Haus nicht mehr verlassen.
- Ich empfehle eine Inhalation vor dem Schlafengehen, es macht ein bisschen müde und man kann dann auch gleich sanft in den Schlaf gleiten.
- Bei der Anwendung von ätherischen Ölen sollten nicht mehr als max. 5 Tropfen verwendet werden, von Thymian max. 2 Tropfen.

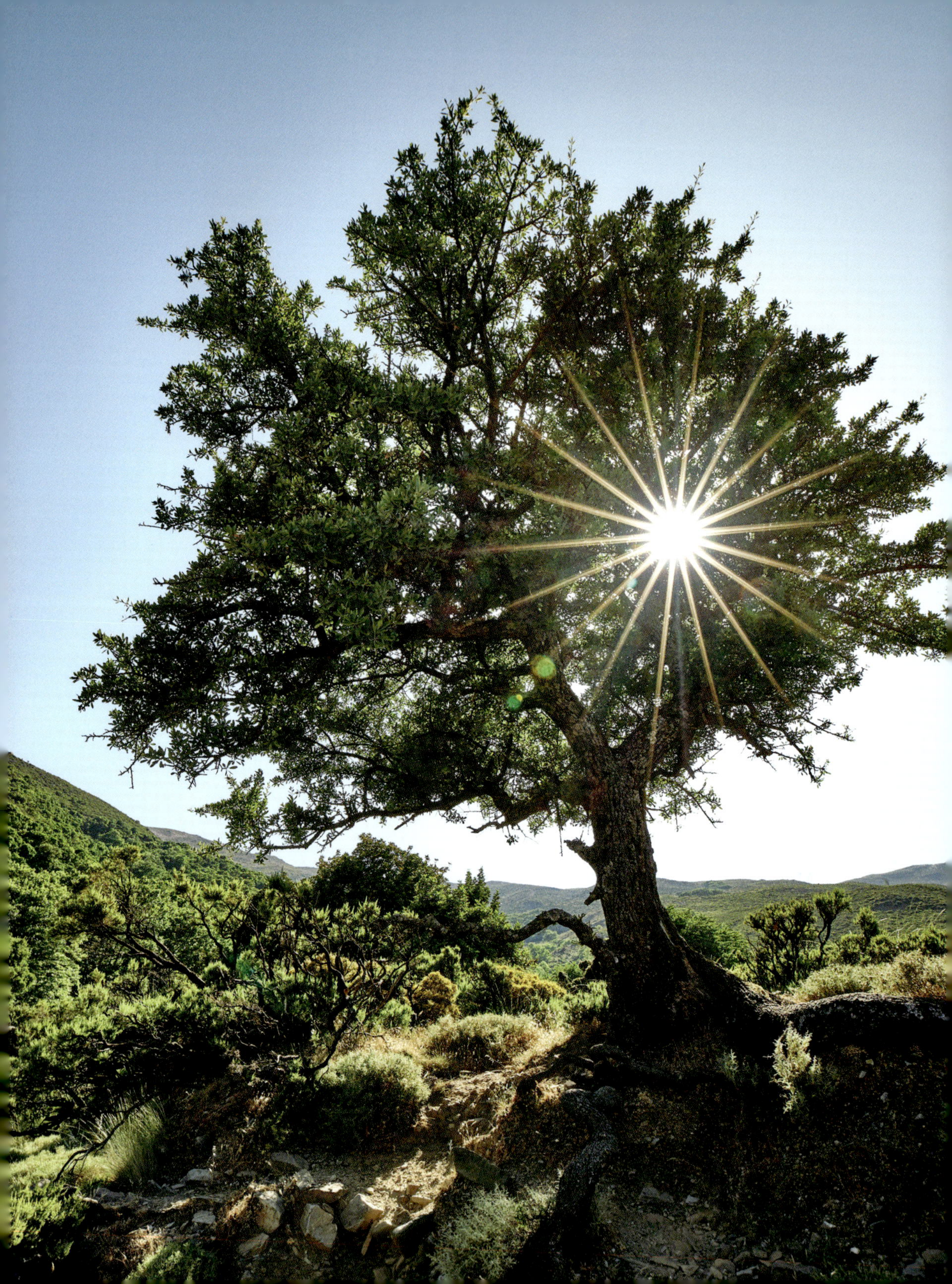

Heilkraft, Heilkraft, komm heraus und treibe mir die Krankheit aus!

Im Folgenden findest du ein paar Vorschläge zur Unterstützung deines Wohlbefindens, es ersetzt keinesfalls einen Arztbesuch. Bitte die Ratschläge immer vorab mit einem Arzt, Heilpraktiker oder mit deinem Apotheker des Vertrauens besprechen. Bei bekannten Allergien KEINESFALLS anwenden.

Wenn du nicht pflanzenkundig bist, dann besorge dir diese in der Apotheke oder in einem Reformhaus und lass dich ausgiebig über die Zubereitung und maximale Dauer der Einnahme beraten.

Darauf ist zu achten!

- Du solltest unbedingt sauber arbeiten, meine Utensilien und die Arbeitsfläche reinige ich zusätzlich direkt vor dem Gebrauch noch mit Alkohol.
- Da die Rezepte alle natürlichen Ursprungs sind, kann es zu Veränderungen in der Konsistenz oder zu einem unangenehmen Geruch kommen. Dann unter gar keinen Umständen weiterverwenden, sondern entsorgen.
- Des Weiteren möchte ich noch darauf hinweisen, dass es viele Menschen mit Allergien und Asthma gibt. Daher sollte man immer, bevor man Tinkturen und dergleichen anwendet, diese zuerst auf einer empfindlichen Hautstelle kleinflächig auftragen und abwarten, was passiert. Und wie bereits erwähnt, kann man auch kinesiologisch austesten oder pendeln.
- Bei bekannten Allergien gegen Korbblütler diese unter keinen Umständen verwenden, dies könnte lebensbedrohlich werden.

- Wenn du Pflanzen nicht aus deinem eigenen Garten oder dem Garten von jemandem, den du kennst, verwendest, so bitte ich dich inständig, immer achtsam zu sein mit der Natur, danke ihr für ihre Gaben und gib auch etwas zurück. Ein schönes Geschenk für Naturwesen sind Edelsteine wie Rosenquarz, Amethyst etc. Zudem lieben sie Zucker und Liköre, einfach eine kleine Menge an dem Ort deponieren, von dem du etwas genommen hast und aufrichtig dafür bedanken.

Allergien

Die Gesundheit sitzt im Darm, ich denke dies ist allgemeinhin bekannt. Daher empfiehlt sich in jedem Fall eine Aufbaukur für den Darm. Diverse Darmkapseln sind in Apotheken und Reformhäusern zu finden.

- ***Apfelessig*** ist ebenso eine Wohltat gegen Allergien. Einen Esslöffel Apfelessig am besten in einem lauwarmen Glas Wasser auflösen und trinken, dies kann man 3 Mal am Tag wiederholen.
- Eine ***Aufbaukur*** mit Leinöl oder Schwarzkümmelöl ist sehr empfehlenswert, man wird bereits nach kürzester Zeit eine Verbesserung spüren. Das Schwarzkümmelöl wird auch das Gold der Pharaonen genannt, es ist ein wahrer Tausendsassa mit seinen vielen Inhalts- und Wirkstoffen. Anwendung siehe unter Asthma.

Asthma

Mein Mann litt unter Allergien und Asthma, mittlerweile schwört er auf die Wirkung des Schwarzkümmelöls. Laut seiner Aussage wirkt es bei ihm genauso gut wie ein Asthmaspray.

- Täglich 1 bis 3 Esslöffel ***Schwarzkümmelöl*** mit Joghurt, Rahm oder Topfen (Quark) vermischen, dadurch wird es vom Körper schneller aufgenommen, dies gilt auch für das Leinöl. Am besten noch vor dem Frühstück einnehmen, dies kann man bis zu 3 Mal am Tag wiederholen.

Wenn dir der Geschmack vom Schwarzkümmelöl zu intensiv ist, dann kannst du das Öl auch in Kapselform in Reformhäusern oder bei anderen Anbietern von Nahrungsergänzungsmitteln besorgen.

- ***Inhalation*** aus Fenchelsamen (3 EL mit einem Liter kochendem Wasser übergießen) oder auch eine Teekur über mehrere Wochen soll helfen.
- Eine ***Kur mit Ingwertee***, über drei Wochen lang 3 Mal täglich 1 Tasse trinken, stärkt das Immunsystem und die Bronchien.
- ***Kaffee*** ist ein Lungenheilmittel und weitet auch die Bronchien, aber bitte nur hochwertigen Bio-Kaffee, der schonend geröstet wurde.

Augen

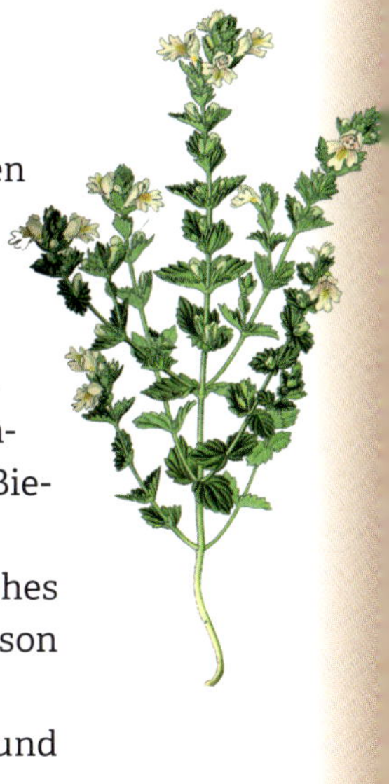

Der Augentrost soll, selbst um den Hals getragen, Abhilfe gegen Augenkrankheiten und schwindende Sehkraft verschaffen.

- Bei juckenden Ekzemen rund ums Auge, Bindehautentzündungen, Lidrandentzündungen und Gerstenkorn ***Waschungen*** mit einem Augentrost- und/oder Fenchelaufguss. Oder einfach den Augentrost einige Wochen in ein Oliven- oder Mandelöl einlegen und zu einer Salbe (Herstellung Salbe siehe Seite 87) mit Bienenwachs verarbeiten.

Meine Mutter hatte wochenlang ein Ekzem oder so etwas Ähnliches rund ums Auge und nach der verzweifelten Einnahme von Cortison wurde es nur noch schlimmer.

Ich habe ihr dann, wie oben beschrieben, eine Salbe gemacht und noch ein ätherisches Bergamotteöl hinzugefügt (VORSICHT: Bergamotteöl kann unter Einwirkung von Sonnenlicht braune Flecken erzeugen, also NIEMALS auftragen und in die Sonne gehen). Die Wirkung war unglaublich.

- Als Kind haben mir immer ***Kamillenwaschungen*** sehr gut geholfen. Einfach einen starken Tee aufgießen, auskühlen lassen und mit einem sauberen Wattepad auswischen, am besten dann noch anschließend die Augentrostsalbe auftragen.

Bauchschmerzen und Blähungen

- Vor allem bei kindlichen Bauchschmerzen ist ein ***Kamillentee*** sehr hilfreich, bei Erwachsenen würde ich eher den ***Pfefferminztee*** verwenden, seine Inhaltsstoffe wirken krampflösend bei Magen- und Darmbeschwerden, jedoch ist eine Einnahme bei einem akuten Magengeschwür nicht anzuraten.
- Für Kinder (und auch Erwachsene) empfiehlt sich eine ***Salbe*** (Herstellung siehe Seite 87).

  Einfach einen Öl-Auszug mit Kamillenblüten machen, abseihen, zusammen mit dem Bienenwachs schmelzen und ein paar Tropfen ätherisches Fenchelöl hinzufügen.
- Außerdem hat sich der ***Apfelessig*** bei Bauchschmerzen bewährt, 1 bis 2 EL in einem Glas mit Wasser auffüllen und am besten warm und schluckweise trinken.

Dieser Tee ist auch für Babys geeignet

Zu gleichen Teilen Anis, Fenchel und Kümmel aufgießen, kurz ziehen lassen und schluckweise zu trinken geben.

Für ein gutes Bauchgefühl

100 ml Johanniskrautöl und jeweils 3 bis 4 Tropfen ätherisches Lavendel-, Fenchel-, Kümmel- und Anisöl.

› Dieses Öl wirkt bei Magen- und Darmbeschwerden sowie Blähungen, einfach im Uhrzeigersinn in den Bauch einmassieren.

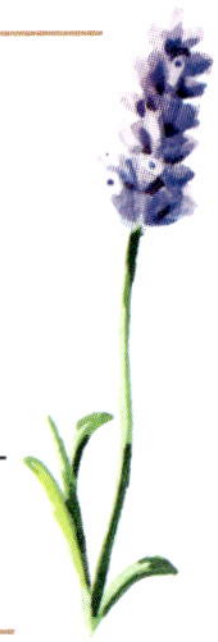

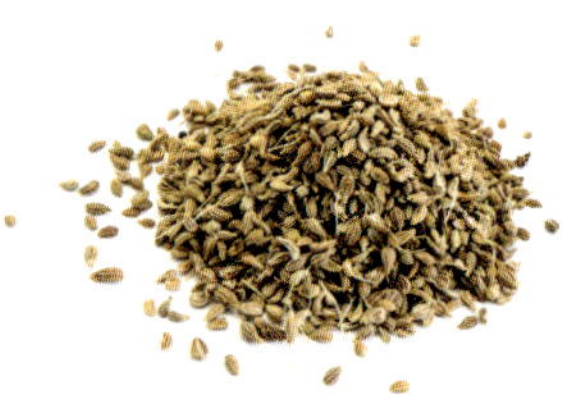

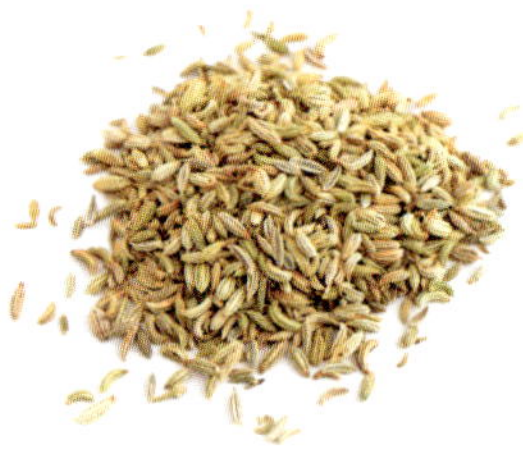

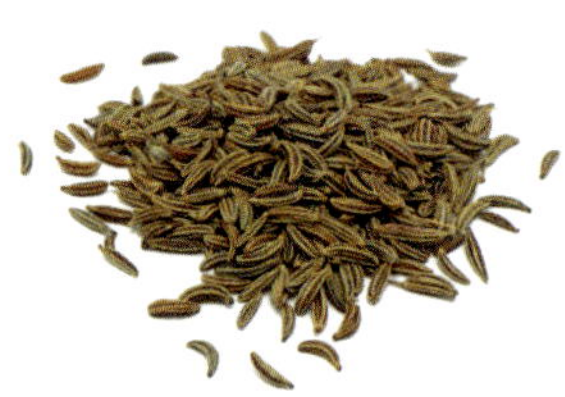

Blasenentzündungen

- Auf jeden Fall die ***Füße warmhalten***, am besten mit Schafwollsocken, und eine wohltuende Wärmflasche sollte auch nicht fehlen.
- Vor allem, wenn man falsch angezogen war, kann hier der ***Beifuß*** Abhilfe verschaffen, ob als Tee, Tinktur oder als Kräuteraufguss in der Badewanne, doch VORSICHT, NICHT VERWENDEN, wenn eine Schwangerschaft vorliegt, da er die Wehentätigkeit fördert.
- Man kann auch einen kräftigen ***Johanniskrautabsud*** kochen und einen Wickel um den Unterleib damit machen.
- ***Petersilientee*** eignet sich hervorragend, um die Blase ordentlich durchzuspülen.

Ich persönlich bin bei Harnwegsinfekten ein großer Fan der wunderbaren Goldrute.

- 3 Mal täglich einen Tee davon trinken und/oder Sitzbäder damit machen.

Goldrute, du Gute.
Beim Urinieren hab ich solche Schmerzen,
damit ist nicht zu scherzen.
Meine Harnwege kannst du wundervoll durchspülen,
so kann ich bald wieder im Garten herumwühlen.

Teemischung bei Blasenentzündung

- 30 g Goldrute
- 15 g Brennnesselblätter
- 10 g Kapuzinerkresse
- 10 g Zinnkraut

- Falls noch die Saison dafür ist, viele Erdbeeren und Himbeeren essen, ihre Inhaltsstoffe wirken entzündungshemmend.
- Ein ***Sitzbad*** mit einem starken Aufguss von Brennnessel und Schafgarbe verschafft ebenfalls Linderung.

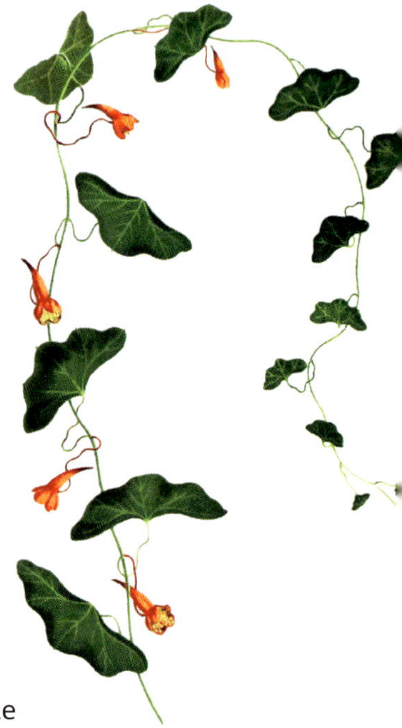

- *Wacholderbeeren* sind wirksam, da sie die Wasserausscheidung anregen und so die Harnleiter durchgespült wird.
- *Kapuzinerkresse* eignet sich nach meiner Erfahrung nicht nur als Tee, sondern besser noch als eine Milchzuckerverreibung (siehe Seite 90), da hierbei gleich die frische Kresse verwendet wird. Sie enthält viele Senfölglykoside, welche antibakteriell wirken, außerdem ist sie harntreibend, also die perfekte Kombination bei einer Blasenentzündung.
- In sämtlichen Fällen von Entzündungen hilft *MSM* (Schwefel), dieses Mittel erhältst du in ausgewählten Reformhäusern oder diversen Anbietern von Nahrungsergänzungsmitteln, bitte von einer entsprechenden Fachperson beraten lassen.

Blasenschwäche

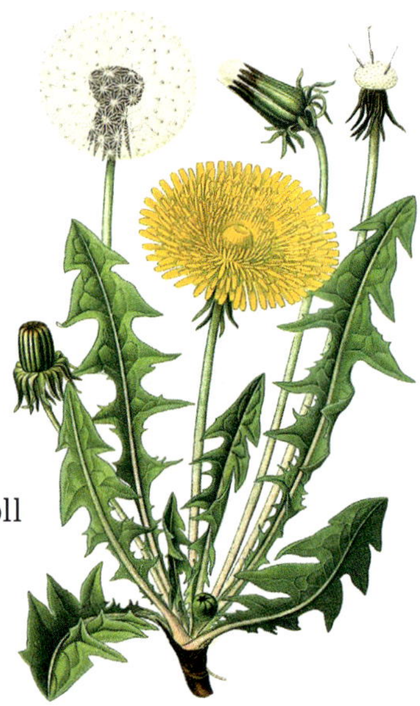

- Um die Blase zu stärken, sollte man sich eine *Tinktur* oder einen Tee aus Brennnesseln und Schafgarbe zubereiten.
- *Ackerschachtelhalm-* (auch unter Zinnkraut bekannt) oder *Weidenröschentee* bereitet ebenso Linderung.
- *Löwenzahn* stärkt die Muskeln und das Bindegewebe in der Blase.
- *Beckenbodenübungen* sind in diesem Fall unabdingbar, Yoga kann ebenso hilfreich sein, es soll auch sehr gute Utensilien geben, die helfen können, den Beckenboden zu trainieren, aber am besten und genussvollsten ist – viel Sex. Ja, du hast richtig gelesen, Sex stärkt sehr gezielt den Beckenboden, Hallelujah!

Blutdruck

• *Zu hoch*

Rezept *von meiner Tante Traudel aus Südtirol*

- Misteln (die Mistel enthält schwach giftige Inhaltsstoffe, die sich in heißem Wasser lösen, daher Misteltee immer mit kaltem Wasser ansetzen und über Nacht stehen lassen, abseihen, und nur leicht erwärmen).
- Ehrenpreis und Weißdorn

Einen Tee aus Ehrenpreis und Weißdorn kochen, kurz auskühlen lassen und den kalten Misteltee-Ansatz hinzugeben, dann kann man ihn auch gleich trinken.

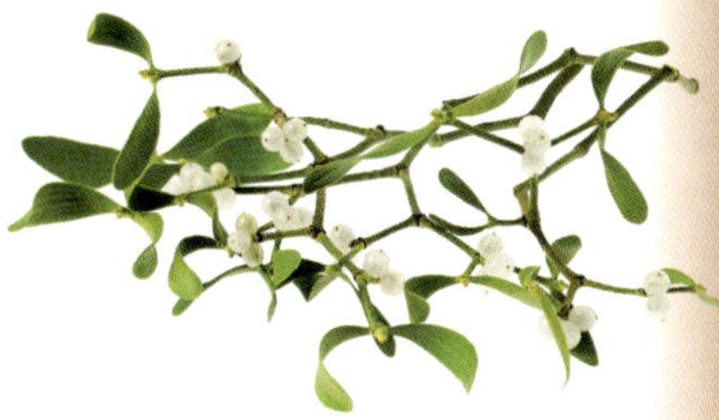

- ***Kirschen*** senken den Blutdruck, roh gegessen oder auch als Saft.
- Ein Tee aus Herzgespann führt ebenso zu einer Besserung. Kurmäßig für ca. 3 Wochen 3 Tassen pro Tag trinken.

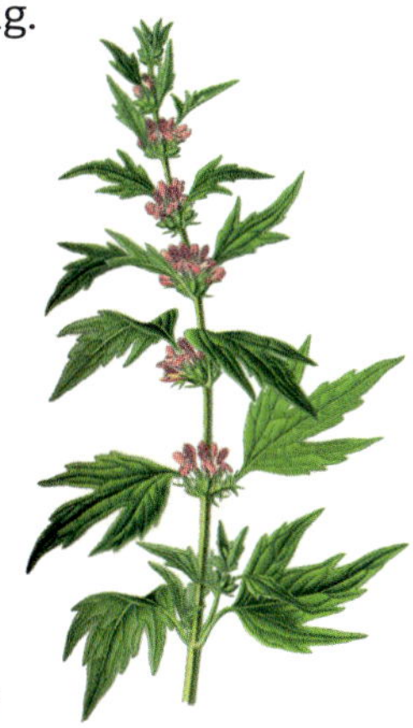

Doch vorsichtig, denn

Herzgespann, ich fleh dich an,
vertreibe meine Beschwerden fortan.
Besteht jedoch zurzeit eine Schwangerschaft,
so weiß ich, du bist ein Kraut, das Leiden schafft.
Deshalb trage ich ein Amulett zur Sicherheit,
weil dieses mich ebenfalls von Herzkrankheiten befreit.

- Eine ***Teekur*** mit Herzgespann verschafft zudem bei einer Schilddrüsenüberfunktion Abhilfe, meist geht eine Schilddrüsenüberfunktion automatisch mit hohem Blutdruck einher.
- ***Baldrian*** senkt den Blutdruck und entspannt ganz allgemein, ob als Tee oder Tinktur.

· *Blutdruck, zu niedrig*

Rosmarin regt den Kreislauf an.

Rosmarinwein

3 bis 4 Zweige Rosmarin in einen Liter guten Weißwein einlegen und bis zu einer Woche stehen lassen, danach die Pflanzenteile abseihen. Da er sehr stark anregt, sollte man den Wein nicht vor dem Schlafengehen trinken. Er ist auch bei Erschöpfungszuständen geeignet, da er allgemein ein kräftigendes Mittel ist.

Ysoptee

2 TL mit einem Viertelliter Wasser übergießen und nur kurz ziehen lassen.

Hast du schon einmal etwas vom Hildegard-Herzwein gehört? Dieser dient zur allgemeinen Herzstärkung und hilft auch bei Engegefühl in der Brust und innerer Unruhe.

Hildegard-Herzwein

- Ca. 8 Stängel Petersilie
- 1 l Rotwein
- 2 EL Weinessig
- 6 bis 7 EL Honig

Die Petersilie im Rotwein ca. 10 Minuten dahinsieden lassen, das Wasser soll nicht kochen. Danach abseihen, den Weinessig dazugeben und den Honig einrühren.

Depressionen, Ängste, Nervosität und Schlafstörungen

- Wer ein bisschen schwermütig ist, sollte den ***Dost*** in seinen Speiseplan mit einbauen, ob als Kräutersalz (siehe Seite 89) als Sirup oder Tee getrunken, er ist ein Stimmungsaufheller.
- Und natürlich das Königskraut unter den Antidepressiva, das ***Johanniskraut***. Es stärkt die Nerven, fördert den Schlaf, hilft bei Ängsten und nervöser Unruhe.

  Es hilft nicht nur als Tee oder Tinktur eingenommen, auch als Kapseln ist es in der Apotheke erhältlich. Nicht verwenden, wenn man die Pille nimmt oder Sonnenbäder genießen möchte.

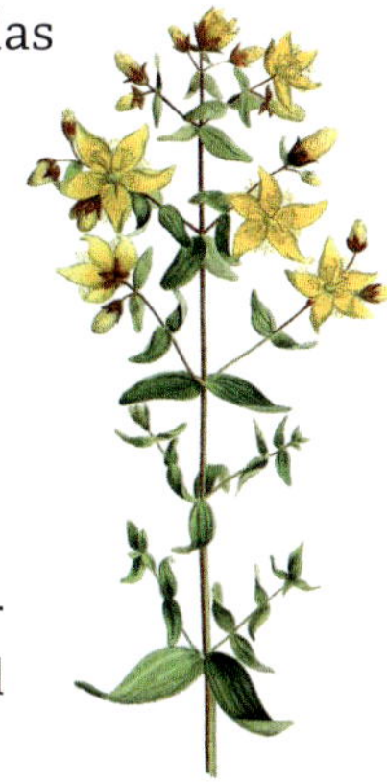

- ***Tee*** gegen Angstzustände
  Ein Mischung aus Herzgespann, Zitronenmelisse, Baldrianwurzel, Hopfen und Johanniskraut wirkt entspannend und löst Ängste. Auch gut bei Schlafproblemen.
- ***Hopfen*** alleine wirkt schon wunderbar entspannend bei Ängsten, Nervosität und Schlafstörungen.

  Man kann sich auch eine Tinktur aus Hopfen ansetzen oder Hopfentee trinken – oder meine Lieblingsvariante – die Hopfenmilch. Dazu kocht man 2 EL Hopfen mit einem Glas Milch auf, kurz ziehen lassen, abseihen und nach Belieben mit Honig süßen.
- Oder vor dem Schlafengehen 2 Tassen ***Apfelschalentee*** trinken.
- Ich persönlich liebe ***Melissensirup***, gerade in stressigen Zeiten, wenn ich sehr angespannt, ängstlich und nervös bin, süße ich meinen Tee damit oder verdünne den Sirup im Verhältnis 1:7 mit Wasser.
- Und wenn gerade alles zu viel ist, einfach alles liegen und stehen lassen und ab in die ***Badewanne***.

  Lavendelblüten und ätherisches Lavendelöl, ebenso wie Rosen und Rosenöl oder Melissenöl dem Bad hinzufügen und einfach loslassen, entspannen und genießen!

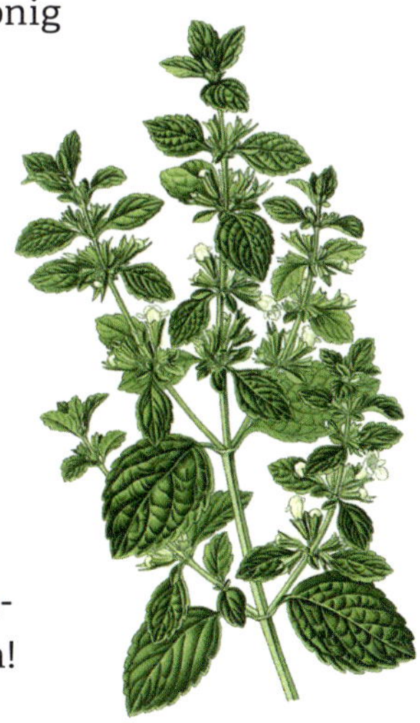

- ***Hanftropfen*** oder ***Hanftee*** ohne THC sind Gott sei Dank mittlerweile in sehr vielen Geschäften erhältlich, sie wirken sehr entspannend auf das Nervensystem und verhelfen auch zu einem gesunden Schlaf. Es gibt die Tropfen in unterschiedlichen Stärken an CBD, ebenso gibt es schon Hanfölinhalatoren. In welcher Form und Dosierung du die Hanfprodukte zu dir nimmst, bitte im jeweiligen Fachgeschäft erfragen, wo du diese besorgt hast.
- ***Magnesium*** hilft ebenfalls beim Entspannen und kann das Einschlafen fördern, ob in Kapselform oder als Flocken in einem Bad.

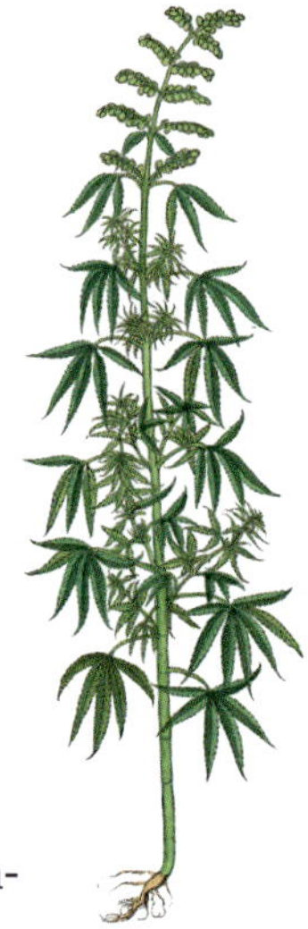

In diesen Fällen würde ich auch dazu raten, den Vitamin-D- und B-Status im Blut ansehen zu lassen (fragt euren Arzt aber davor, was dies kostet, da gibt es nämlich enorme Unterschiede, in Österreich wird der Betrag bei einem nachgewiesenen Mangel von den Krankenkassen übernommen). Ich spreche hier aus eigener Erfahrung, ich fiel damals bei einer Gesunden-Untersuchung in der Arbeit einer Ärztin in die Hände, die sich anfangs weigerte dies in Auftrag zu geben, erst nach einer sehr bestimmten Ansage meinerseits führte sie dies widerwillig durch. Solltest du in eine ähnliche Situation kommen, so möchte ich dich dazu ermuntern, dich nicht einschüchtern zu lassen, höre auf deinen inneren Arzt. Ich weiß, das erfordert Mut, doch bedenke, niemand kennt deinen Körper besser als du. Nachdem das Ergebnis vom Labor kam, stellte sich heraus, dass ich einen massiven Vitamin-D- und B-Mangel hatte. Die Ärztin war total überrascht, und hat sich sogar bei mir für ihr Verhalten entschuldigt.

Vitamin D wird durch direkte Sonneneinstrahlung auf unsere Haut produziert, bei der Anwendung einer Sonnenschutzcreme produziert der Körper bereits ab einem Sonnenschutzfaktor 4 kein Vitamin D mehr.

Es ist unbeschreiblich, wie sich die Lebensqualität erhöht mit einem normalen Vitamin-D- und -B-Status.

Durchfall

Bei Durchfall-Erkrankungen verliert der Körper viel Flüssigkeit, daher sollte ihm viel Flüssigkeit zugeführt werden, am besten in Form von Elektrolytgetränken.

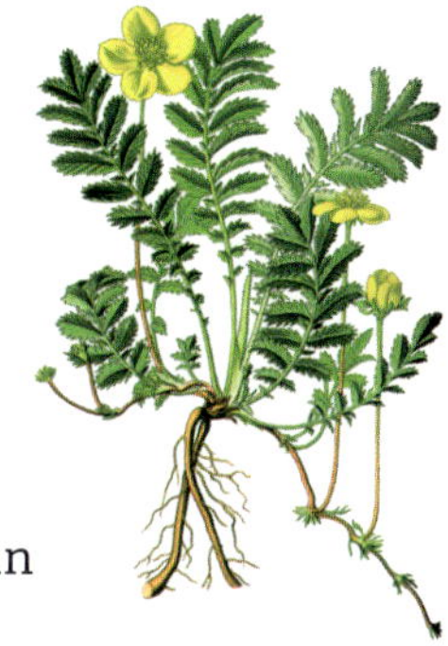

- Ein ***Tee*** aus Frauenmantel, Gänsefingerkraut, Melisse oder Kamille kann auch Abhilfe verschaffen. Auch Brennnessel und Oregano *Origanum vulgare* stoppen sehr rasch den Durchfall und natürlich der gute alte Fenchel, den auch schon Babys trinken dürfen.
- Bei ***starkem Durchfall*** empfiehlt sich eine Tinktur aus Storchschnabel, davon können stündlich bis zu 20 Tropfen eingenommen werden. Natürlich hilft Storchschnabel auch in Form eines Tees.

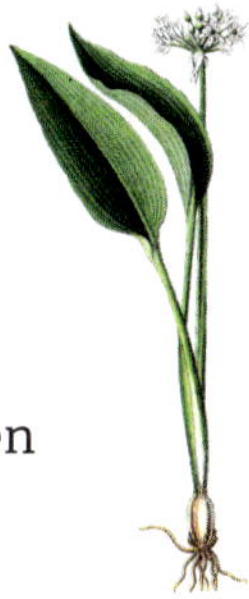

- Manchmal führt die Einnahme von Antibiotika zu Durchfällen, Pilzerkrankungen und Darmproblemen. ***Bärlauch*** reinigt den Darm und baut ihn wieder auf. Deshalb entweder in der Zeit, wenn frisch vorhanden, den Bärlauch in seinen täglichen Speiseplan einarbeiten oder eine Tinktur daraus machen und über mehrere Wochen 3 Mal täglich 5 bis 10 Tropfen einnehmen. Dies leitet auch Schwermetalle aus dem Körper aus und stärkt den gesamten Organismus.
- Natürlich sind auch Darmbakterien-Kapseln sehr zu empfehlen.

Erschöpfung

- ***Bärlauch*** verleiht Bärenkräfte, ob in den täglichen Speiseplan eingearbeitet oder als Tinktur.
- Ebenso sollte man ***Brennnesselsamen***, sooft es geht, einnehmen. Ob auf dem Butterbrot, in Suppen oder Eintöpfen. In Honig eingelegt und täglich 2 Teelöffel davon eingenommen, verhilft zu mehr Energie und stärkt das Immunsystem. Außerdem wirkt diese Mischung stark aphrodisierend, was auch die Lebensgeister weckt.

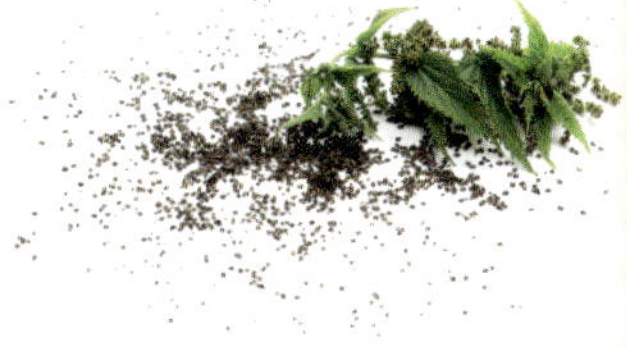

- ***Gänseblümchentinktur*, *-tee*** oder ***-sirup*** hilft dabei sich selbst wieder aufzurichten, verleiht mehr Standhaftigkeit und Kraft, (siehe Beschreibung auf Seite 68).
- Auch die ***Gundelrebe*** wirkt allgemein kräftigend.
- ***Rosmarinwein*** (siehe Seite 100, bei Blutdruck zu niedrig) hilft nicht nur dem Herz-Kreislauf-System, sondern stärkt auch die Nerven und somit den Körper.
- Folgender ***Tee hilft bei Erschöpfung***:
  Zu gleichen Teilen Lavendelblüten, Melissen- und Brombeerblätter. In Zeiten extremer Erschöpfung täglich bis zu drei Tassen trinken.

  Es ist auch dringend anzuraten, seinen Vitamin-D-Status von einem Arzt ansehen zu lassen (siehe Seite 101 dazu auch unter Depression, Ängste, Nervosität und Schlafstörungen).

Entgiften

- Wer entgiften möchte, sollte dabei unbedingt an den ***Bärlauch*** denken. Als Tinktur eingenommen, kurmäßig über drei Wochen 3 Mal 10 Tropfen.

  Man kann auch Pesto damit machen, das hält locker bis zu einem Jahr und schmeckt nicht nur hervorragend zu Nudeln, sondern auch auf dem Butterbrot.

  Der Bärlauch putzt den Körper so richtig durch und er stärkt enorm die Abwehrkräfte. Speziell nach der Gabe von Antibiotika würde ich zu Bärlauch raten, er reinigt und baut den Darm wieder auf.
- Die ***Gundelrebe*** sollte auch nicht außer Acht gelassen werden, sie reinigt den gesamten Körper und stärkt zudem das Herz-Kreislauf-System. Die Gundelrebe kann unter anderem auch in einer fetthaltigen Milch aufgekocht werden, darin lösen sich ihre ätherischen Öle besonders gut auf. Dies kann ruhig über mehrere Wochen hinweg getrunken werden.

- Der ***Löwenzahn*** ist besonders geeignet für eine Frühjahrskur und da er verstärkt auf Leber und Galle wirkt, so transformiert er auch manch zornigen Menschen in eine ausgeglichene Seele. Als Sirup, eingelegt in Honig oder frisch in den Salat hinein, täglich in den Speiseplan einbauen.

Löwenzahn,
wir kennen dich von Kindesbeinen an.
Wutanfälle kannst du dämpfen,
auch hilfst du bei Magenkrämpfen.

Rund um die Geburt

Ich möchte hier nochmals eindringlich darauf hinweisen, die Kräuter nicht leichtfertig zu verwenden. Es ist unabdingbar, folgende Vorschläge mit dem Frauenarzt/der Frauenärztin und/oder der Hebamme zu besprechen. Siehe dazu auch die Frauenpflanzen beginnend ab Seite 59.

Vor der Geburt

- Etwa sechs Wochen vor der Geburt sollte man beginnen, bis zu 3 Mal täglich einen Tee aus ***Himbeerblätter*** zu trinken, dies soll die Geburt erleichtern.

Während der Geburt

- ***Beifuß*** fördert die Wehentätigkeit und erleichtert somit die Geburt (siehe dazu auch Seite 62), ebenso wie das Mutterkraut *Chrysanthemum parthenium.*
- Bei zu schwacher Wehentätigkeit hilft auch das ***Eisenkraut***, es beschleunigt die Austreibungsphase und treibt die Nachgeburt besser aus. Und das Wichtigste, es stärkt die Frau während des Geburtsvorganges.

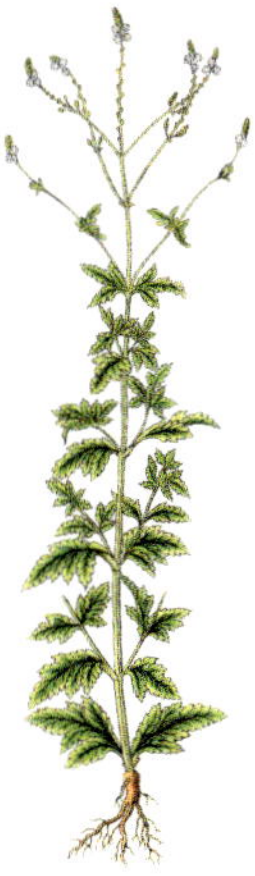

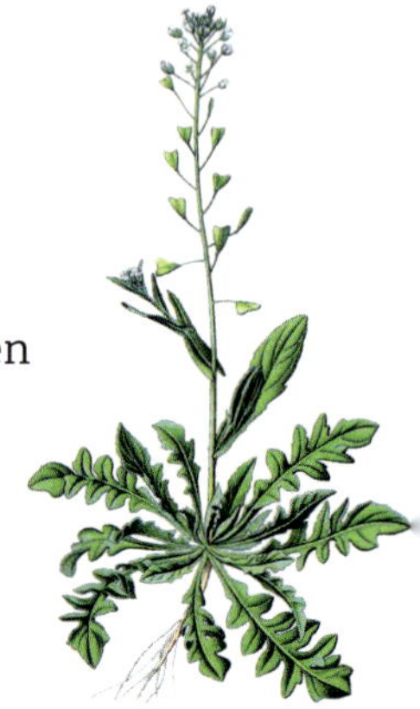

Nach der Geburt

- ***Hirtentäschel*** verhilft zu einem rascheren Zusammenziehen der Gebärmutter.
- Bei ***Wochenbettdepressionen*** ist die Rose eine wunderbare Heilerin. Innerlich als Tee oder Sirup einnehmen. Das ätherische Rosenöl kann man in seine Körperpflege, wie zum Beispiel in die Körpersahne (Seite 138), mischen oder in einer Duftlampe verwenden.
- Wer bei der Geburt viel ***Blut verloren*** hat, sollte dringend seinen Eisenhaushalt aufbessern, dies gelingt mit Eisenpräparaten, welche du in Apotheken, Reformhäusern oder von Anbietern von Nahrungsergänzungsmittel erhältst. Zudem kannst du deinen Eisenhaushalt auch mit den richtigen Lebensmitteln (Nüsse, Linsen, Datteln uvm.) aufbessern. Eisen wird am besten in Verbindung mit Vitamin C vom Körper aufgenommen.

Haut, Wunden, Verbrennungen, Neurodermitis

- Eine absolute Wundersalbe ist die ***Bärlauch-Rosmarin-Salbe***. Von einer Neurodermitis-Geplagten geprüft, kann ich diese Salbe wärmstens empfehlen. Sie hat sie auch schon bei Verbrennungen getestet und war davon begeistert. Ich weiß, bei Bärlauch denkt man eher an Schärfe und Knoblauch, aber sie ist eine absolut Letzte-Hilfe-Salbe, wenn sonst nichts mehr hilft.

Bärlauch-Rosmarin-Salbe

Man nehme 2 Teile Bärlauch mit 1 Teil frischem oder getrocknetem Rosmarin. In einem guten Trägeröl ansetzen, vorzugsweise ein Bio-Olivenöl oder Mandelöl.

3 Wochen in der Sonne stehen lassen, täglich schütteln und danach abseihen und zu einer Bienenwachssalbe weiterverarbeiten.

- Einreibungen mit purem Schwarzkümmelöl vollbringen ebenfalls Wunder auf der Haut.
- Bei Hauterkrankungen, wie Neurodermitis, Hautekzemen oder Schuppenflechte, verschafft eine Salbe aus Vogelmiere zuverlässig Abhilfe.
- Bei kleineren Wunden empfiehlt sich natürlich eine Salbe aus Ringelblume und/oder Arnika.
- Und wie bereits erwähnt, hilft Johanniskrautöl bei Verbrennungen und auch größeren Wunden, wie bei einem Kaiserschnitt. ACHTUNG: Bitte nicht auf die frische Wunde auftragen, erst wenn diese geschlossen ist und der behandelnde Arzt das OK dafür gibt.

Herpes

- Bei lästigen Fieberblasen empfehle ich einen ***Lippenpflegestift*** nach Angabe von Seite 143 herzustellen und einige Tropfen ätherisches Melissenöl hinzuzufügen. Seine Inhaltsstoffe wirken antiviral, deshalb darf in meinem Lippenpflegestift dieses Öl nicht fehlen, es wirkt dann schon vorbeugend und lästige Fieberblasen entstehen erst gar nicht.
- Ebenso bewährt gegen Herpes sind ***ätherische Öle*** aus Immortelle, Pfefferminze, Teebaum und Speiklavendel.

Grundsätzlich sollte man ätherische Öle nicht pur verwenden, aber wenn ich merke, dass Herpes im Anmarsch ist, tropfe ich eines der eben erwähnten ätherischen Öle auf ein Wattestäbchen und betupfe die betroffene Stelle damit.

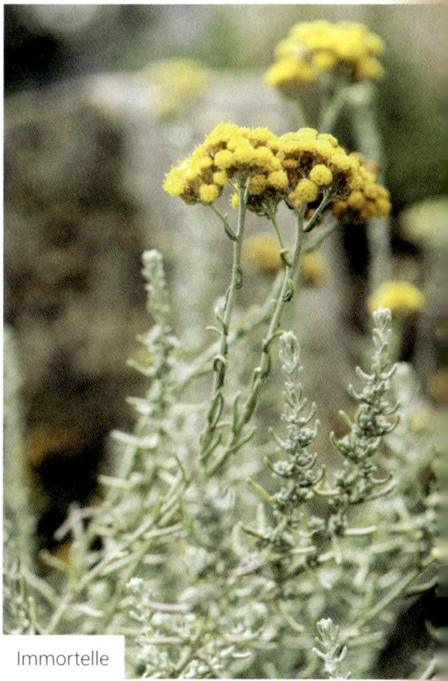

Immortelle

Erkältungsplagegeister

Mein allererstes Rezept, welches ich selbst ausprobiert habe, waren ***Hustentropfen*** zusammengestellt aus Lungenkraut, Huflattich und Schlüsselblume. Einfach, wie anfangs beschrieben, eine Tinktur oder einen Tee daraus machen.

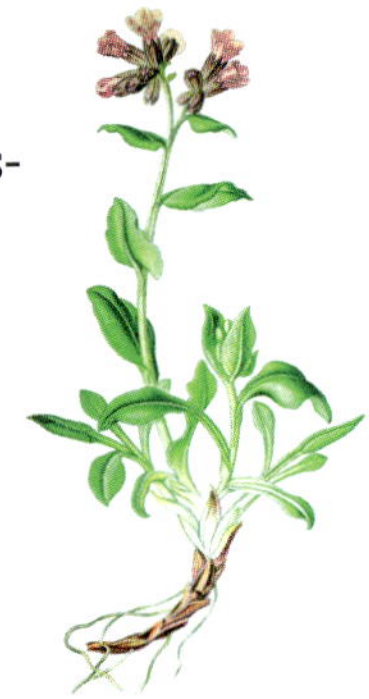

- Das ***Lungenkraut*** heilt die Lunge aus. Aufgrund seines hohen Gehaltes an löslicher Kieselsäure verbessert und festigt es das Lungengewebe. Außerdem ist das Lungenkraut schleimlösend, auswurffördernd und reizmildernd.
- ***Huflattich*** ist aufgrund eines seiner Inhaltsstoffe (Pyrrolizidin-Alkaloide) in Österreich verboten worden und, soweit ich weiß, gibt es in Deutschland Grenzwerte für den kleinen Sonnenschein, also sollte man die Dosierung nicht übertreiben und nur max. 3 Tassen Tee pro Tag über max. 3 Wochen hinweg trinken. In meiner Familie ist er seit Kindesbeinen an nicht wegzudenken, besonders wenn wir starken Husten hatten. Er ist eine klassische Schleimdroge und legt eine dünne Schutzschicht über entzündete Schleimhäute der Lunge. Er hilft bei Bronchitis, krampfartigem Husten, ja sogar bei einer Staublunge wurden große Erfolge erzielt. Seine Inhaltsstoffe wirken hustenlindernd, schleimlösend und auswurffördernd.

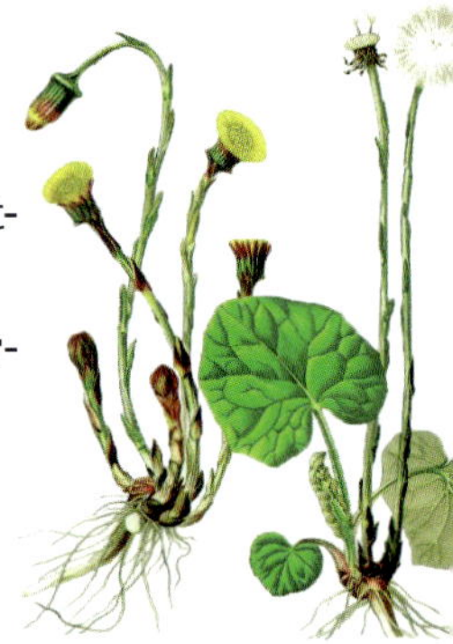

Huflattich,
du kleine Sonne,
was bist du doch für eine Wonne,
von Priesterinnen geweiht,
trägst du ein wunderschönes Kleid.
Jeglicher Art von Lungenkrankheiten bist du ein Graus,
denn du machst ihnen zuverlässig den Garaus.

- Speziell in der Wurzel der ***Schlüsselblume*** sind viele Saponine enthalten, auch die Blätter und Blüten wirken schleimlösend. Saponine regen zum Abhusten an. Die Schlüsselblumen sind nicht nur schleimlösend und schmerzstillend, sondern auch beruhigend und somit schlaffördernd, alles Eigenschaften, die man gut gebrauchen kann, wenn man sich unwohl und kränklich fühlt.

Hustenbalsam

- 200 g Öl-Auszug aus Königskerze
  Anstelle der Königskerze kannst du die Salbe auch aus Engelwurz gemeinsam mit Thymian verwenden.
- 15 g Bienenwachs (Tellerprobe – siehe Seite 87)
- Baumharz (Tanne, Fichte, Weihrauch)
- 10–15 Tropfen ätherische Öle nach Wahl

Bienenwachs im Öl auflösen, ebenso das Baumharz. Wenn dir die Angelegenheit zu klebrig ist, dann kannst du anstelle des Baumharzes auch ätherisches Weihrauch-Öl verwenden, das geht schneller.

Wenn alle Zutaten miteinander verschmolzen sind, kannst du, nach einer kurzen Abkühlzeit, ätherische Öle hinzufügen.

In ein sauberes Gefäß abfüllen. Sobald das Gemisch abgekühlt ist, entsteht ein herrlicher Balsam, mit dem man für die Erkältungszeit sehr gut gewappnet ist.

› Dies hilft zusätzlich noch gegen Schnupfen, einfach rund um die Nase auftragen.

Sehr gut bewährt haben sich Zirbe, Kiefernnadel, Fichtennadel, Cajeput oder Eukalyptus (Eukalyptus und Cajeput können einen Asthmaanfall oder Pseudokrupp auslösen, mein Mann hat Asthma, aber bei ihm haben diese Öle noch nie eine negative Auswirkung gezeigt. Bitte mit einem Arzt oder Aromatherapeuten deines Vertrauens abklären).

- ***Tee oder Sirup*** aus je einer Handvoll Huflattich, Schlüsselblume und Lungenkraut. Oder Spitzwegerich und Thymian.
- Für die Kleinen ***Löwenzahnsirup*** aus den Blüten. 3 Mal täglich davon 1 Teelöffel oder den Tee damit süßen.
- ***Inhalationen*** (beschrieben Seite 91) sind nicht nur gut bei Husten, der schöne Nebeneffekt ist, dass auch die Haut davon profitiert. Meine Lieblingsmischung: Holunder- und Kamillenblüten, 1 TL Salz und 2 bis 3 Tropfen Teebaumöl.

Und auf jeden Fall, wie im Vorwort bereits erwähnt, einen Holunderbeeren- oder Blüten-Sirup warm machen und stamperlweise trinken, oder wie ich es gerne mache, in eine schöne heiße Tasse Tee zum Süßen verwenden.

Holunderblütensirup

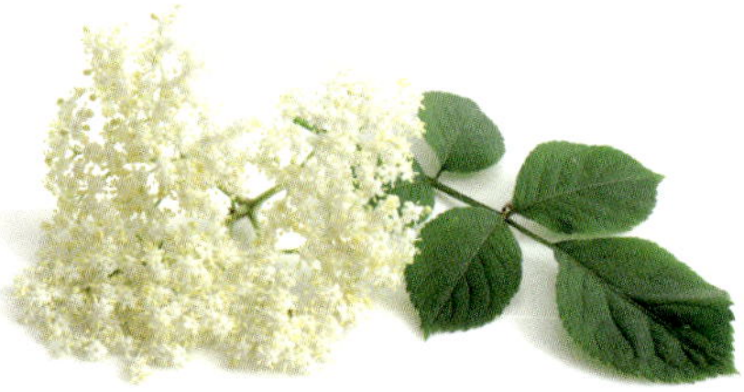

- 10–15 Blütendolden
- 1 ½ Liter Wasser
- 1 kg Zucker
- 1 unbehandelte Bio Zitrone
- Eventuell ½ TL Zitronensäure

Du kannst den Sirup auf verschiedene Weise zubereiten.

Übergieße die Holunderblüten mit heißem Wasser und füge den Zucker hinzu oder löse den Zucker zuerst in dem heißen Wasser auf und übergieße damit die Blütendolden. Selbiges kannst du auch mit kaltem Wasser machen. Schneide die Zitrone in Scheiben und lass das Ganze 1 bis 2 Tage durchziehen. Bitte 1 Mal täglich umrühren. Entweder gleich abseihen oder nochmals samt der Blüten und Zitronen aufkochen und in sterile Falschen abfüllen.

Du kannst auch sämtliche Zutaten zuerst in einem Topf kurz aufkochen lassen und dann erst 1–2 Tage, unter täglichem Rühren, stehen lassen. Und dann nochmals aufkochen und in sterile Flaschen abfüllen. Folge einfach deiner Intuition.

Ich persönlich mag es nicht, die Blüten mit kochend heißem Wasser zu übergießen, es fühlt sich für mich an, als hätten die Pflanzen dann einen Schock. Ich übergieße alles mit kaltem Quellwasser, lasse es 1 bis 2 Tage stehen, koche dann alles ganz langsam auf und seihe dann erst ab und befülle die sterilen Flaschen damit.

Holunderbeerensirup

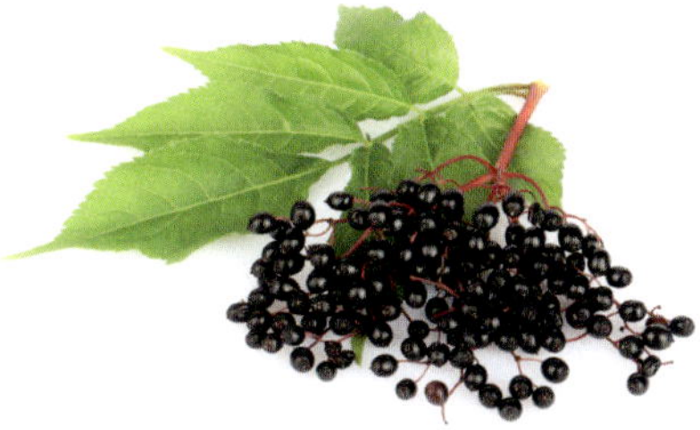

- 1 kg Holunderbeeren
- 1,5 Liter Wasser
- 1 kg Zucker

Füge nach Belieben bzw. Gefühl folgende Gewürze hinzu:

- Zimtpulver oder Zimtstange
- Nelken oder Nelkenpulver
- Eventuell Vanillepulver oder eine ½ Vanilleschote
- Und etwas Kardamompulver
- Gerne kannst du auch hier wieder eine unbehandelte Bio-Zitrone oder -Orange hinzufügen.

Mein Holunderbeerensirup wird jedes Mal anders, ich hab da kein fixes Rezept, ich folge dabei jedes Mal meiner Intention und Intuition.

Der Holunderbeerensirup meiner Großmutter hat ebenfalls variiert, manchmal hat sie diesen auch mit Äpfel oder Zwetschken gekocht.

Koche die Beeren mit den restlichen Zutaten 10–20 Minuten auf und lasse das Ganze über Nacht stehen, damit es noch einmal richtig durchziehen kann. Am nächsten Tag noch einmal alles miteinander aufkochen und ca. 30 Minuten dahinköcheln lassen. Danach abseihen, die Beeren durch ein Sieb mit dem Kochlöffel ordentlich ausdrücken und in sterile Flaschen abfüllen.

Die Zwiebel ist ein altbewährtes Hausmittel. Daher möchte ich noch folgendes Rezept anpreisen.

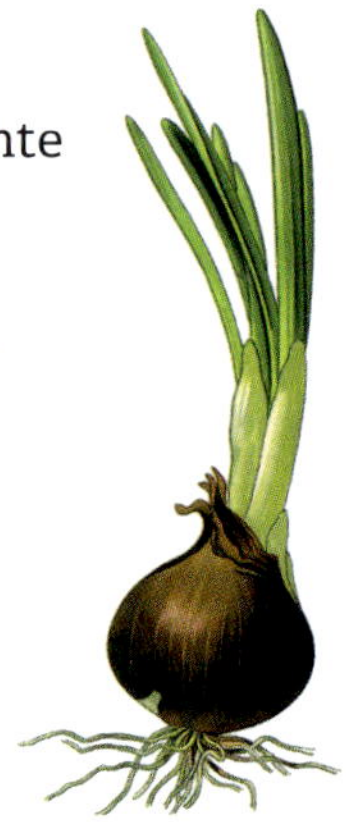

Zwiebel-Hustensaft

- 100 g Kandiszucker
- 100 g geschnittene Zwiebel

Die klein geschnittene Zwiebel zusammen mit dem Kandiszucker unter ständigem Rühren in einem Gefäß erhitzen, so lange, bis sich der Zucker auflöst, dann das Ganze abseihen und in einem Glasgefäß im Kühlschrank aufbewahren.

› 3 Mal täglich 1 Teelöffel davon und der Husten verschwindet zuverlässig.

- Ein noch schnelleres Rezept wäre es, die klein geschnittene Zwiebel in Honig einzulegen oder die Zwiebel in Milch aufkochen und mit Honig süßen.
- Was mir immer zuverlässig hilft, ist, Zwiebel klein schneiden und neben den Schlafplatz stellen. Geht schnell und hat eine unheimlich kraftvolle Wirkung.
- Zwiebelscheiben in die Socken einlegen, soll ebenfalls zuverlässig helfen.

Halsschmerzen

Mit folgenden Herstellungen gurgeln oder in eine kleine Sprühflasche füllen und zwischendurch den Rachenraum einsprühen:

- 1 Tasse Salbeitee mit 3 Tropfen ätherischem Teebaumöl.
- 1 TL Essig auf ein Glas Wasser und damit gurgeln.
- 1 TL Natron eventuell mit 3 Tropfen ätherischem Teebaumöl in einem warmen Glas Wasser auflösen.

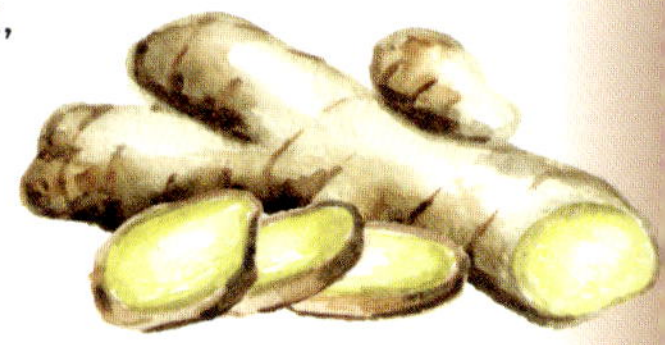

- Was mir zuverlässig Abhilfe bei Halsschmerzen verschafft, ist ein ganz kleines Stück ***Ingwer*** (wirklich nur 2–3 Millimeter) weit hinten im Mund kauen, es brennt wirklich sehr, aber ich verspreche dir, der brennende Schmerz des Ingwers lässt dich die eigentlichen Halsschmerzen ganz schnell vergessen.

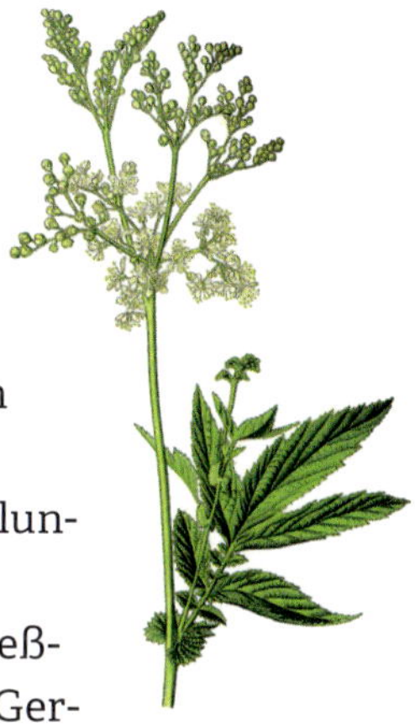

- Bei sämtlichen Erkältungskrankheiten empfiehlt es sich, ***viel Tee zu trinken***. Am besten geeignet sind ***Holunderblüten*** und ***Mädesüß***. Mädesüß lindert die Schmerzen, und vertreibt das Kopfweh.

  Die Holunderblüten senken das Fieber. Außerdem haben beide Pflanzen eine schweißtreibende Wirkung und helfen somit dem Körper, sich schneller von den Viren und Bakterien zu befreien.

  Am besten mit viel Honig oder, wenn vorhanden, mit Holunderbeerensirup süßen.
- Äußerst bewährt hat sich ***Krenhonig***. Einfach ein verschließbares Glasgefäß schichtweise mit Honig und Kren füllen. Gerne gebe ich auch die Alleskönner Zwiebel oder Ingwer hinzu. Auf die Heizung stellen. Bei den Angaben, wie lange man dies so stehen lassen soll, gehen die Meinungen auseinander, manche seihen die Pflanzenteile bereits nach ein paar Stunden ab, andere wiederum erst nach drei Wochen. Manch einer seiht auch gar nicht ab und nimmt das Gemisch samt Zwiebeln und Co ein, so wie ich.

  Wichtig ist jedoch, dass man die Mischung mehrmals täglich schüttelt und sich nicht von dem Geruch, der einem nach dem Öffnen des Gefäßes entgegenkommt, einschüchtern lässt, es ist äußerst schmackhaft.

  Man kann auch Bärlauch in Honig einlegen, er hilft ebenfalls bei den typischen Erkältungserscheinungen.

  Für (Klein-)Kinder wäre eine Mischung aus Zwiebeln und Karotten geeignet. Nach 24 Stunden abseihen und 2–3 TL am Tag zu sich nehmen.

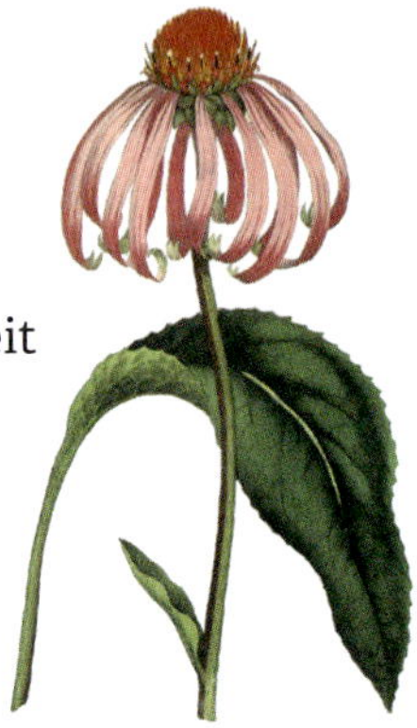

- *Echinacea* ist bestimmt allen ein Begriff. Ob in Form von homöopathischen Kügelchen, Tinktur oder als Tee eingenommen, kann sie schon vorbeugend in der kalten Jahreszeit helfen.
- Ein ***warmes Fußbad*** mit Thymian wirkt wohltuend.
- Gegen den ***Schnupfen*** kann man eine Salbe aus Majoran und/oder Thymian machen. Da nicht jeder Bienenwachs zu Hause hat, kann man dies auch ganz einfach mit Butter machen. Die Butter in einem Wasserbad schmelzen und die Kräuter darin ca. 20 Minuten ziehen lassen, danach abseihen, wenn die Butter wieder hart wird, hat man eine schöne Salbe, die auch für die Kleinen bestens geeignet ist. Einfach unter und um die Nase schmieren, Kinder lieben das.

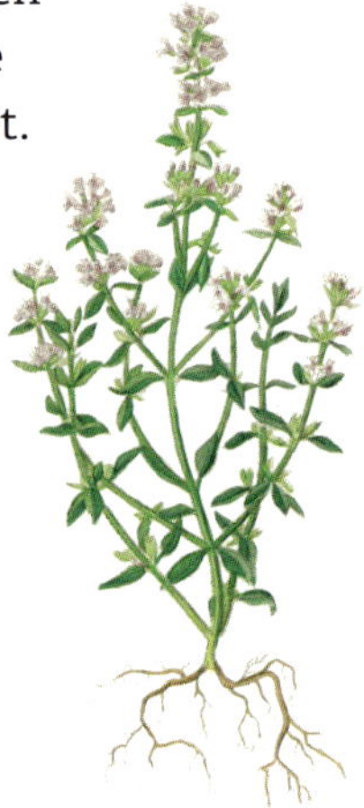

Der Thymian hilft nicht nur gut gegen Erkältungen, er hat auch die Eigenschaft, neuen Lebensmut zu schenken.

Thymian, ich fleh dich an,
traurige Menschen leben nebenan.
Schenke ihnen neuen Lebensmut,
das tut allen Hausbewohnern gut.

- Um das Fieber zu senken, eignet sich für die Kleinen besonders gut ***Himbeersirup***.

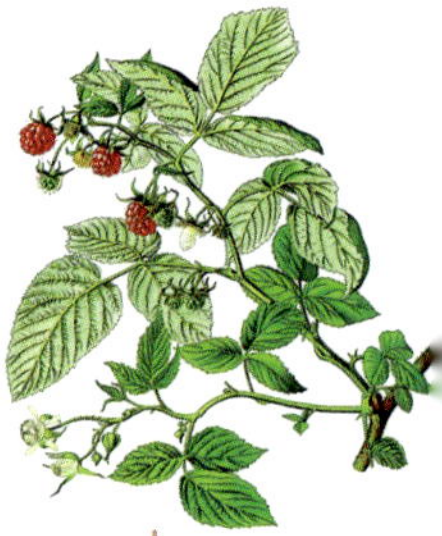

Himbeersirup

Dazu 1 Kilo Himbeeren zusammen mit einem ½ Kilo Zucker und etwas Wasser aufkochen. Über Nacht stehen lassen und am kommenden Tag nochmals erhitzen, den Saft abseihen und in dunkle, gereinigte Flaschen abfüllen.

› Bei akutem Fieber pur teelöffelweise einnehmen.

- Und wie schon ein schöner Buchtitel heißt *Hühnersuppe für die Seele*, das ist ja sowieso der Klassiker, der bei keiner Erkältung fehlen darf.
- Den Schmerz einfach weglutschen:
  Bei Halsschmerzen ist es von Vorteil, wenn man Bonbons lutscht, das regt die Speichelbildung an und hält die Schleimhäute feucht.

Hustenbonbons

Dazu 100 g Zucker in einem Topf karamellisieren, 20 g fein gehackte oder gemörserte Kräuter, wie Salbei, Thymian, Pfefferminze, oder auch etwas geriebenen Ingwer hinzugeben. Dann noch 1 Esslöffel Zitronensaft, Holunderblüten- oder Holunderbeerensirup hinzufügen.

Aus diesem Gemenge formt man nun mithilfe von zwei kleinen Löffeln runde Häufchen. Diese Häufchen kann man entweder auf ein Backblech legen oder man wirft sie in ein Gefäß mit kaltem Wasser und fischt sie gleich wieder heraus.

Schneller geht es natürlich, Hustenbonbons zu kaufen, hier kann ich euch Manuka-Honig-Zuckerl wärmstens empfehlen.

Herz-Kreislauf

- ***Gundelrebe und Weißdorn*** sind geeignete Pflanzen für Herz und Kreislauf, als Tee oder Tinktur einnehmen.
  Den Germanen war die Gundelrebe heilig, sie glaubten, dass unter ihren Blättern die Haus- und Hofgeister lebten, die die Menschen beschützen. Deshalb sollte man sich freuen, wenn Gundelrebe ums Haus wächst, denn sie beschützt auch vor Verfluchungen, Verwünschungen und bösen Gedanken.

Liebe Gundelrebe,
schleiche um mein Haus,
und treibe alles Böse aus.

- Von der Weißdorn-Tinktur kann man bei akuten Herzbeschwerden bis zu 30 Tropfen 3 Mal täglich zu sich nehmen. Diese Tinktur hilft bei sämtlichen Themen und Ängsten rund ums Herz, wie z. B. Rhythmusstörungen, Herzstechen, nervösen Herzbeschwerden, Schwindel oder Kreislaufstörungen.

  In der Apotheke gibt es fertige Weißdorn-Tinkturen, hauptsächlich bekannt unter dem Namen *Crataegutt*. Lass dich einfach beraten.

Impotenz, Erektionsprobleme und Lustmangel

- Wer darunter leidet, sollte seinen Speisen ganz viel ***Galgant*** zufügen. Er ist im Orient bekannt als starkes Aphrodisiakum. Angeblich ist er so wirksam, dass der Mann bereits eine starke Erektion bekommt, wenn er die Wurzelteile nur kurz im Mund hat, und er soll nach der Einnahme zu einem ununterbrochenen zwölfmaligen Liebesspiel fähig sein.

  Man kann das Pulver in Speisen einbauen oder einen ½ TL mit einem Viertelliter kochendem Wasser übergießen, 10 Minuten ziehen lassen und schluckweise trinken. Oder man schneidet die Wurzeln in Scheiben und kocht sie mit einem anderen Gemüse mit.
- ***Brennnesselsamen*** sind ein allgemeines Stärkungsmittel und so stärken sie auch die Manneskraft unheimlich. Eine Woche in einen guten Rotwein oder in Honig eingelegt, machen sie müde Männer wieder munter. Auch Brennnesseltee kann die Lust steigern. Die Blätter in den Speiseplan einbauen, z. B. dem Spinat beimengen.
- ***Basilikum*** sollte auch in den Speiseplan integriert werden, generell sollte man(n), wenn er an einer Erektionsstörung leidet, seine

Ernährung umstellen. Wer sich einseitig und von fetten und fertigen Tiefkühlprodukten ernährt, tut seinem Körper nichts Gutes.

- ***Kamasutra*** ist wohl jedem ein Begriff und damit sie auch alle Register der Verführung ziehen können, würzen die Inder ihre Speisen vor allem mit Gewürzen wie Chili, Zimt, Kardamom, Koriander, Muskat und Vanille.
- Auch aus Mittel- und Südamerika gibt es einige lustfördernde Pflanzen, wie den Kakao, Damianakraut und die Tonkabohne.

  Schokolade enthält Tryptophan, dies ist ein Vorläuferstoff des Glückshormons Serotonin und es bewirkt die Ausschüttung des Anti-Stress-Hormons Dopamin.

Folgende Rezepte habe ich von meiner wunderbaren Lehrerin Adelheid Brunner:

Schoko-Lust-Likör

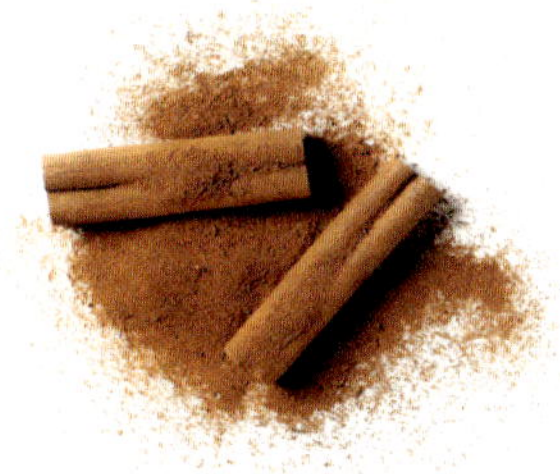

- 300 ml Milch (Kuh-, Hafer- oder Mandelmilch etc.)
- 120-150 g dunkle Schokolade (Kochschokolade)
- Gewürze nach Geschmack: Zimt, Vanille, Kardamom, Muskat, geriebene Tonkabohne, Chili.

Die Milch mit den Gewürzen erwärmen und dann die Schokolade darin auflösen, 20 bis 30 Minuten ziehen lassen, damit die Gewürze ihr volles Aroma entfalten können.

Man kann die Milch auch davor mit anderen Kräutern, wie Rose oder Lavendel, kurz aufkochen, das ergibt einen noch intensiveren Geschmack.

Wer keinen Alkohol mag, der kann das Getränk auch so trinken, schmeckt vorzüglich. Ansonsten 200 bis 300 ml Korn, Wodka oder Rum nach Geschmack hinzufügen.

Lust-Likör

- Saft von drei Granatäpfeln oder einfach ca. ½ Liter fertigen Granatapfelsaft
- 30 g Damianakraut
- ½ Liter Wodka, Rum oder Calvados
- 250 g Zucker, Kandiszucker oder nach Gefühl mit Honig süßen
- Gewürze: Vanille, Tonkabohne, Muskatnuss und Zimt

Alles zusammen in ein Glasgefäß geben und für drei Wochen stehen lassen, täglich schütteln. Danach abseihen und weitere drei Wochen ziehen lassen.

› Gemeinsam getrunken, hat dieses Vorspiel sicher ein Nachspiel.

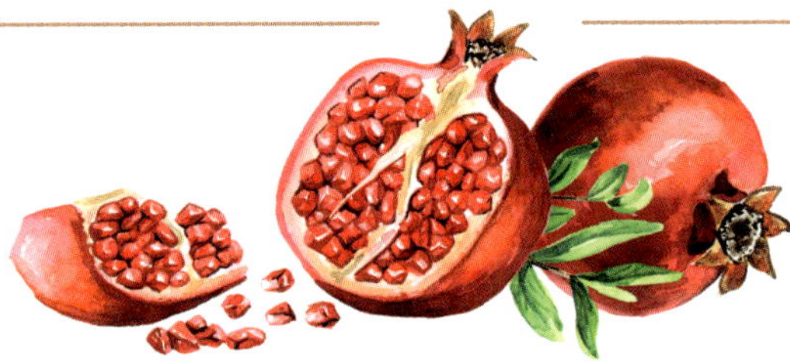

- Die Verwendung von ***ätherischen Ölen*** kann die Lust ebenfalls intensivieren, einfach einem guten Trägeröl beimischen und einer sinnlichen Massage mit Happy End steht nichts im Wege, natürlich wirken die Öle auch in einer Duftlampe oder in einem Diffuser.
- Damit der Frust zur Lust wird, diese Öle haben es in sich: Jasmin, Bergamotte, Neroli, Ylang Ylang, Sandelholz, Rosengeranie, Palmarosa und Tonkabohne. Sie unterstützen nicht nur die Sinnlichkeit, sie sind auch sehr pflegend für die Haut. Und ein schönes Äußeres wirkt auch sehr anregend.

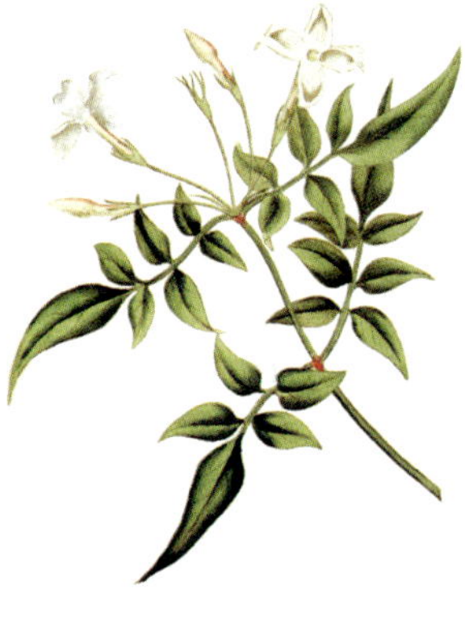

Krebs

Zum Thema Krebs möchte ich nur ein paar Schlagwörter, zu welchen du recherchieren kannst, angeben. Es gibt schon viele Bücher und Studien dazu. Jeder muss selber für sich entscheiden, welchen Weg er einschlägt. Ich denke aber, was ich ohne Bedenken sagen darf, ist, dass in einem basischen Körper keine Krankheit entsteht, also sollte man im Falle des Falles unbedingt den Körper entgiften und die Ernährung umstellen.

- Natronkur, Löwenzahnwurzelkur, Einjähriger Beifuß, Hanfkur, Misteltherapie, Fiebertherapie, Ty Bollinger, Rüdiger Dahlke

Kopfweh und Migräne

Absolut empfehlenswert ist die *Filipendula ulmaria* oder auch Mädesüß genannt. Sie enthält den entzündungshemmenden Wirkstoff Salicylsäure. Dieser Stoff wurde 1838 erstmals aus dem Öl isoliert und 1899 gelang erstmals die Synthetisierung der Acetylsalicylsäure (ASS). Na, erkannt?

Heute ist es unter dem Namen *Aspirin* bekannt, diesen Namen erhielt es noch 1899 und wurde sofort in die Warenzeichenrolle des Kaiserlichen Patentamtes aufgenommen.

- Also 1 TL für eine Tasse, kurmäßig nicht länger als 2 bis 3 Wochen max. 3 Tassen Tee pro Tag trinken.

  Dieser Tee wirkt nicht nur bei Kopfschmerzen, sondern auch bei grippalen Infekten und bei der Echten Grippe. Er mindert Schmerzen und senkt das Fieber, zusammen mit Holunderblüten eine herrliche Kombination.
- Man kann auch ätherisches ***Pfefferminz- und Lavendelöl*** mit z. B. Mandelöl mischen und sich damit den Nacken, die Stirn und die Schläfen einreiben.
- Meerrettich reiben oder eine Zwiebel klein schneiden, in ein Tuch oder eine Küchenrolle einwickeln, eventuell mit einem Schal oder Halstuch fixieren und für 10 Minuten in den ***Nacken*** legen.

- Es hilft auch, die ***Unterarme in kaltes Wasser*** zu legen und anschließend kräftig abzurubbeln.
- Bei ***hormonell bedingter Migräne*** hilft ein Tee aus Mutterkraut *Chrysanthemum parthenium*.

  Man bekommt auch Mutterkraut-Kapseln in der Apotheke. Mir wurde leider in der Apotheke eindringlich gesagt, dass, wenn ich einmal mit den Mutterkraut-Kapseln anfange, nie wieder aufhören darf, da ich ansonsten sofort wieder Kopfschmerzen und Migräne bekomme. Lass dich bitte beraten, aber höre wie immer auf dein Bauchgefühl. Mein innerer Arzt hat mir geraten, die Mutterkraut-Kapseln nur im Bedarfsfall einzunehmen, und das hat bisher wunderbar funktioniert.
- ***CBD-Tropfen*** (nähere Beschreibung siehe Seite 102) sind ebenfalls sehr hilfreich, sie lindern nicht nur die Schmerzen, sondern verhelfen auch gleich zu einem erholsamen Schlaf, welcher die Muskeln entspannt und somit die Migräne-Kopfschmerzen signifikant reduzieren kann.
- ***Magnesium*** kann zu demselben Effekt führen, das muss jede individuell für sich selbst herausfinden.

Vielleicht hast du auch schon etwas von OPC gehört. Man mag von Robert Franz halten, was man möchte, aber seine Aufklärung übers OPC zusammen mit Vitamin C hat mir sogleich zwei Jahre ohne einen einzigen Migräneanfall beschert. Eine unbeschreibliche Steigerung meiner Lebensqualität. Leider wurde diese Phase aufgrund eines Ereignisses, auf welches ich hier nicht näher eingehen möchte, wieder zunichte gemacht. Es folgten häufig (alle zwei Wochen) schwere Migräneanfälle, welche ich allerdings mit Yoga und regelmäßigen Meditationen wieder in den Griff bekommen habe.

Die Migräne, vor allem wenn sie mit Taubheitsgefühlen und Sprachstörungen verbunden ist, kann einem echt Angst machen und das Leben richtig vermiesen. Es gab Zeiten, da traute ich mich nicht alleine auf die Straße zu gehen, geschweige denn Auto zu fahren.

Mittlerweile sehe ich die Migräne als eine Art Freundin, die mich mal mehr und mal weniger sanft darauf hinweist, dass ich über meine Belastungsgrenze gegangen bin. Sie ist mein Stressindikator und hilft mir, mich wieder bewusst um mich zu kümmern und Wichtiges von Unwichtigem zu unterscheiden und mich gegebenenfalls auch von Menschen oder Umständen, wie einer Arbeitsstelle zum Beispiel, zu trennen.

Läuse

- Das Kopfwaschen mit stark aufgebrühtem ***Anistee*** vertreibt Läuse, doch VORSICHT, zuerst abkühlen lassen und nicht heiß über den Kopf leeren.
- Man kann auch dem Kindershampoo ein paar Tropfen ätherisches ***Teebaumöl*** hinzufügen, das hat bei meiner Tochter bestens geholfen. Sie ist mittlerweile zwanzig und ich kann voller Stolz verkünden, dass sie GOTT SEI DANK nie mit Läusen nach Hause gekommen ist. Zusätzlich hab ich damals auch das ätherische Teebaumöl mit etwas Olivenöl vermischt und meiner Tochter hinter die Ohren geschmiert.
- ***Lavendel- und Essiggeruch*** mögen Läuse ebenso wenig wie Teebaumöl, daher empfehle ich nach dem Kopfwaschen eine Haarspülung aus 2 bis 3 Esslöffeln Apfelessig, einem Liter lauwarmem Wasser und ein paar Tropfen ätherischem Lavendelöl, das schreckt nicht nur die Läuse ab, sondern ist zudem sehr pflegend für die Haare.

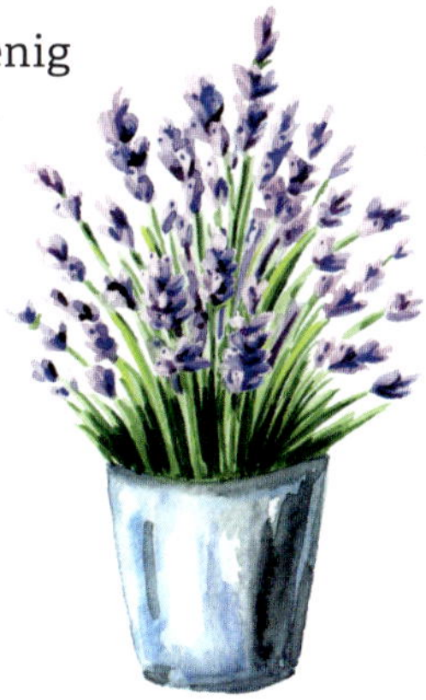

Lunge

Zu Asthma, Allergien und Erkältungskrankheiten habe ich bereits geschrieben, deshalb möchte ich hier eine Geschichte meiner Ahninnen erzählen.

Meine Mutter war in sehr jungen Jahren schwer lungenkrank. Kein Wunder, zur damaligen Zeit waren die schädlichen Auswirkungen von Zigaretten nicht bekannt, mein Großvater sowie die vielen Besucher haben zahlreich filterlose Zigaretten geraucht. Meine Mutter meinte, manchmal konnte sie ihre Hand vor Augen kaum sehen, und sie als kleines Kind, natürlich mitten in diesem Qualm. Der damals behandelnde Arzt meinte, er könne nichts mehr für sie tun.

Meine Großmutter packte einige Sachen zusammen und fuhr mit meiner Mutter für mehrere Monate in die heilenden Südtiroler Berge zu ihrer Familie. Meine Urgroßmutter nahm meine Mutter täglich mit in den Ziegenstall und ließ sie frische Ziegenmilch trinken. Meine Urgroßmutter prophezeite ihr, dass damit ihre Lunge vollständig ausheilen wird und genau so kam es auch. Ich bin davon überzeugt, dass die frische Südtiroler Heimatluft und der Zuspruch meiner Urgroßmutter sowie ihre unerschütterliche Zuversicht und ihr Gottvertrauen ebenfalls einen großen Beitrag dazu leisteten.

In meiner Familie ist seither bekannt, dass Ziegenmilch die Lunge ausheilen kann. Nach jeder schweren Bronchitis oder Lungenentzündung sehe ich zu, dass ich zu frischer Ziegenmilch komme, und trinke diese kurmäßig für 3 bis 5 Wochen.

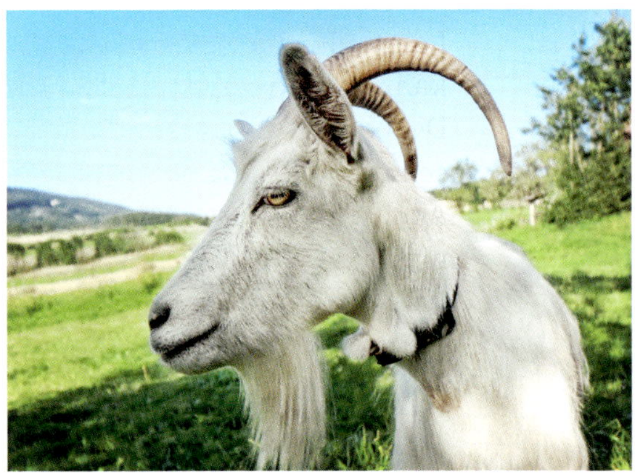

Magenbeschwerden und Übelkeit

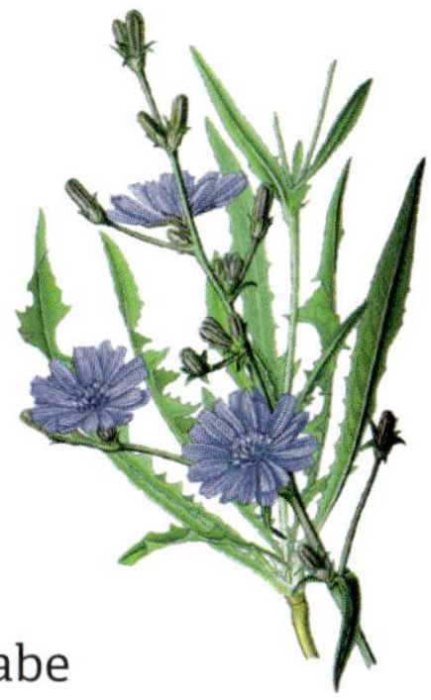

- Folgende ***Pflanzen als Tee*** zubereitet helfen bei Magenbeschwerden wie Gastritis usw.: Eisenkraut, Kamille, Pfefferminze, Melisse, Wegwarte, Beifuß (nicht während der Schwangerschaft einnehmen)
- Der gute alte ***Schwedenbitter*** oder auch der ***Nussschnaps*** sind in meiner Familie altbewährte Hausmittel. Ehrlich, als Kind habe ich mir mehrmals überlegt, ob ich meiner Mutter sage, dass mir im Magen nicht wohl ist. Es gab immer Schwedenbitter. „Entweder es renkt deinen Magen ein oder du übergibst dich gleich, so oder so ist dir dann besser", waren die Worte meiner Mutter.

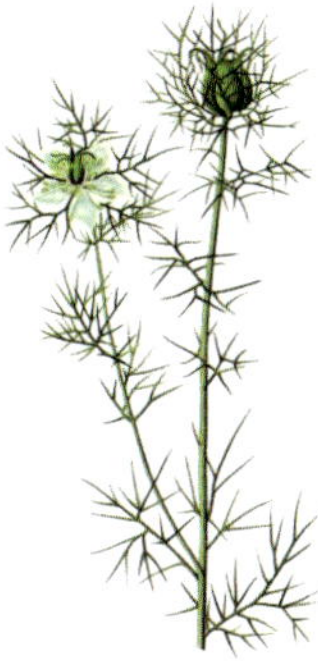

- 1 TL ***Natron*** in einem Glas Wasser auflösen und trinken.
- ***Schwarzkümmelöl*** hilft mir zuverlässig bei sämtlichen Magenbeschwerden und Übelkeit, ebenso wie ein frisch gebrühter ***Ingwertee*** mit Zitrone und Honig.
- ***Bitterkräuter*** oder ***Bittertropfen***, welche in Apotheken und Reformhäusern erhältlich sind, helfen ebenfalls zuverlässig.

Ohrenschmerzen

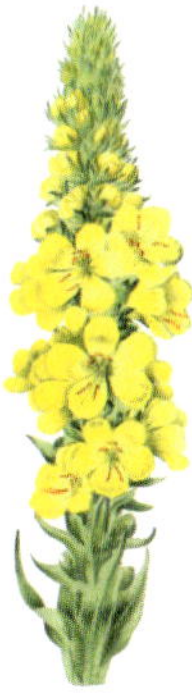

- Eine ***Zwiebel*** in kleine Würfel schneiden, in ein Stoffsäckchen, ein Leintuch oder eine Küchenrolle einwickeln. Wenn man möchte, kann man dieses dann kurz im Rohr oder auf einem umgedrehten Deckel eines Topfes über Wasserdampf erwärmen und auf das schmerzende Ohr auflegen.
- Auch der ***Öl-Auszug einer Königskerze*** hilft. Von diesem Öl kann man sich 3 Mal täglich 1 Tropfen ins Ohr träufeln und auch rund ums Ohr schmieren.
- Einen Tropfen ätherisches Pfefferminz-, Cajeput- oder Lavendelöl auf ***Watte*** tropfen und ins betroffene Ohr stecken.
  VORSICHT: NIEMALS ätherische Öle direkt ins Ohr geben!

Gundelreben-Wickel

Hierzu gießt man einen starken Tee auf, tränkt ein Tuch darin, und legt es auf das betroffene Ohr. Um die Wärme zu speichern, unbedingt noch ein trockenes Tuch darüberlegen.

› Dies hilft auch bei Ohrensausen und Tinnitus.

Papillomavirus/Feigwarzen, Scheidenpilz und Co

Ich kenne sehr viele Frauen, die schon einmal davon betroffen waren bzw. regelmäßig damit konfrontiert sind. Auch ich habe dies schon erlebt, mittlerweile weiß ich, dass ich sehr sorgsam mit meinem Intimbereich umgehen muss. Als ich vor vielen Jahren die Diagnose Papillomavirus erhalten habe, bin ich vor lauter Scham im Boden versunken. Ganz ehrlich, ich kam mir vor wie die größte Straßenhure, es hat mir extrem auf die Psyche geschlagen und auch meine Beziehung wurde auf eine harte Probe gestellt. An dieser Stelle möchte ich uns Frauen wieder einmal Mut machen. Kaum eine Frau spricht aus Scham darüber, aber genau das ist ein Fehler. Wir müssen uns darüber austauschen, das Wissen, dass wir nicht alleine damit sind, macht es schon viel erträglicher, aber ich werde dir ein Werkzeug in die Hand geben, das dich noch stärker und unabhängiger und vor allem selbstbewusster macht. Dies ist ein Thema, welches mir sehr am Herzen liegt, ich weiß, wie sich Frauen damit fühlen, welche Ängste und Schamgefühle sie plagen, deshalb werde ich hierauf sehr ausführlich eingehen.

Fakt ist, jeder Mensch trägt dieses Virus in sich, und ein gesunder Körper kann damit umgehen. Doch in der stressigen Arbeitswelt und wenn man dann auch noch so wie wir Frauen Beruf, Haushalt und Kinder unter einen Hut bringen muss – und die Welt wollen wir ja nebenbei auch noch retten – ist man sehr leicht anfällig für diesen gemeinen Virus und dergleichen. Stress greift das Immunsystem an und schwächt es, für die Viren ist es dann ganz leicht, sich rasend schnell auszubreiten.

Keine Sorge, ich werde dir genügend kostengünstige, schnell- und hochwirksame Helferlein vorstellen.

Zurück zu meiner Leidensgeschichte. Von meinem Frauenarzt wurde mir damals eine ätzende Salbe verschrieben. Ich habe fast drei Tage durchgeweint vor Scham, Wut und vor allem vor lauter Schmerzen. Ich hatte das Gefühl, meine Vulva wird mir buchstäblich weggeätzt, alles war rot und tat höllisch weh, zusätzlich zu dem unangenehmen Juckreiz. Die pharmazeutischen Mittel bekämpfen ja nicht nur die bösen Viren und Bakterien, ich habe das Gefühl, zu allererst greifen sie mal die nützlichen Unterstützer des Immunsystems an, als ob die bösen Viren und Bakterien die guten als Schutzschild verwenden würden und erst danach werden die schlechten vernichtet. Also brauchte ich ein Mittel, welches das Immunsystem und meine körpereigenen Wächter unterstützt und nicht umbringt.

Damals hatte ich noch absolut keine Ahnung von Heilkräutern. Meine große Schwester hat mir den Anstoß gegeben, nach Alternativen im Internet zu suchen. Ich möchte hier niemanden dazu anstiften, Dr. Google um medizinischen Rat zu fragen, das Internet ersetzt keinesfalls einen Arztbesuch. Für mich war es eben in diesem Moment das Richtige, sich über pflanzliche Alternativen zu erkundigen, Bücher hatte ich damals zu diesem Thema noch nicht. Jedenfalls bin ich nach einiger Recherche auf den Lebensbaum gestoßen. Da ich es damals nicht besser wusste, habe ich einfach eine handelsübliche Creme verwendet und mir aus der Apotheke Thuja Urtinktur besorgt. Zu Hause habe ich einfach alles in der Bodylotion zusammengemischt, kolloidales Silber, Schwedenbitter, Teebaumöl und die Thuja Urtinktur. Das Ergebnis war so verblüffend, man konnte quasi zusehen, wie diese fiesen Warzen immer kleiner wurden und schlussendlich verschwanden.

Mein Frauenarzt meinte beim Kontrolltermin, dass, wenn er es nicht selbst gesehen hätte, er es nicht glauben würde, dass ich diesen Virus hatte, und er mir keine Angst machen wolle, aber er war davon überzeugt gewesen, dass man die Warzen nur noch operativ entfernen könne. Mein Pap-Abstrich war absolut in Ordnung.

Der Vollständigkeit halber möchte ich erwähnen, dass die Thuja giftig ist und auch bei äußerlichen Anwendungen Vergiftungserscheinungen wie Durchfall und Schwindel auslösen kann. Wer diese verwenden möchte, bitte nur nach ausdrücklicher Rücksprache mit einem Arzt oder der Apotheke des Vertrauens. Übrigens habe ich mich bei der Vergiftungszentrale erkundigt, sie meinten, ein paar Tropfen Thuja-Urtinktur in einer Creme oder auf ein Wattestäbchen geträufelt und äußerlich aufgetragen, hätten absolut keine negative Auswirkung auf den Körper. Wer aber auf Nummer sicher gehen möchte und genau das tue ich mittlerweile, kann auf ebenbürtige und nebenwirkungsfreie Mittel umsteigen.

Folgende Zäpfchen habe ich immer in meinem Kühlschrank. Vor jedem Thermenbesuch oder Badeausflug nehme ich diese schon prophylaktisch.

Ich schmelze Sheabutter und füge dann ein paar Tropfen ätherisches Speiklavendel- oder Teebaumöl hinzu. Reines ätherisches Rosenöl wirkt harmonisierend auf den gesamten weiblichen Organismus, deshalb gebe ich auch einen Tropfen davon hinzu, ich habe das Gefühl, dass dies mein weibliches Energiefeld stärkt, aber bitte nur reines ätherisches Öl und keinesfalls ein Parfümöl benutzen.

Bienen dulden keine Pilze, Viren oder Bakterien, es ist essenziell wichtig für ihr Überleben, alles dergleichen abzuwehren. Propolistropfen wirken gegen Viren, Bakterien und Pilze, also füge ich auch ein paar Tropfen Propolis hinzu.

Kokosöl wirkt auch antimykotisch, darum gebe ich manchmal einen Teelöffel Kokosöl hinzu.

Sheabutter schmilzt bereits bei 40 Grad, also nicht zu heiß werden lassen, da ansonsten die Wirkung der ätherischen Öle geschwächt wird. Sobald das Gemisch nicht mehr allzu heiß ist, in die Zäpfchenformen (diese bestelle ich immer bei *Art of Beauty*, aber ich denke es gibt noch weitere Anbieter im Internet) einfüllen, wenn du diese nicht zu Hause hast, so kannst du das Geschmolzene auch in ein Glasgefäß einfüllen und in den Kühlschrank stellen.

Du kannst dann die feste Creme mit einem Wattestäbchen in deine Vulva einführen.

Absolute Sauberkeit ist oberstes Gebot bei der Zubereitung, ich verwende zum Desinfizieren der Arbeitsgeräte und der zu befüllenden Gefäße klaren Schnaps oder Wodka.

Bei der Herstellung verlasse ich mich ausschließlich auf mein Bauchgefühl. Nicht jede Mischung ist gleich, und nicht für jede Frau verwende ich die gleichen Zutaten. Woran das liegt, kann ich dir nicht erklären, es ist etwas Energetisches, eine sehr leise und zarte Stimme aus meinem Inneren, welche mich unterstützt, daher tue ich mich sehr schwer mit genauen Rezepturen. Fakt ist, jedes der oben genannten Helferlein für sich ist schon eine großartige Unterstützung. Vertraue auf deinen Uterus, sie wird dir schon die richtige Mischung flüstern.

Als kleinen Kompass kann ich dir folgendes Grundrezept geben:

Grundrezept Zäpfchen

Auf ca. 100 g Sheabutter traue ich mich für meine Zäpfchen auf jeden Fall 10–15 Tropfen ätherisches Öl zu verwenden. Wenn du das Gefühl hast, 1 TL Kokosöl würde dir guttun, dann gib dieses ebenfalls dazu.

Propolis-Tropfen habe ich auch schon für mich verwendet, allerdings gibt es Menschen, die auf Propolis allergisch sind, wenn du zu diesen gehörst, dann keinesfalls verwenden. Auch ein paar (10–20) Tropfen kolloidales Silber können hinzugefügt werden.

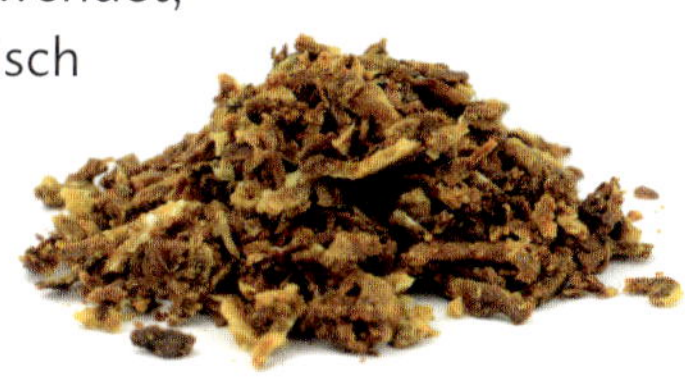

Wie gesagt, gerade bei den Zäpfchen verlasse ich mich total auf mein Bauchgefühl, welche Mischung zu welcher Frau passt. Der Hauptanteil sollte natürlich die Sheabutter sein, die restlichen Zutaten nur tröpfchenweise hinzufügen.

Ich habe diese schon für viele Frauen gemacht und bisher noch keine negative Rückmeldung erhalten, dass es irgendwie unangenehm brennt oder so. Ganz im Gegenteil, die Rückmeldungen sind phänomenal. An dieser Stelle darf und soll ich dir ausdrücklich von einer lieben Freundin erzählen. Sie befindet sich bereits in den Wechseljahren, kummervoll hat sie mir bei einem Besuch erzählt, dass Sex für sie seither kein Thema mehr ist, weil sie so furchtbare Schmerzen auf einmal dabei hätte. Sie hat schon so vieles probiert, aber es hilft einfach nichts. Ich glaube, soweit kannst du mich nun schon einschätzen, dass du weißt, dass Sex für mich essenziell wichtig ist, also habe ich ihr sofort Vaginalzäpfchen hergestellt und mitgegeben. Einige Tage später rief sie mich an und meinte, sie hätte sich gar nichts von den Zäpfchen erwartet, da alles, was sie zuvor ausprobiert hat, nicht geholfen hätte. Sie meinte, sie wäre schon zufrieden gewesen, wenn die Schmerzen nur etwas erträglicher geworden wären. Zu ihrer großen Überraschung und Freude hatte sie keine Schmerzen mehr, sie meinte, nicht einmal ein kleines Piksen, und ich soll das unbedingt in mein Buch schreiben, denn es solle so vielen Frauen wie nur möglich damit geholfen werden. Den Auftrag habe ich hiermit voller Freude ausgeführt. Also du siehst, nicht nur bei Scheidenpilz und Co. helfen die Zäpfchen, sondern auch bei Wechseljahrbeschwerden wie einer trockenen Vagina. Ich weiß, dass viele sich schämen darüber zu sprechen, doch anhand dieser Geschichte siehst du, wie wichtig das ist. Ich konnte einer lieben Freundin helfen, sie nannte mich das letzte Mal, als wir uns sahen, meine Eheretterin. Sie hatte Angst, dass sich ihr Mann über kurz oder lang eine andere Frau oder eine Geliebte suchen würde, und jetzt haben sie wieder ein gut funktionierendes Sexleben und sind glücklich.

Wenn du auf Reisen bist, so sind die Zäpfchen nicht geeignet, da die Sheabutter bereits bei Körpertemperatur schmilzt.

- Ich habe auf Reisen immer reine Baumwoll-Tampons eingepackt. Sollte ich Probleme im Intimbereich bekommen, träufle ich 2 bis 3 Tropfen reines ätherisches Teebaum- oder Lavendelöl auf den

Tampon. Ätherische Öle haben mittlerweile einen festen Platz in meiner Reiseapotheke. Anschließend den mit ätherischen Ölen beträufelten Tampon in ein reines Bio-Naturjoghurt, welches auch im Ausland schnell erhältlich ist, eintauchen und in die Scheide einführen. Die im Joghurt enthaltenen Milchsäurebakterien unterstützen eine gesunde Scheidenflora. Zusätzlich empfiehlt es sich, eine Binde oder Slipeinlage zu verwenden, damit die Unterhose nicht schmutzig und unangenehm feucht wird.
- Ein Tampon nur in Honig getaucht hat ebenso eine schnelle und heilende Wirkung.

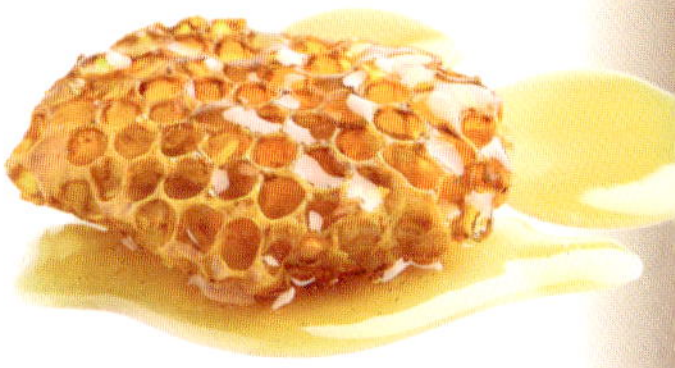

An dieser Stelle sei es mir erlaubt zu erwähnen, dass viele Tampons gebleicht werden, mit Chlor und anderen Chemikalien verseucht sind und auch schon Glyphosat und andere Pestizide darin nachgewiesen wurden. Viele Frauenärzte weisen bereits darauf hin, dass diese Stoffe in Tampons und Binden einen Scheidenpilz verursachen können, da sie die Schleimhäute in unserem Heiligtum empfindlich stören und die guten Bakterien angreifen. Also bitte unbedingt auf gute Bio-Qualität und reine Naturfasern achten.

In einem basischen Milieu kann keine Krankheit entstehen und Natron ist absolut basisch, deshalb empfehlen sich Spülungen damit.
- Entweder du machst ein Sitzbad mit Natron oder du löst 1 TL Natron in einem Glas Wasser auf, dafür besorgst du dir aus der Apotheke Einweg-Spritzen (ohne dünnen Nadelaufsatz, sondern die mit einem breiten Kopf), ziehst das Natron-Gemisch damit auf und spritzt es in die Vulva. Bitte sei äußerst vorsichtig und sorgsam dabei, es sollen und dürfen keinerlei Schmerzen entstehen. Natron bekämpft zuverlässig Viren und Pilze.

  Dieser Vorgang kann auch mit kolloidalem Silber vorgenommen werden, innerlich wie äußerlich.

Du siehst, es gibt ein breites Spektrum an Unterstützung, jede muss für sich selbst herausfinden, was ihr am besten und schnellsten hilft.

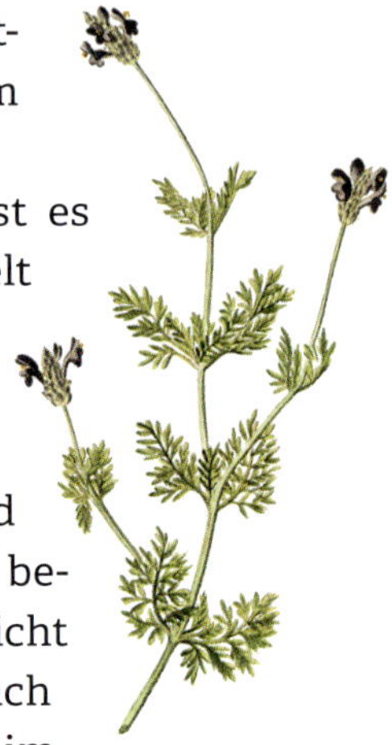

Bei Scheidenpilz, Papillomavirus und dergleichen ist es unabdingbar, dass auch der Partner damit behandelt wird. Für Männer eignet sich Kokosöl, angereichert mit ätherischem Speiklavendel. Da bei Männern der Papillomavirus meist nicht sichtbar oder sonst irgendwie zu erkennen ist, sollten diese auch vorbeugend und über einen längeren Zeitraum ihren Penis mit eben beschriebenem Kokosöl eincremen. Wenn dein Partner nicht glücklich mit diesem Vorschlag ist, dann hilf ihm einfach beim Eincremen, seine Einstellung dazu wird sich im Handumdrehen ändern.

Prämenstruelles Syndrom – PMS

- PMS-Tropfen kann man sich ganz leicht selber machen, indem man eine ***Tinktur*** aus Schafgarbe, Frauenmantel und Rotklee ansetzt.
- Auch der ***Mönchspfeffer*** hat sich dahingehend einen Namen gemacht. Für die Tinktur aber nur die Blüten verwenden, fertige Präparate sind in Apotheken erhältlich. Er gleicht hormonelle Störungen aus und ist somit auch bei Wechseljahrbeschwerden gut einsetzbar. Und wer sich ein Baby wünscht, kann auch auf den Mönchspfeffer zurückgreifen, er fördert nämlich die Fruchtbarkeit und regt den Milchfluss an.

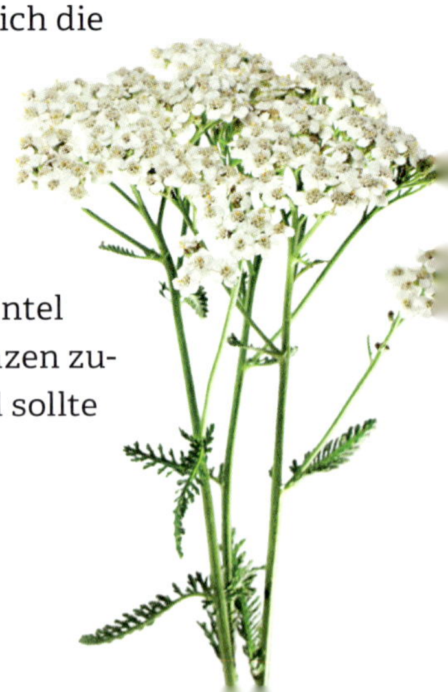

Regelschmerzsalbe

- Auch hier kann man sich wieder austoben, man macht einen ***Öl-Auszug*** aus Schafgarbe, Frauenmantel und/oder Rotklee. Entweder man nimmt alle Pflanzen zusammen oder immer nur eine davon, auf jeden Fall sollte man immer Gänsefingerkraut hinzufügen, es wirkt stark krampflösend.

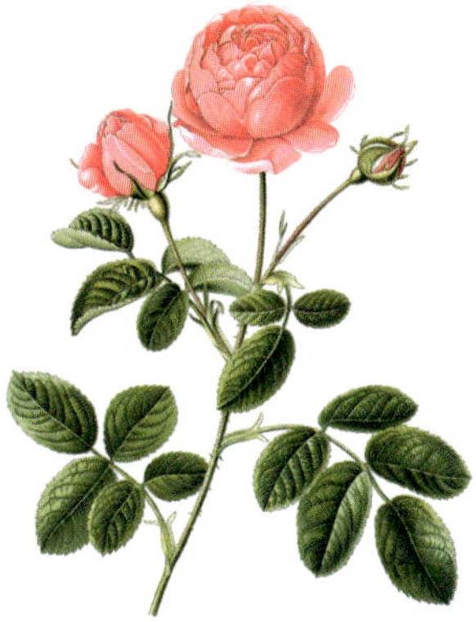

- Den Öl-Auszug dann weiter zu einer ***Salbe*** verarbeiten und unbedingt ätherisches Muskatellersalbei- und Rosenöl hinzufügen. Muskatellersalbei wirkt krampflösend und Rose harmonisiert. Wer auf Grund der Schmerzen schlecht gelaunt ist, dem rate ich zu ätherischem Grapefruit-Öl, es hebt zuverlässig die Stimmung.
- Mir persönlich hilft ein selbst gemachter ***Magnesium-Spray*** zuverlässig.

  Dazu löst du 34 g Magnesiumflocken in 1 Liter destilliertem Wasser auf. Du musst du nur die Flocken dem Wasser zufügen und so lange umrühren, bis sich diese zur Gänze aufgelöst haben, und in eine Sprühflasche abfüllen. Meinen Magnesium-Spray verfeinere ich natürlich gerne mit ätherischen Ölen, am liebsten mit Lavendel oder Rose. Dieser Spray kann auch muskulär bedingte Rückenschmerzen lindern, hierfür würde sich ätherisches Kampfer- oder Rosmarin-Öl eignen (Rosmarin bitte nicht während einer bestehenden Schwangerschaft oder bei Bluthochdruck verwenden).

Stoffwechsel ankurbeln

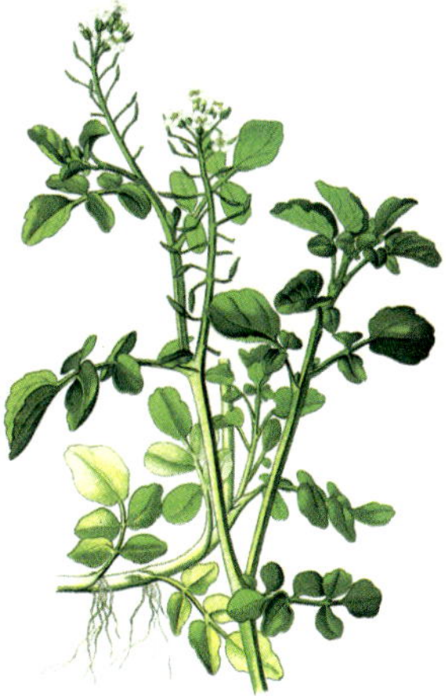

Folgende Pflanzen kurbeln den Stoffwechsel an und können so das Abnehmen unterstützen: Brennnessel, Bärlauch, Brunnenkresse, Löwenzahn, Gundelrebe, Gänseblümchen, Melisse, Birkenblätter

- Such dir 3–5 Pflanzen nach Gefühl aus und setze eine Tinktur damit an. Davon kannst du dann 3 Mal täglich 10 Tropfen zu dir nehmen. Kurmäßig nicht länger als 8 Wochen einnehmen.

Rund ums Stillen

Abstillen

- Frische ***Petersilienblätter*** zu einem Brei verarbeiten und auf die Brust schmieren, 20 Minuten einwirken lassen. Zusätzlich viel Petersilie in den Speiseplan einbauen.
- ***Pfefferminztee*** 3 Mal täglich über 3 Wochen lang trinken.
- Bei einer ***entzündeten Brust*** hilft es, wenn man Fenchelwurzel weich kocht und warm auflegt, ebenso helfen Topfenwickel (Quarkwickel).

Milchstau

- Die pulverisierten ***Samen des Bockshornklees*** mit heißem Wasser übergießen und zu einem Brei anrühren. Diesen Brei dann auf ein Leintuch geben und noch warm auf die betroffene harte Stelle auflegen.
- ***Topfen (Quark) auflegen***, er zieht die Entzündung raus.
- Zu gleichen Teilen Rosskastanienpulver und Gerstenmehl mit Apfelessig zu einem ***Brei*** verrühren und auflegen.

Milch bildend

- ***Anistee*** fördert die Milchbildung, vermutlich aufgrund des hohen Östrogengehalts des Anethols, welches reichlich in der Pflanze enthalten ist.
- ***Frauenmanteltee***
- ***Eisenkrauttee*** fördert ebenfalls die Milchbildung, sollte aber aufgrund des hohen Gerbstoffgehaltes nicht während einer Schwangerschaft eingenommen werden.
- Ein ***Öl-Auszug***, bestehend aus Frauenmantel, Schafgarbe und Angelikawurzel zu gleichen Teilen, hilft bei Milchstau, strafft die Brust und wirkt auch bei dem unangenehmen Brustspannen kurz vor der Periode. Außerdem kann dies vorbeugend gegen Knoten in der Brust sein.

Die Zeit nach der Geburt ist eine ganz besondere. Endlich hält man sein ersehntes Baby im Arm und ein regelrechter Gefühls-Tsunami bricht los. Unendliche Freude über das Leben, welches geboren wurde, gleichzeitig ist man erschöpft von dem kräftezehrenden Geburtsvorgang. Angesichts der großen Verantwortung, die man auf einmal trägt, kommen Ängste und Sorgen auf, oft auch begleitet von einer unbeschreiblichen Trauer und Zweifel, ob man dem gewachsen ist.

Ich darf dich beruhigen, dies ist völlig normal. Du befindest dich in einer völlig neuen Lebenssituation, da darf alles sein, lass es einfach raus. Manchmal fühlen sich Frauen nach einer Geburt traumatisiert, trauen sich aber nicht darüber zu sprechen, doch genau dies wäre wichtig. Sprich mit einer Freundin oder einer Hebamme darüber, bitte scheue auch nicht davor zurück, notfalls professionelle Hilfe in Anspruch zu nehmen. Sei dir immer dessen bewusst, du bist nicht alleine mit diesem Thema, es geht vielen Frauen so und vielleicht ist ja in deinem Umfeld ebenfalls eine Frau, die gerne darüber reden möchte, sich aber nicht traut. Alles ist gleich viel leichter, wenn man einmal den Mut gefasst hat darüber zu sprechen, wie man sich wirklich fühlt, und noch leichter ist es, wenn man auf verständnisvolle Frauen trifft, die einem guttun.

Woran es nach einer Geburt bestimmt nicht mangelt, sind gut gemeinte Ratschläge. Es ist wundervoll, wenn Familienmitglieder sich einbringen, doch auch dies kann manchmal anstrengend und etwas zu viel sein. Ich verstehe es nur zu gut, dass man total aus dem Häuschen ist, wenn man ein neues Familienmitglied begrüßen darf, und man deshalb die frisch gebackene Mama mit Erfahrungsberichten überhäuft, scheue auch hier nicht davor zurück, deinen lieben Verwandten mitzuteilen, wenn dir dies zu viel wird. Wenn dir jemand einen Rat gibt, und du absolut kein gutes Gefühl hast, dann lass es bleiben. Du bist die Mutter, du entscheidest. Lass dich nicht verunsichern, vertraue deinem ureigenen Mutterinstinkt, du weißt am besten, was dir und deinem Baby guttut.

Rückenschmerzen

- Ich habe mir in einem guten Bio-Olivenöl einen ***Öl-Auszug*** aus Johanniskraut, Arnika, Ringelblume, Lavendel und Ackerschachtelhalm angesetzt.
- Das Ganze kann man dann weiter zu einer ***Salbe*** verarbeiten oder einfach in kleine dunkle Flaschen füllen und z. B. folgende ätherische Öle hinzufügen: Lavendel, Cassiazimt (ist ein Bestandteil des roten Tigerbalm und sehr stark wärmend, also nicht zu viel, und keinesfalls unverdünnt auf die Haut auftragen), Teufelskrallentinktur und/oder Arnikatinktur, Zirbe und Kampfer haben sich ebenfalls bewährt bei Rückenschmerzen.
- Ebenfalls wirksam ist eine ***Salbe*** aus Beinwell, Salomonsiegelwurzel und Kriechendem Günsel.
  Einen ***Öl-Auszug*** aus den genannten Pflanzen machen und zu einer Salbe verarbeiten.

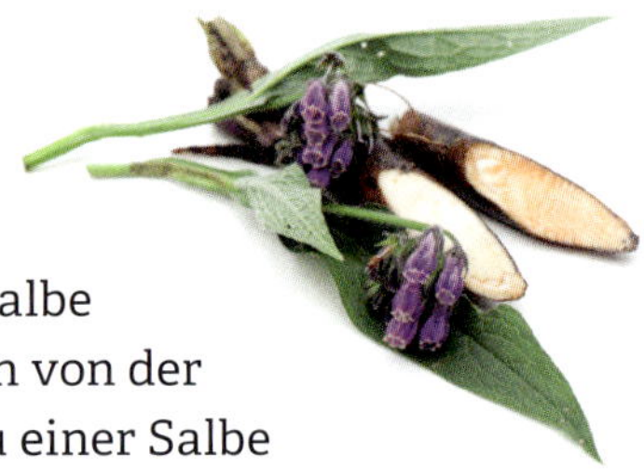

- Bei ***Nackenverspannungen*** ist eine Löwenzahnsalbe sehr wirksam. Einfach den gesamten Löwenzahn von der Wurzel bis zum Blütenkopf in Öl einlegen und zu einer Salbe weiterverarbeiten.

Für die Hartgesottenen

Wenn man nicht sehr empfindlich ist, kann man sich mit Chilis und/oder Kren einen Öl-Auszug machen und einreiben. Am besten mit Olivenöl, so hat man auch gleich ein tolles Öl für Salat und Nudeln. Gerne kann man dies aber auch zu einer Salbe weiterverarbeiten.

Brennnesselpeitsche

Frische Brennnessel pflücken und den Rücken leicht damit *auspeitschen* bzw. darüberstreichen, das fördert die Durchblutung an der betroffenen Stelle immens und lindert so die Schmerzen.

Siehe ebenfalls Seite 131 unter Regelschmerzen – ***Magnesium-Spray***.

Unfruchtbarkeit

Empfängnisfördernde Tinktur

Zu gleichen Teilen Storchschnabelkraut, Gänsefingerkraut, Beifuß und Basilikum.

Mit Korn übergießen und für ca. 3 Wochen stehen lassen, danach abseihen.

› 3 Mal täglich 30 Tropfen.

Fliegender Storch

Frisches, blühendes Storchschnabelkraut für eine Woche in Weißwein einlegen und danach die Pflanzenteile abseihen.

› Das Paar, welches sich ein Kind wünscht, sollte gemeinsam für 3 Wochen lang täglich 1 Likörglas davon trinken.

- Frauenmantel, Beifuß und Schafgarbe helfen ebenfalls, einfach eine ***Tinktur*** damit ansetzen oder als Tee trinken.
- ***Teekur*** mit Eisenkraut – täglich 1 Tasse über 2 Monatszyklen hinweg trinken.

  In der ersten Zyklushälfte steigert das Eisenkraut die Fruchtbarkeit, indem es die follikelstimulierenden Hormone vermehrt, dies fördert den Eisprung.

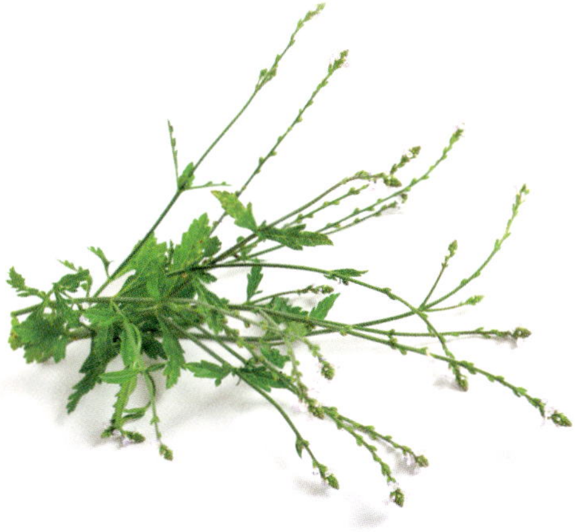

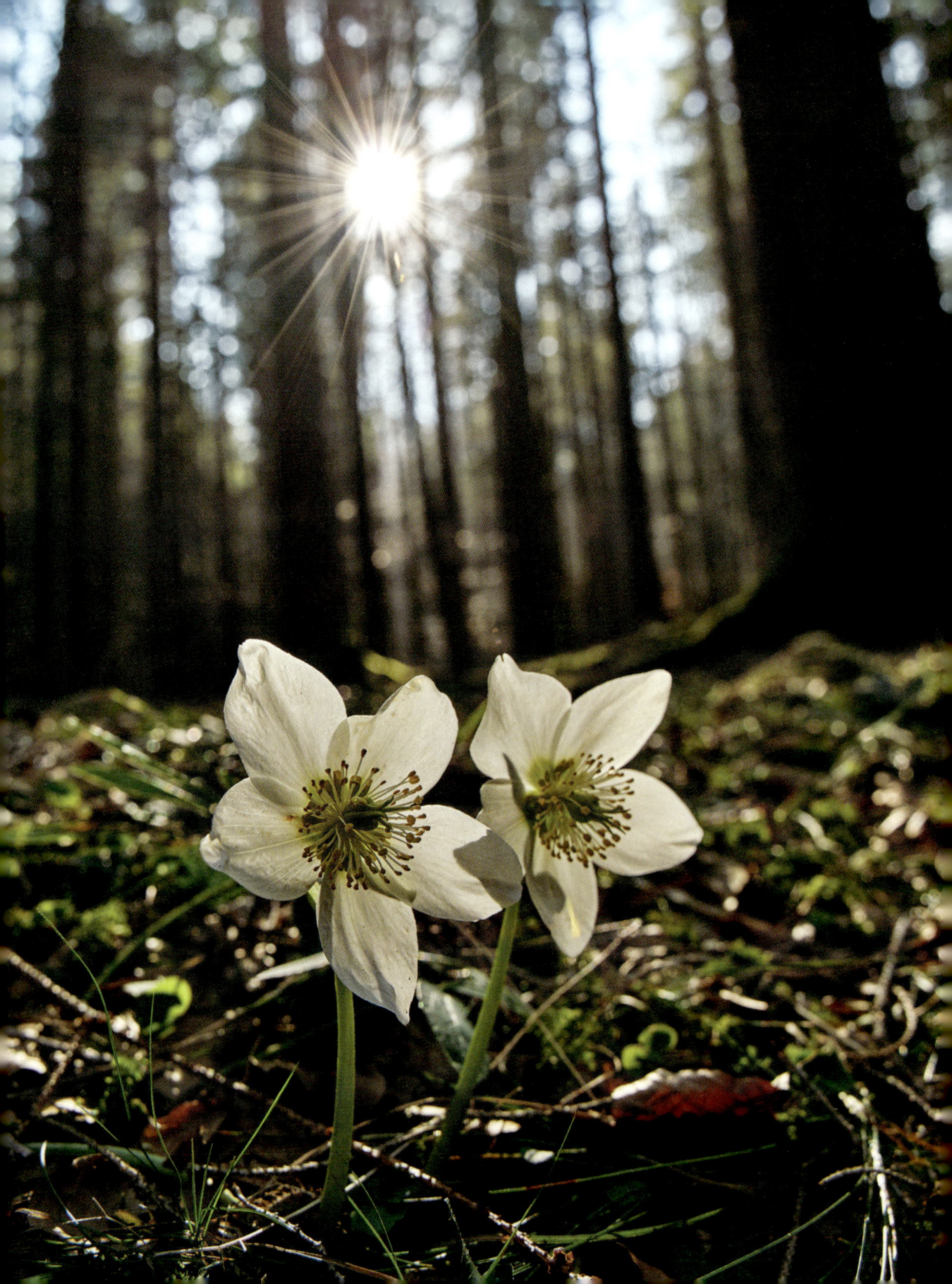

Natur-Schönheit

Würdest du folgende Stoffe zu dir nehmen? Sodium Acrylates, C10–30 Alkyl Acrylate Crosspolymer, Cera Microcristallina, Aluminum Starch Octenylsuccinate, Phenoxyethanol, Isopropyl-, Isobutyl-, Pentyl- und Phenylparaben, Sulfate, Benzoate etc.

Weißt du überhaupt, was das ist? Nein? Du wärst überrascht, wie viele davon du täglich bei deiner Körperpflege verwendest, ohne genauer darüber Bescheid zu wissen.

Diese Inhaltsstoffe sind krebserregend, hämatotoxisch und hepatotoxisch, hormonell wirksam, potenziell besonders gefährlich für Schwangere und deren Föten sowie Kleinkinder und Pubertierende.

Es ist himmelschreiend, dass diese Stoffe den Weg in unsere tägliche Kosmetik gefunden haben, doch wenn man bedenkt, dass die Kosmetikindustrie der chemischen Industrie angehört, ist dies nicht weiter verwunderlich. Anstatt die chemischen Abfallprodukte teuer zu entsorgen, werden diese in Cremes, Deodorants, Duschgels und Co als billige Füllstoffe beigefügt, so verdient man sich auch noch an den Abfallprodukten eine goldene Nase. Durch die Werbung wird dann noch glaubhaft versucht, uns die Notwendigkeit dieser Gifte einzutrichtern.

Die Haut ist unser größtes Organ. Leider ist uns das allzu oft nicht bewusst, ich denke, keiner von uns würde eine handelsübliche Bodylotion verzehren. Unser Magen, die Leber und die Galle würden aufs Äußerste rebellieren, zu Recht. Die Haut hat unter anderem eine wichtige Schutz-, Stoffwechsel- und Abwehrfunktion, über sie gelangen Stoffe direkt in unseren Körper, daher sollten wir besonders darauf achten, welche Produkte wir über die Haut zu uns nehmen.

Wir können jetzt unsere Energie verschwenden und uns darüber ärgern oder gar um unsere Gesundheit fürchten. Oder aber wir nutzen unsere Energie für eine positive Schaffenskraft und kreieren unsere eigenen Pflegeprodukte, die diesen Namen auch verdienen.

Hier ein paar Anregungen für dich, viel Spaß und gutes Gelingen!

Mein absoluter Favorit ist die Körpersahne. Sie ist speziell für trockene und empfindliche Haut eine Wohltat und sehr einfach in der Herstellung. Ich benutze sie zum Abschminken sowie als Hand-, Fuß- und Körpercreme. Wie der Name schon sagt, ähnelt diese von der Konsistenz her Schlagsahne, sie ist ein Gedicht. Wenn dir diese Creme zu fett ist oder zu langsam einzieht, so darf ich dir folgende Tipp geben: Nach dem Duschen/Baden auf die noch nasse Haut auftragen, dadurch emulgiert die Fettcreme auf der Haut mit dem Wasser und zieht so schneller ein.

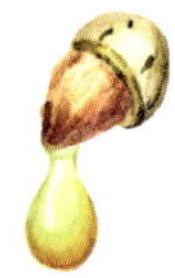

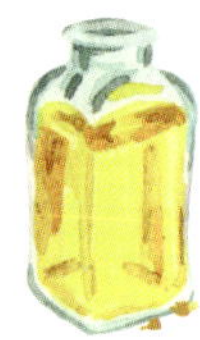

Körpersahne

Für die Körpersahne wird zu gleichen Teilen Öl mit Sheabutter gemixt. Falls du bezüglich der Öle unsicher bist, auf Seite 161 werden ein paar Öle und ihre Wirkungsweisen näher beschrieben. Nimm z. B:

- 10 g Jojobaöl
- 40 g Mandelöl
- 50 g Sheabutter

Die Öle mit der Sheabutter in der Küchenmaschine oder mit dem Handmixer so lange mixen, bis alles eine sahneähnliche Konsistenz erhält und alle Klümpchen der Sheabutter cremig geworden sind. Um den Vorgang etwas zu beschleunigen, kann man einen kleinen Teil der Sheabutter schmelzen und dann erst hinzufügen.

Meine persönliche Lieblingsmischung ist Mandelöl mit Erdbeersamenöl. Im Sommer ist es wunderbar, einen Schuss Aloe-Vera-Saft hinzuzufügen, da dieser angenehm kühlt, speziell nach einem längeren Sonnenbad sehr empfehlenswert. Natürlich kann man auch ätherische Öle (siehe Seite 167) beifügen.

Wenn ich dir einen Duft ans Herz legen darf, Monoi-Frangipaniöl. Das sind Frangipaniblüten eingelegt in Kokosöl, dieser Duft verzaubert mich jedes Mal aufs Neue. Einfach einen kleinen Löffel davon hinzufügen, es hat einen so feinen und verführerischen Duft.

Badekugeln

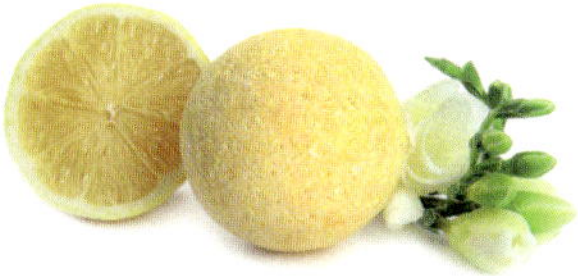

Hierfür verwende ich gerne Silikonformen in Herzerlform oder passend zum Thema Weihnachten.

- 100 g Natron
- 50 g Zitronensäure
- 25 g Maisstärke, Kokos- oder normales Milchpulver
- 40 g Shea- und/oder Kakaobutter
- 2 bis 3 EL getrocknete Blüten, z. B.: Lavendel, Orange, Rose

Die trockenen Zutaten miteinander vermengen, die Shea- und/oder Kakaobutter miteinander verschmelzen und hinzugeben. Kräftig umrühren und zum Schluss die ätherischen Öle beimengen.

Über Nacht an einem kühlen und trockenen Ort stehen lassen, am besten im Kühlschrank.

Damit sich das Öl in den Badekugeln besser mit dem Wasser vermischt, ist es von Vorteil, noch einen Schuss Milch oder Schlagsahne als Emulgator hinzuzufügen.

Wer die Badekugeln etwas weihnachtlicher gestalten möchte, der fügt einfach etwas Zimtpulver und/oder ein paar Tropfen ätherisches Zimtöl hinzu, wirklich nicht mehr als drei, da es sehr intensiv wirkt. Um die Weihnachtszeit gibt es meist spezielle Weihnachts-Duftmischungen aus ätherischen Ölen, auch diese kannst du verwenden.

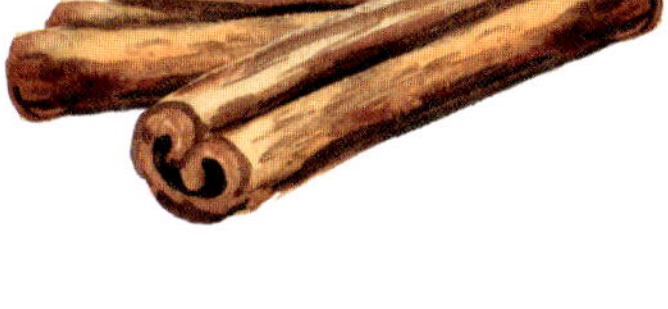

Die Badekugeln oder Badebomben, wie auch immer du sie nennen willst, sind auch bestens für die Erkältungszeit geeignet. Hierfür kannst du dementsprechende ätherische Öle, wie z. B. Eukalyptus (nicht für Kleinkinder), Latschenkiefer, Fichtennadel, Thymian etc., verwenden. Ich liebe es, die Badekugeln mit Lebensmittelfarbe einzufärben, hierfür einfach ein paar Tropfen davon in die noch feuchte Masse einarbeiten.

Bevor ich mir all dieses Wissen aneignete, war mein Badezimmer überfüllt mit Badezusätzen, am liebsten mochte ich Schaumbäder, die angeblich Milch und Honig enthielten. Heute muss ich darüber lachen, nicht nur, dass nicht einmal ansatzweise diese Inhaltsstoffe in höheren Mengen darin nachzuweisen wären, diese Lebensmittel hat doch jeder von uns zu Hause. Also warum gesundheitsbedenkliche Chemikalien in unser Badewasser schütten, unsere Haut und unsere Umwelt damit belasten, wenn es doch auch so einfach geht und wir Milch und Honig direkt und in der Menge unserem Badewasser zufügen können, wie wir es möchten.

Für ein unvergessliches Badeerlebnis

Einfach folgende Zutaten dem Badewasser hinzufügen.

- 1 l Milch oder ein Viertelliter Schlagsahne
- 3 TL Honig oder wahlweise 3 EL Olivenöl, Mandelöl etc.
- Ätherisches Öl nach Belieben
  Rose zum Ausgleichen, Lavendel zum Entspannen, Eukalyptus bei Erkältungen, Zypresse zum Munterwerden, Pfefferminze für einen klaren Kopf. Und dann noch ein paar getrocknete Rosen-, Lavendel- oder Orangenblüten hinzufügen.

› Max. 20 Minuten bei höchstens 38 Grad baden, da es sonst für den Kreislauf zu anstrengend werden kann. Danach gut in ein Handtuch einpacken, Füße hochlagern, ausreichend trinken und genauso lange nachruhen.

Badesalz

- Ca. 250 g grobkörniges Meersalz
- 3 EL Öl
- 2 EL Blüten (Lavendel, Rose, Kamille oder in der Erkältungszeit auch sehr schön mit Tannennadeln)
- Ätherisches Öl nach Wahl

Dem Meersalz löffelweise das Öl hinzufügen und gut vermischen, zum Schluss dann noch die getrockneten Blüten und das ätherische Öl hinzufügen.

Badesalz wirkt leicht straffend, feuchtigkeitsbindend, lindert zuverlässig Juckreiz und hilft bei Neurodermitis und Schuppenflechte.

Es sieht auch sehr schön aus, wenn man das Salz und die Blüten oder auch Tannennadeln schichtweise in ein Glas füllt.

Und jetzt natürlich noch ein Spezial-Tipp von mir. Wie bereits erwähnt, kannst du mittels Lebensmittelfarben dein Badewasser nach Lust und Laune einfärben.

Aber nicht nur Lebensmittelfarben können zu einem wunderbaren Badeerlebnis beitragen, ich liebe es ebenso Aura-Soma-Pomander oder Quintessenzen hinzuzufügen. Meine Lieblinge sind der Gold-Pomander und der Pink-Pomander. Auch hier gibt es ein breites Spektrum an Farben und Düften, die du ausprobieren kannst.

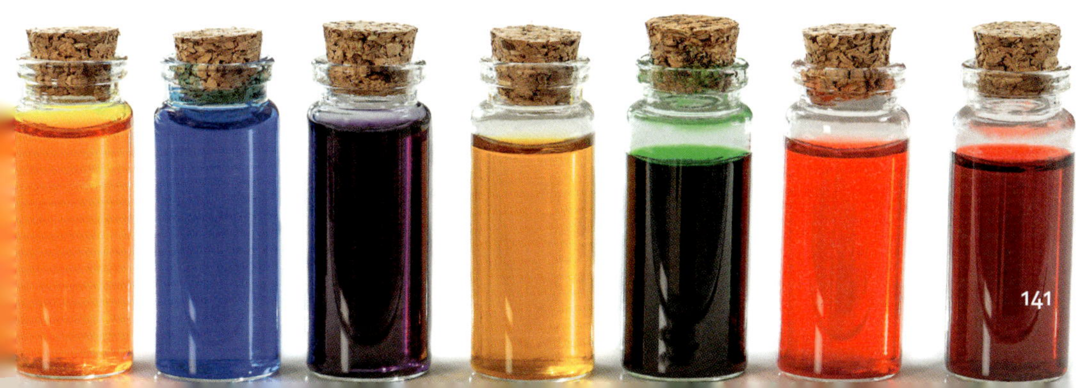

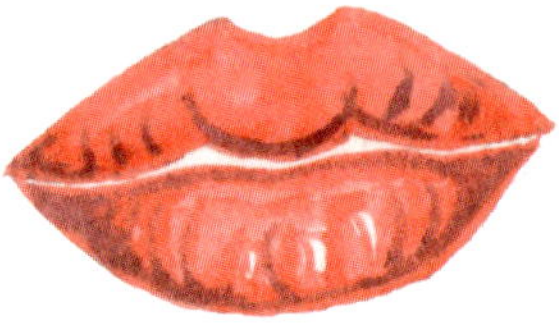

Rote Lippen soll man küssen,
denn zum Küssen sind sie da …

Lippenpflege

Auch hier kannst du dich wieder austoben und vielerlei ausprobieren. Nimm ein Öl deiner Wahl, Mandel-, Mohn-, Olivenöl … In der Kosmetikindustrie wird das Rizinusöl wegen seines Glanzes, den es spendet, gerne verwendet.

Mit Macadamianussöl hat man im Sommer gleich noch den zusätzlichen Effekt eines Sonnenschutzes, wenn auch nur in Höhe eines maximalen 4er-Faktors.

Für alle, die gerne genau nach Rezept arbeiten, hier folgendes Grundrezept

Grundrezept Lippenpflege

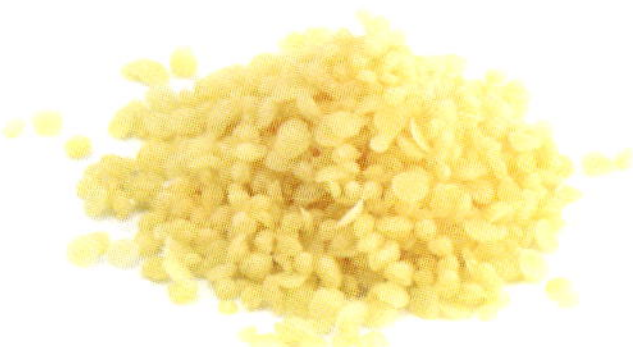

- 10 g Öl
- 3 g Bienenwachs
- 3 Tropfen ätherisches Öl

Vegane Lippenpflege

- 15 g Öl
- 5 g Kakaobutter
- 5 g Sheabutter
- 3 bis 4 Tropfen ätherisches Öl

Öle bzw. Butter im Öl schmelzen, kurz abkühlen lassen und die ätherischen Öle hinzufügen.

Folgendes Rezept, hat mir meine Muse geflüstert:

Lippenschmeichler

Dieses Rezept reicht für eine größere Menge, ca. 16 Lippenpflegestifte mit einer Füllmenge von je 7 ml.

- Als Basis 80 g Olivenöl
- 20 g Bienenwachs
  (Du kannst den Härtegrad mit Hilfe der Tellerprobe selbst bestimmen, siehe dazu Seite 87, unter Salben.)
- 1 TL rosa Tonerde
- 5–7 Tropfen Propolis
- ½ TL Honig
- 8–10 Tropfen ätherisches Lavendelöl

Zuerst das Bienenwachs im Öl auflösen, vom Herd nehmen, kurz abkühlen lassen, dann die Tonerde und die restlichen Zutaten darin auflösen, zum Schluss die ätherischen Öle zufügen.

› Wenn du diesen Lippenpflegestift täglich verwendest, so kann dies vorbeugend gegen Herpes wirken.

› Eine noch bessere Wirkung erreichst du, wenn du dir hin und wieder vor dem Auftragen des Pflegestiftes ein Peeling für die Lippen gönnst, zum Beispiel aus einer Mischung mit Zucker und Honig.

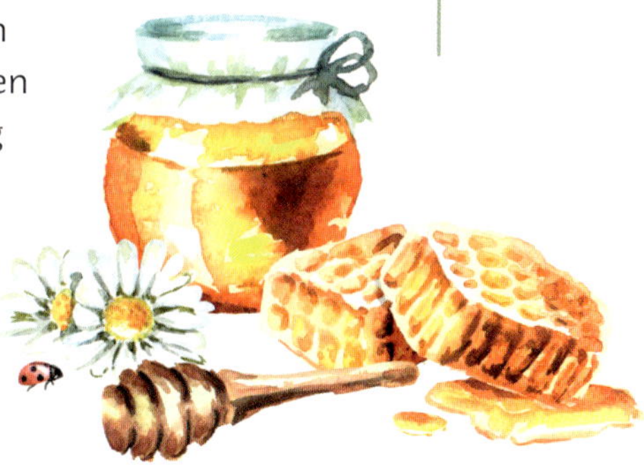

Peelings

Peelings können mit Salz, Zucker, Kokosflocken oder Kaffee gemacht werden. Sie sind für den gesamten Körper, also auch für Gesicht und wie eben erwähnt, für die Lippen zu verwenden. Meiner Tochter hat das Birkenblätterpeeling gegen so manch unliebsamen Pickel in der Pubertät geholfen.

Birkenblätterpeeling

Birkenblätter fein mörsern und mit Salz und Olivenöl vermischen, ätherische Öle nach Wahl hinzufügen.

Zuckerpeeling

3 EL Zucker mit 3 EL Kaffee und/oder Kokosflocken und 3 EL Öl deiner Wahl vermengen.

Ein weiteres Peeling möchte ich dir unbedingt vorstellen. Es stammt aus dem Buch *Die grüne Kosmetik* von Gabriela Nedoma, dieses Buch ist sehr empfehlenswert. Ich bin so begeistert von diesem Rezept, es ist so herrlich, eine absolute Wohltat für die Haut, und es ist so einfach und blitzschnell herzustellen.

Mohnpeeling

Es geht so schnell und es sind Zutaten, die man meist zu Hause hat.

Man nehme 1 Becher Joghurt, rühre 1 bis 2 TL Mohnsamen unter und 1 TL Honig.

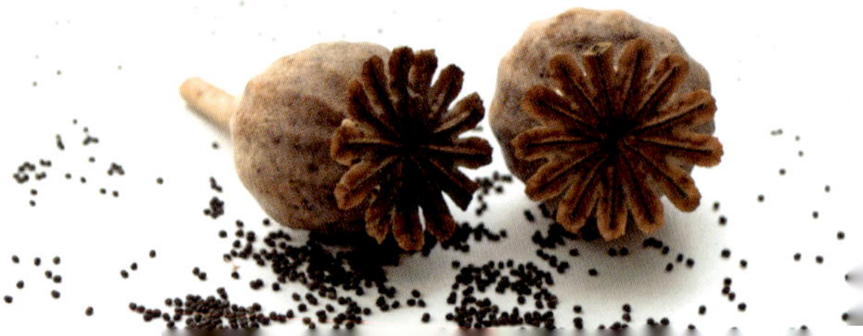

Da Zitrusöle bekanntlich gegen Cellulite helfen, so liebe ich es, 3 bis 5 Tropfen ätherisches Zitronenöl oder Grapefruitöl beizumengen, das hebt auch gleich die Laune.

› Einmassieren, abspülen und die bewundernden Blicke und Komplimente, die man für sein strahlendes Aussehen erhält, genießen.

Gesichtsmasken

Die Milchsäure von Topfen (Quark) und Joghurt unterstützt die Feuchtigkeitsspeicher unserer Haut, die Vitamine A und E schützen vor den freien Radikalen und die B-Vitamine haben eine glättende Wirkung. Also ein absolutes Muss für ein strahlendes Äußeres.

Vor einer Gesichtsmaske empfiehlt es sich, das Gesicht gründlich zu reinigen, damit die Haut die Wirkstoffe besser aufnehmen kann. Die bereits erwähnten Peelings sind dabei ebenso effektiv wie folgendes Gesichtswasser, welches auch Jugendliche täglich gegen unreine Haut verwenden können:

Gesichtswasser

- 1 EL Apfelessig
- 250 ml Wasser

Wer möchte, kann natürlich Rosmarin, Lavendel, Gänseblümchen oder Melisse kurz im Wasser aufkochen und nach dem Abkühlen mit Apfelessig mischen. Auch können ätherische Öle nach Wahl hinzugefügt werden.

Es kann genauso gut ein reines Hydrolat verwendet werden, das kann man problemlos bestellen.

› Einfach das reine Rosen-, Lavendel- oder Ringelblumenwasser auf ein Wattepad auftragen und das Gesicht sanft reinigen.

Honigmaske

1 Becher Topfen (Quark) oder Joghurt mit 1 EL Honig mischen.

Heilerdemaske

- 2 EL Heilerde
- 1 EL Öl
- Etwas Wasser oder Hydrolat
- Man kann die Maske auch mit einem Tee aufgießen, z. B. Kamille für fettige und unreine Haut, Lavendel für reifere Haut.
- Auch die Zugabe von ätherischen Ölen ist sehr wohltuend.
  Bergamotte bei fettiger, aber auch juckender Haut.
  Schafgarbe bei unreiner und entzündeter Haut.
  Rose, Kamille oder Jasmin bei empfindlicher Haut.

Rosenmaske

- ½ Becher Topfen (Quark)
- 2 TL Honig
- 1 Tropfen ätherisches Rosenöl
- ½ TL gemahlene Rosenblätter (kann man aber auch weglassen)

Den Bienenhonig mit dem Topfen (Quark) vermischen, das ätherische Öl und die gemahlenen Rosenblätter hinzufügen, schon hat man eine wunderbare Maske.

› Für 20 Minuten einwirken lassen und lauwarm abspülen. Diese Maske kurbelt die Zellerneuerung an, verfeinert das Hautbild und bildet einen Schutzmantel für die Haut.

Körperbutter

- 40 g Sheabutter
- 20 g Kakaobutter
- 5 g Öl nach Wahl (Mandel, Jojoba etc.)
- 6 Tropfen ätherisches Öl nach Wahl

oder

- 100 g Kakaobutter
- 100 g Sheabutter oder 80 g Sheabutter und 20 g Mangobutter
- 20 g Kokosöl
- 10 Tropfen ätherisches Öl nach Wahl

Shea- und Kakaobutter sowie Kokosöl gemeinsam in einem feuerfesten Gefäß schmelzen, kurz abkühlen lassen und anschließend das ätherische Öl hinzufügen.

Die Masse in geeignete Formen abfüllen und über Nacht in den Kühlschrank stellen. Vorsichtig aus der Form nehmen und nach einem entspannenden Bad oder Körperpeeling die Haut damit verwöhnen.

Auch hier hast du wieder viele Möglichkeiten und es gilt, das herauszufinden, was dir am besten hilft.

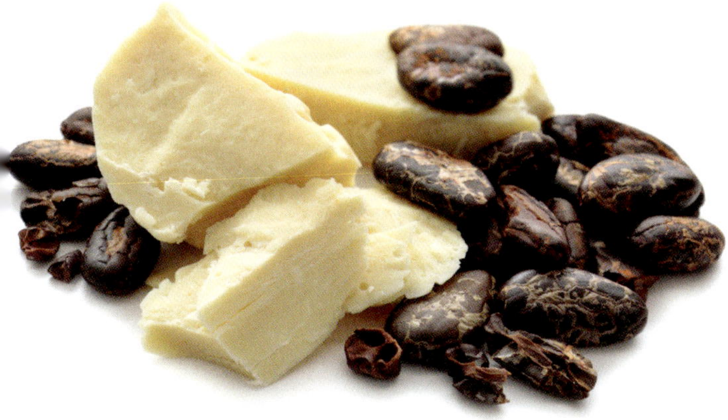

Deodorants

Es heißt, unsere Gesundheit sitzt im Darm, doch auch unser Lymphsystem leistet einen wichtigen Beitrag zum Erhalt unserer Gesundheit. Die Lymphknoten filtern Viren, Bakterien und sämtliche Gifte aus unserem Körper. Dies ist extrem wichtig, denn die Lymphe fließt direkt zu unserem Herzen und könnte bei unzureichender Arbeit auch unseren Herzmuskel vergiften. An manchen Stellen des Körpers sitzen vermehrt Lymphknoten, z. B. im Hals und unter den Achseln. Daher sollten wir sehr sorgfältig darauf achten, welche Produkte wir in diesen Körperregionen benutzen. Bestimmt hast du auch schon aus Fernsehen und Radio mitbekommen, dass aluminiumhaltige Deodorants krebserregend sind. Doch nicht nur bei den Deodorants sollten wir achtgeben, sondern generell bei allem, was wir unserem Körper zumuten. Viele Parfums wurden getestet und diese sind nicht nur allergie-, und asthmaauslösend, sondern auch hochgradig krebserregend. Umso erschrockener war ich, als ich meine Mutter in eine Parfümerie begleitete und ihr dort geraten wurde, dass sie das Parfum direkt auf die Haut im Hals-, Achsel- und Kniebereich auftragen sollte, da so ein langes Dufterlebnis garantiert wird.

An dieser Stelle ein interessanter Auszug aus folgender Internetseite, aufgerufen am 11. 02. 2020: *https://www.biomazing.ch/2020/sind-parfums-wirklich-gefahrlich-warum-soll-chanel-no-5-verboten-werden/* (Zitat:)

> *Parfums enthalten eine lange Liste bekannter gefährlicher und giftiger Inhaltsstoffe. Einer davon ist Aldehyd. Aldehyd stammt aus derselben chemischen Familie wie das hoch-karzinogene Formaldehyd, welches in Nagellacken verwendet wird! Ein weiterer höchst problematischer Inhaltsstoff ist (natürlicher oder synthetischer) Moschus. Moschus ist besonders gefährlich, da dieser synthetische Stoff xenoestrogene Wirkungen hat, die mit Unfruchtbarkeit, Brustkrebs, Gebärmutterhalskrebs und Hodenkrebs in Verbindung gebracht werden. Dieses Fakt hat die EU dazu veranlasst manche (!) Nitro-Moschusverbindungen zu verbieten.*

Weitere Inhaltsstoffe von Parfums und Duftstoffe, die es zu vermeiden gilt, sind Neurotoxine (diese beeinträchtigen die Funktion des Nervengewebes), eine ganze Reihe an Allergenen, hautreizenden Stoffen und solchen Inhaltsstoffen, die sogar Asthma hervorrufen können. Oftmals verdeckt der Begriff Parfum auch das Fakt, dass in dem betroffenen Produkt Phthalate enthalten sind, eine Gruppe hochgefährlicher Hormondisruptoren. Analysen konventioneller Parfums zeigen, dass diese hunderte (!) von Neurotoxinen, Karzinogenen und synthetische Verbindungen enthalten, welche in den Hormonhaushalt eingreifen und Geburtsfehler verursachen können.

Die Probleme mit Parfums und Duftstoffen sind vielseitig, denn sie können inhaliert, verschluckt und durch die Haut absorbiert werden. Wir atmen jeden Tag zahlreiche Düfte ein, von Parfums über Geschirrspülmittel zu Lufterfrischern. Außerdem sprühen wir Parfum direkt auf die Haut oder Kleidung und atmen diese dabei, dank modernster Zerstäuber, sofort ein.

Dies ist aber noch nicht das Problematischste, denn nicht nur der Träger von Parfum ist den gefährlichen Stoffen ausgesetzt, sondern auch Babys und Kinder, die mit einem kuscheln, sowie alle in unserer näheren Umgebung. Stillende Mütter setzen ihre Säuglinge einer besonders hohen Konzentration an synthetischen Duftstoffen gerade dann aus, wenn das endokrine System (also das Hormonsystem) noch zu schwach ist, um damit umzugehen. Die Giftstoffe akkumulieren dann im Körper und unbekannte Auswirkungen zeigen sich möglicherweise erst Jahrzehnte später.

Ebenfalls zu beachten ist die Umweltbelastung. Wenn Duftstoffe abgewaschen werden, ob vom Körper, der Wäsche oder von Geschirr, gelangen sie in das Wasser, wo sie oftmals nicht gefiltert werden können und so ins Grundwasser gelangen, oder als Trinkwasser, zum Kochen, oder als Badewasser wiederverwendet werden.

Die EU veröffentlichte kürzlich eine Studie, die zeigte, dass junge Mädchen, die Lufterfrischern ausgesetzt waren (z. B. im Bade-

zimmer) bereits Monate früher zu menstruieren begannen als die Kontrollgruppe. So belegt diese Studie die Macht von Duftstoffen allein durch deren Inhalieren ein- oder zweimal pro Tag für weniger als 5 Minuten!

Ich möchte dir keine Angst machen, aber ich wünsche mir einfach mehr Bewusstsein und einen sorgsameren Umgang mit solch problematischen Inhaltsstoffen in Produkten. Zudem hoffe ich, dass ich ausreichend erläutern konnte, wie wichtig das Lymphsystem für den Erhalt unserer Gesundheit ist. Wir sollten also unser Möglichstes tun, unser Lymphsystem zu entlasten und bestmöglich zu unterstützen.

Parfüms benutze ich gar nicht mehr, denn in meine Cremes und Deodorants kann ich ätherische Öle mischen, die nicht nur gut duften, sondern obendrein auch noch meine Gesundheit unterstützen.

Deodorants schnell und einfach!

Meine Freundin benutzt als Deo einfach Natron pur. Wer es aushält, kann dies schon machen, meine Haut reagiert zeitweise sehr empfindlich darauf, daher mische ich zu gleichen Teilen Natron mit Maisstärke und füge noch ein ätherisches Öl hinzu.

Ich persönlich verwende am liebsten Grapefruit-Öl, da es gleich meine Laune hebt, Salbei, Lemongrass, Zitrone oder Teebaum sind auch bestens dafür geeignet, da sie nicht nur schlechte Gerüche, sondern auch Bakterien eliminieren.

Wenn du es lieber flüssig magst, dann probiere folgende Rezept aus:

Um einem schnelleren Verderben vorzubeugen, solltest du das Wasser unbedingt zuerst abkochen und natürlich vor der Anwendung abkühlen lassen. Oder du verwendest einfach destilliertes Wasser, das geht noch schneller und hält auch länger.

Deodorant in flüssiger Form

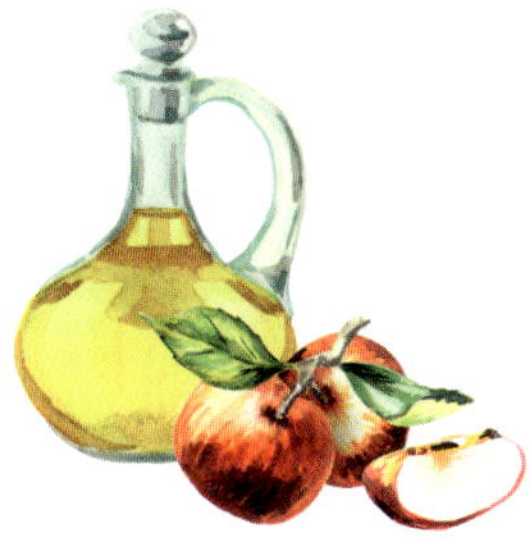

- 100 ml Wasser oder Hydrolat
- 1 TL Natron
- ätherisches Öl nach Wahl

oder

- 1 bis 2 EL Bio-Apfelessig
- 100 ml Wasser oder wahlweise Hydrolat
- Ätherisches Öl, Lavendel, Salbei etc.

Alle Zutaten in einen Zerstäuber füllen, kräftig schütteln, eventuell das Natron in erwärmtem Wasser bzw. Hydrolat auflösen und fertig ist der Geruchsneutralisierer.

Man kann auch Kräuter und Blüten, z. B. Lindenblüten oder Zitronenmelisse, mit dem abgekochten und ausgekühlten Wasser übergießen und über Nacht stehen lassen. Doch Vorsicht, wenn sich der Aufguss dunkel färbt, wie z. B. beim Salbei, dann kann dies, als Deo verwendet, sehr unschöne Flecken hinterlassen, in diesem Fall lieber auf ätherische Öle zurückgreifen.

Deodorant in fester Form

Einfach 1 TL Natron in ca. 100 Gramm Shea- oder Kakaobutter (oder beide zusammen, insgesamt 100 g verwenden) auflösen, ätherisches Öl nach Wahl hinzufügen, in eine Form gießen und über Nacht in den Kühlschrank stellen.

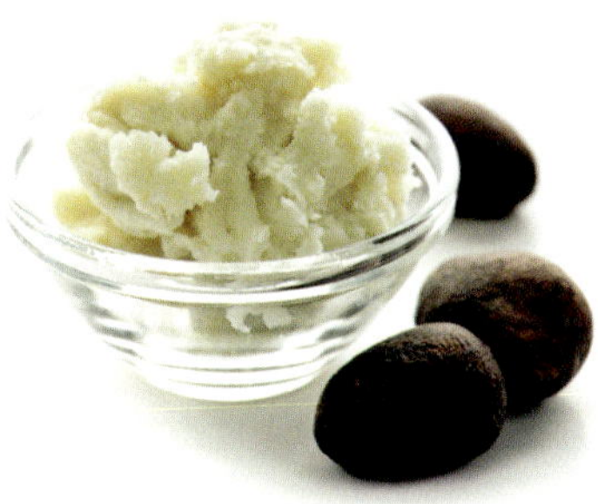

Alles für das Haar …

Immer mehr Menschen bekommen von den handelsüblichen Shampoos eine juckende und gereizte Kopfhaut. Wie schön, dass uns die Natur auch hier zahlreiche Mittel zur Verfügung stellt.

Bestimmt hast du schon davon gehört, dass man sich die Haare mit Roggenmehl waschen kann, das ist ganz einfach.

Roggenmehlshampoo

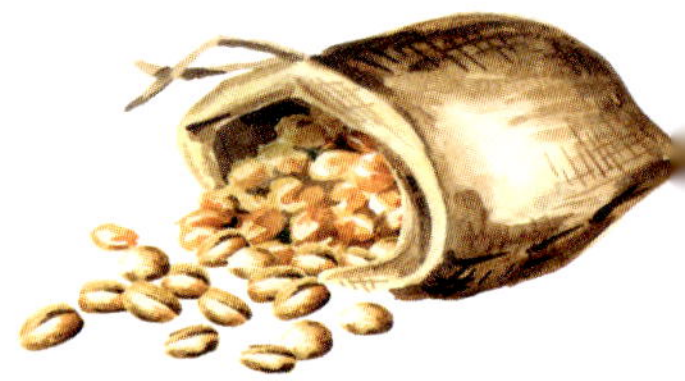

Hierfür ca. 2 EL Roggenmehl mit ca. 200 ml Wasser gut vermengen, sodass keine Klümpchen entstehen. Das Gemisch gut in das bereits nasse Haar einmassieren und lauwarm ausspülen.

Heilerdeshampoo

- 250 ml abgekochtes Wasser oder wahlweise Hydrolat.
- Wer möchte, kann auch eine Handvoll frische Brennnessel-, Birken- oder Melissenblätter im Wasser kurz aufkochen und diese verwenden.
- 2 bis 3 EL Heilerde
- Wer will, kann gerne noch 1 EL Honig und/oder 1 EL Öl hinzufügen.

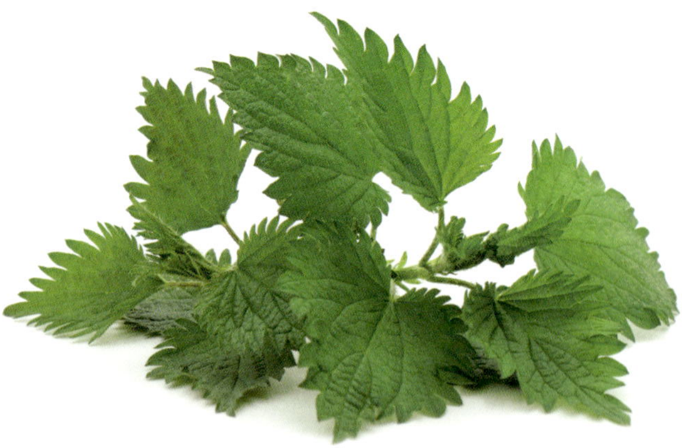

Natronshampoo

- 250 ml Wasser zum Kochen bringen, gerne auch einen Aufguss aus Blüten oder Kräutern, wie z. B. Lavendel, Rose, Ringelblume oder auch Salbei, verwenden.
- 2 bis 3 EL Natron
- 1 EL Honig
- 3 bis 4 Tropfen ätherisches Öl (z. B. Rose, Lavendel, Kamille etc.)

Wasser/Tee abkühlen lassen, die restlichen Zutaten beimengen und in ein geeignetes Gefäß füllen.

Anwendung:

› Ins Haar einmassieren, ein paar Minuten einwirken lassen, anschließend wieder ausspülen.

› Da Naturshampoos nicht mit chemischen Zusätzen versehen sind, schäumen sie nur wenig bis gar nicht, dennoch reinigen sie sehr gründlich und pflegen zusätzlich das Haar.

› Diese Shampoos halten sich je nach Lagerung und Zubereitung zwischen einem Tag und einer Woche im Kühlschrank. Sobald etwas komisch riecht oder sich die Substanz verändert, nicht mehr verwenden.

› Wie bereits erwähnt, kannst du auch hier wieder das Wasser durch Hydrolate oder destilliertes Wasser ersetzen, dies erhöht die Haltbarkeit.

Früher habe ich immer Seifen selber hergestellt, dazu verwendet man Ätznatron, daraus wird eine ätzende Lauge hergestellt. Mir war klar, dass dies nicht der Weisheit letzter Schluss ist und ich bin echt froh, dass ich auf eine weniger gefährliche Alternative gestoßen bin. Also, wenn du auf Schaum beim Haarewaschen nicht verzichten möchtest, so empfehle ich dir, feste Shampoos zu verwenden.

Es können gleich mehrere hergestellt werden und sie halten auch wesentlich länger. Zeit ist bei den meisten Menschen zum Luxus geworden, deshalb stelle ich immer größere Mengen her, sodass ich zumindest ein halbes Jahr damit auskomme. Die Herstellung ist zwar etwas aufwendiger, aber es zahlt sich wirklich aus.

Als Basis verwende ich SLSA Sodium Lauryl Sulfoacetat oder SCS Sodium Coco Sulfat in Pulverform, beide werden aus der Kokosnuss bzw. deren Öl gewonnen und sind in der Naturkosmetik zugelassen, also sehr milde Waschtenside.

Bei beiden Waschtensiden ist dringend anzuraten, einen Mundschutz zu verwenden, da das feine Pulver staubt und so die Atemwege reizt und es zu einem unangenehmen Hustenanfall kommen kann. Aber keine Angst, es ist nicht giftig, sobald die Öle zugefügt werden und es nicht mehr staubt, kannst du den Mundschutz wieder abnehmen.

Meine bevorzugte Ölmischung für die Haare ist Brokkolisamenöl, es verleiht dem Haar Glanz und hilft gegen fliegende Haare, ohne zu beschweren. Und wer an Haarausfall leidet, sollte unbedingt Klettenwurzelöl verwenden, es kräftigt zudem das Haar und wirkt fungizid (pilztötend), antiseptisch und antibakteriell, was bei der ein oder anderen Kopfhauterkrankung sehr hilfreich sein kann.

Gertrude Meßner ist eine wunderbare Biobäuerin und hat zudem ein enormes Wissen über heilende Pflanzen und deren Verarbeitung. Bei einer Ausbildung teilte sie uns mit, wenn jemand an Haarausfall leidet, so sollte er Hartholzasche zu sich nehmen, indem man diese z. B. aufs Butterbrot schmiert. Eine liebe Freundin hat dies mit Erfolg ausprobiert, ich hab mir dann gedacht, wenn dies innerlich hilft, so muss es auch äußerlich helfen, deshalb darf Holzasche in meinen Shampoo-Bars nicht mehr fehlen.

Aber auch viele andere pulvrige Zutaten sind einsetzbar, du kannst die Klettenwurzel auch in pulvriger Form beimengen oder auch

Bockshornklee, rosa Tonerde oder gemahlene Rosenblätter, Brennnesselpulver oder die etwas günstigere Variante, Maisstärke.

Es gibt noch andere Zusatzstoffe, die du deinen festen Shampoos hinzufügen kannst. Zum Beispiel Seidenprotein, Plantessenz, Haarsoft oder Haarguar, jeweils ein paar Tropfen beimengen.

Du kannst natürlich auch andere Öle verwenden, Avocadoöl, Olivenöl, Arganöl, selbst Erdnussöl, probiere dich durch, tob dich aus und sieh auch hier, welche Mischung deinem Haar am besten tut.

Mittlerweile habe ich die festen Shampoos sogar als Körperseife in Verwendung, so habe ich Haar und Hautseife in einem.

Doch dies ist nicht für alle geeignet, SLSA und SCS sind trotz allem Waschtenside, die die Haut reizen und austrocknen können.

Hier stelle ich dir zwei Varianten vor, du kannst das SLSA und SCS auch zusammen verwenden, ebenso wie Shea- und Kakaobutter, was auch immer dir am besten gefällt.

Festes Shampoo

- 200 g SLSA
- 120 g Kakaobutter
- 40 g Klettenwurzelöl
- 40 g Brokkolisamenöl
- 120 g Heilerde
- 40 g Holzasche
- 20–25 Tropfen ätherisches Öl nach Wahl

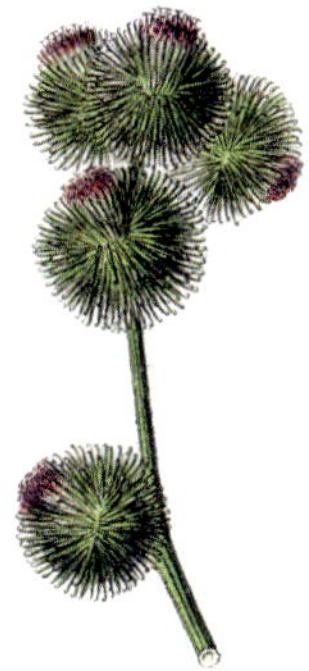

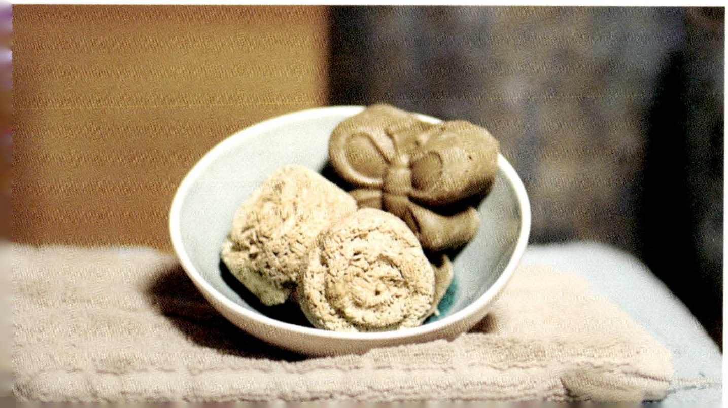

Festes Shampoo - eine Variation

- 160 g SCS
- 20 g grüne Tonerde
- 15 g Klettenwurzelöl
- 20 g Apfelessig
- 20 bis 25 Tropfen ätherisches Öl nach Wahl

Zuerst alle pulvrigen Zutaten miteinander vermengen (ACHTUNG: Mund-Nasen-Schutz verwenden).

Dann die Öle und geschmolzenen Buttersorten hinzufügen und am besten mit einer Gabel zu einer sandigen Masse verrühren.

Anschließend in die gewünschte Silikonform drücken und wenn möglich mehrere (2 bis 5) Tage in den Kühlschrank stellen.

› Du kannst die Shampoo-Bars natürlich auch gleich nach dem Aushärten verwenden, jedoch meiner Erfahrung nach ist es besser, wenn sie einige Tage sozusagen durchziehen.

› Ich bewahre mein festes Shampoo in einem alten Suppentopf meiner Großmutter im Badezimmer auf. Da jedoch Sheabutter bereits bei 40 Grad schmilzt, ist es vielleicht für manche Bäder ratsam, sie weiterhin im Kühlschrank aufzubewahren.

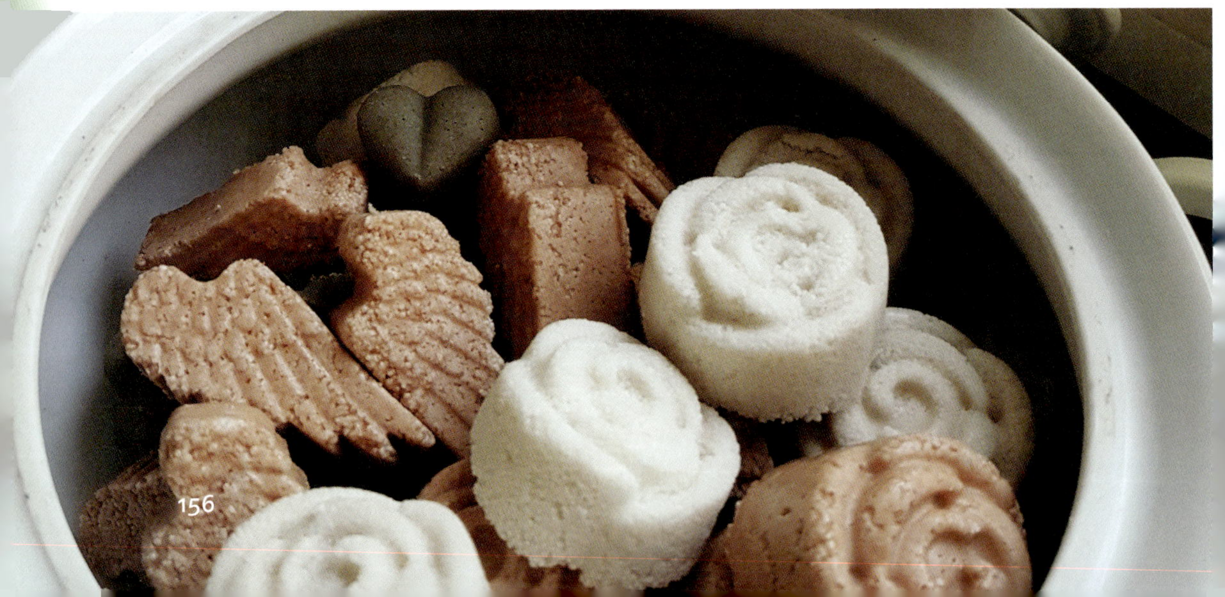

Haarkuren

Seitdem ich die soeben beschriebenen Shampoos verwende, benötige ich keine zusätzlichen Haarkuren, wenn du darauf nicht verzichten möchtest, so darf ich dir empfehlen, Folgendes auszuprobieren.

Gegen Spliss

- 1 EL Kokosnussöl
- 1 EL Olivenöl
- 1 TL Honig

Das Kokosnussöl zum Schmelzen bringen und zusammen mit den restlichen Zutaten verquirlen.

› Nach dem Haarewaschen ins handtuchtrockene Haar einmassieren, 10 bis 15 Minuten einwirken lassen und anschließend gründlich ausspülen.

› Für die vegane Variante verzichte einfach auf den Honig..

Für den Haarwuchs

- 1 Handvoll Birkenblätter und/oder Brennnesseln
- 250 bis 300 ml Wasser
- 100 ml Bio-Apfelessig
- 1 EL Honig

Die Birkenblätter/Brennnesseln kurz in Wasser aufkochen, abseihen und mit den restlichen Zutaten vermengen.

› Nach dem Haarewaschen über die Haare fließen lassen und nur ganz kurz oder gar nicht mehr auswaschen.

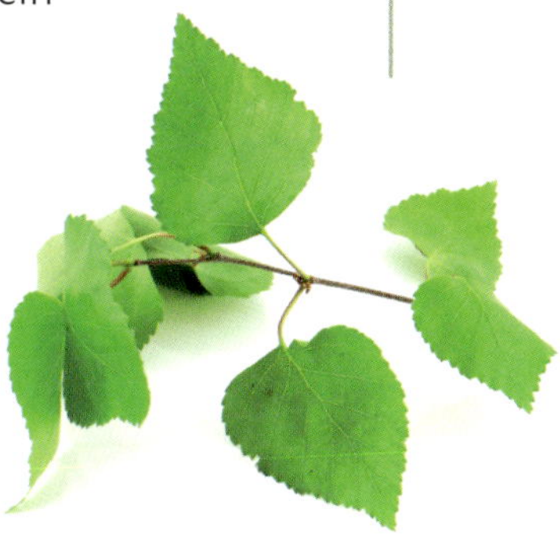

Folgende ätherischen Öle haben sich bewährt:

Fettige Haare	Melisse, Salbei, Zypresse, Lavendel und Zitrone
Trockene Haare	Geranie, Ylang Ylang und Rosenholz
Schuppen	Lavendel, Schafgarbe, Melisse, Zypresse und Sandelholz
Gespaltene Haarspitzen	Ylang Ylang und Sandelholz

Glanzspülung

- 150 ml Bier
- 300 ml Wasser

› Beides vermischen und nach dem Waschen ins feuchte Haar auftragen, nicht mehr auswaschen. Der Biergeruch verflüchtigt sich nach kurzer Zeit.

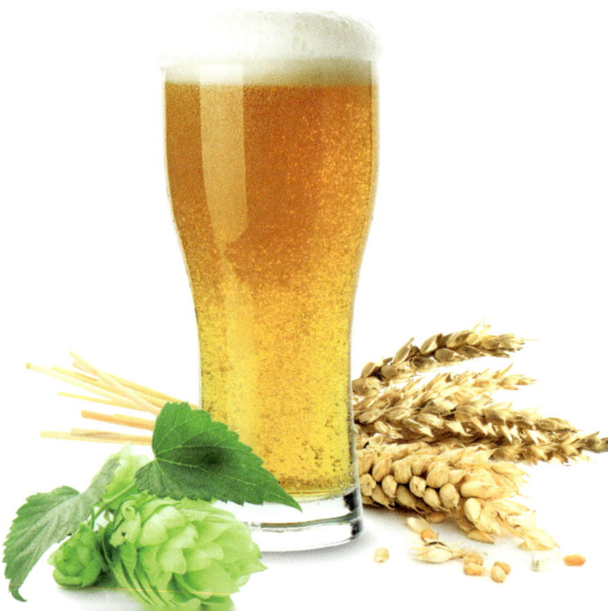

Zeigt her eure Füße

Wenn man mit einer frischen Knoblauchzehe über die Fußsohlen reibt, riecht der Atem spätestens ein Stunde danach nach Knoblauch. Ich hab mal irgendwo gehört oder gelesen, dass die Füße die Nieren der Haut sind. Die Fußreflexzonen sind mit dem gesamten Körper verbunden, man kann gezielt Schmerzen lindern und die Selbstheilungskräfte aktivieren. Unsere Füße tragen uns buchstäblich durchs Leben, deshalb sollten wir ihnen dementsprechende Beachtung und Pflege zukommen lassen.

- Die bereits erwähnten ***Peelings*** sind hervorragend geeignet für die Füße. Danach mit der Körperbutter oder Körpersahne eincremen und Socken darüber anziehen.

- Auch ***Fußbäder*** sind eine schöne Sache, vor allem, da sie bei verschiedenen Leiden, wie Blasenentzündung oder Erkältungen, helfen können.

  Ein Fußbad mit Zitronen-, Eukalyptus- und Latschenkieferöl ist nicht nur erfrischend, sondern auch wohltuend bei einer beginnenden Erkältung.

  Mit Zitronenöl und einem Becher Schlagsahne heilt man rissige Haut auf den Füßen.

  Und mit Rosenöl harmonisiert man den ganzen Körper.

  Zirbenöl erdet und hilft uns, in die Mitte zu kommen.

Wenn bei mir eine Erkältung im Anmarsch ist, füge ich einem guten Trägeröl (Olive, Kokos ...) ein paar Tropfen Cajeputöl und/oder Teebaumöl hinzu und massiere dies in meine Fußsohlen ein, am besten vor dem Schlafengehen, Socken drüber und über Nacht die ätherischen Öle ihre Wirkung tun lassen.

Da mir ein ätherisches Öl von Primavera namens Thieves immer wieder von verschiedenen Seiten nahegelegt wurde, habe ich es mir besorgt und gleich mal auf Herz und Nieren geprüft. Ich war erkältet und habe dieses Öl tagsüber über einen Diffuser kurz in der Luft verbreitet und nachts vermischt mit Kokosöl auf meine Füße geschmiert. Ich war begeistert von der Wirkung und kann es wärmstens empfehlen.

Apropos wärmstens, wer unter kalten Füßen leidet, dem empfehle ich, ätherisches Zimtöl für die Füße zu verwenden, es ist wärmend und fördert die Durchblutung.

Falls du kein Öl, sondern eine Salbe (Herstellung siehe Seite 87) verwenden möchtest, würde ich spontan folgendes Rezept vorschlagen:

Balsam für die Füße

- Ein circa 2 cm großes Ingwerstück
- 150 ml Öl
- 5 Tropfen ätherisches Zimtöl
- 10 bis 15 g Bienenwachs

Ingwer klein schneiden oder auch reiben, in einem Trägeröl für 20 Minuten ziehen lassen. Bitte das Öl nicht unbeaufsichtigt am Herd stehen lassen, es soll nicht brodeln, nur leicht durchziehen.

Abseihen, kurz abkühlen lassen und ätherisches Zimtöl hinzufügen. Gerne kannst du anstatt des Zimtöls ½ Zimtstange oder ½ TL Zimtpulver verwenden.

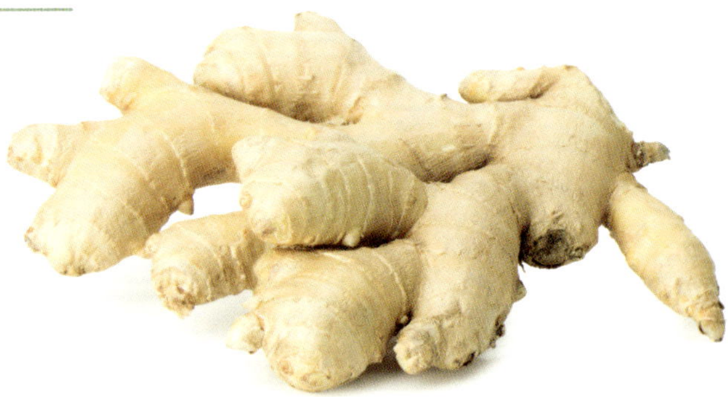

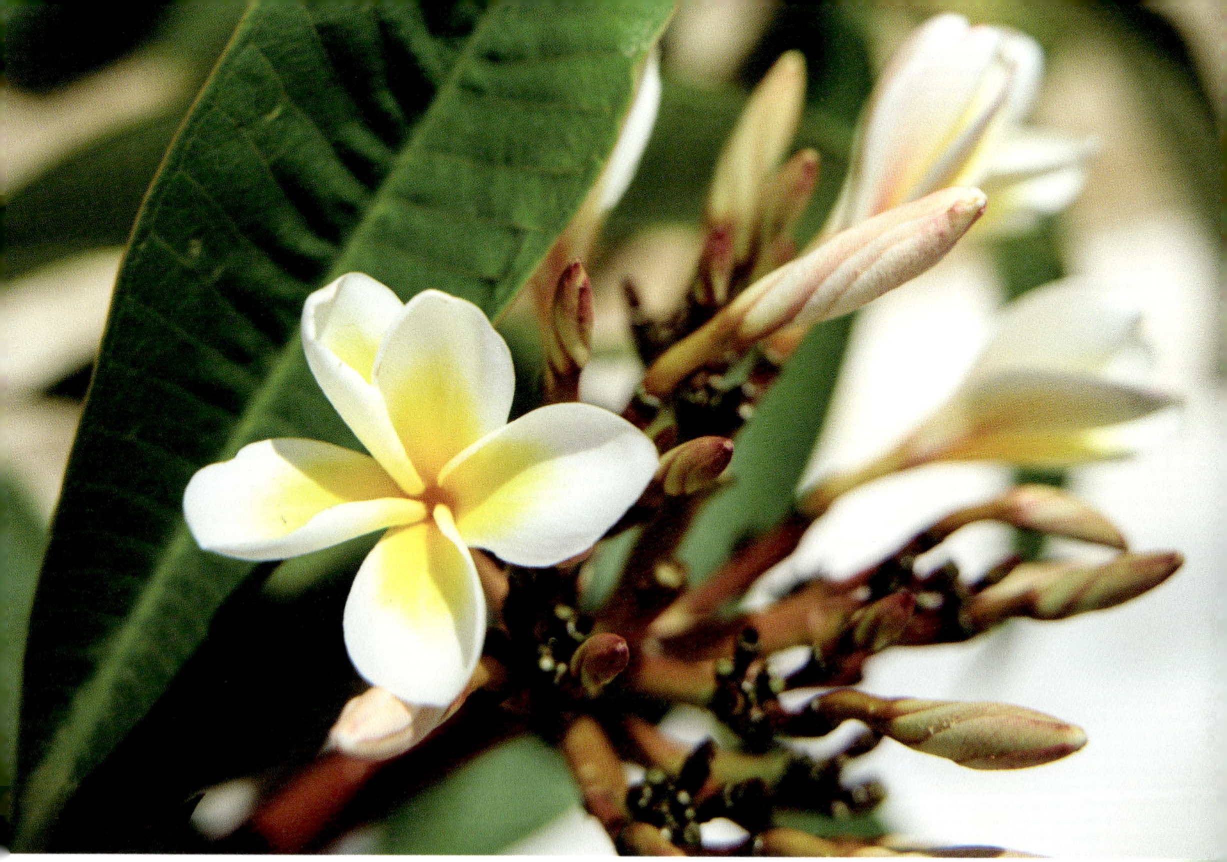

Pflanzenöle

Im Folgenden möchte ich dir einen kleinen Einblick als Anregung in die große Welt der Öle und deren Heilwirkung verschaffen.

Aprikosenkernöl

Wird aus den Aprikosenkernen gewonnen, ist sehr pflegend und kann auch für Babys und Kleinkinder verwendet werden. Regelmäßig auf die Füße geschmiert hilft es auch bei rissiger Hornhaut. Es ist für alle Hauttypen geeignet, auch für trockene und empfindliche Haut.

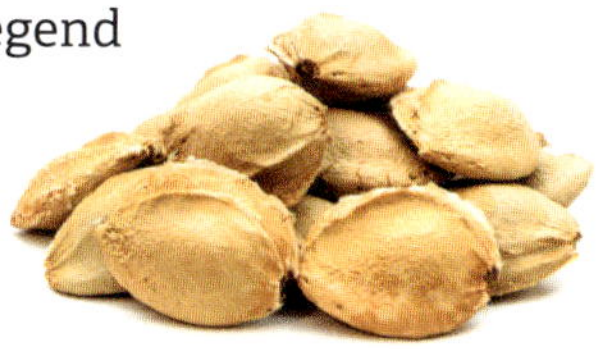

Arganöl

Schützt die Haut vor dem Austrocknen und spendet viel Feuchtigkeit. Es strafft, glättet und lindert Hautfalten, ein absolutes Anti-Aging-Öl. Durch seine entzündungshemmende und feuchtigkeitsspendende Wirkung wird es auch bei Neurodermitis, Akne und Schuppenflechte sehr gut vertragen.

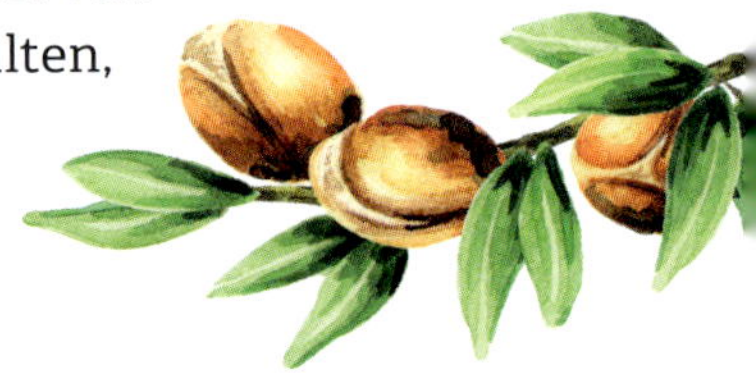

Avocadoöl, grün

Dieses Öl ist sehr reich an Vitaminen (A, B, D, E), es unterstützt den Zellaufbau und die Regeneration. Speziell bei trockener, juckender, schuppiger und reiferer Haut geeignet.

Außerdem stärkt es die Fingernägel und Haare.

Calendulaöl

Die Ringelblume ist eine heilsame Pflanze und wird eingesetzt bei Ekzemen, Verbrennungen, Blutergüssen, schlecht heilenden Wunden und Krampfadern.

Es ist für empfindliche und trockene Haut geeignet und kann auch schon für die Kleinsten unter uns verwendet werden. Sehr empfehlenswert bei wunden Brustwarzen während des Stillens.

Erdbeersamenöl

Wie der Name schon sagt, wird dieses Öl aus den Samen der Erdbeeren gewonnen und hat seinen Preis, doch es hat so hochwertige Inhaltsstoffe, dass es sich lohnt. Es wirkt antioxidativ, schützt vor freien Radikalen, verhilft zu mehr Spannkraft und sorgt für eine streichelweiche Haut. Es hellt sogar Pigmentflecken auf, ein absolutes Muss in jeder Anti-Aging-Creme.

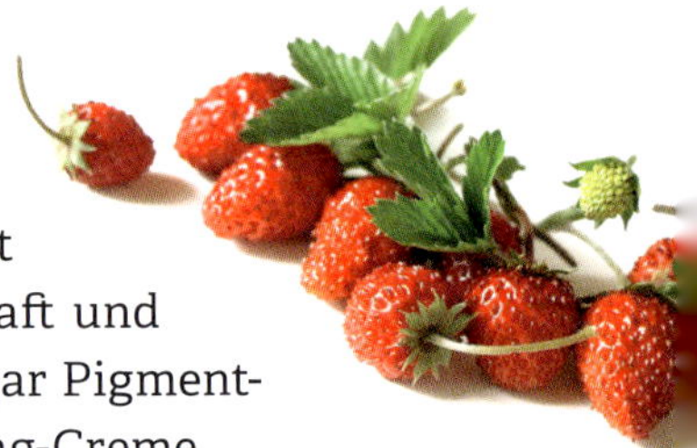

Erdnussöl

Eine gute Ergänzung für Haarshampoos, es hilft gegen Schuppen und auch gegen Milchschorf, ebenso wirksam bei trockener Haut.

Hagebuttenöl

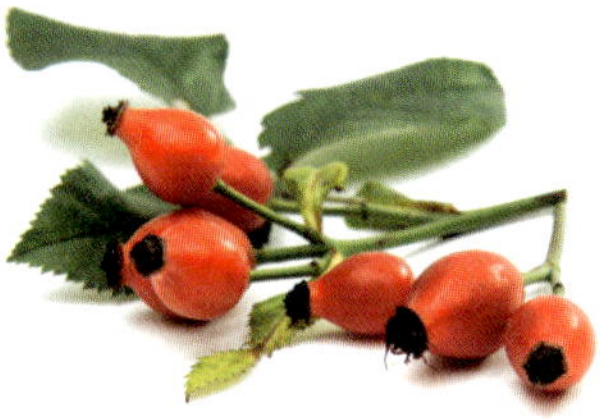

Bei rissiger, schuppiger und trockener Haut. Es beugt Schwangerschaftsstreifen und Hautalterung vor, weiters ist es hilfreich bei Psoriasis und Altersflecken. Seine Wirkstoffe unterstützen die Schutz- und Ausscheidungsfunktion der Haut.

Hanföl

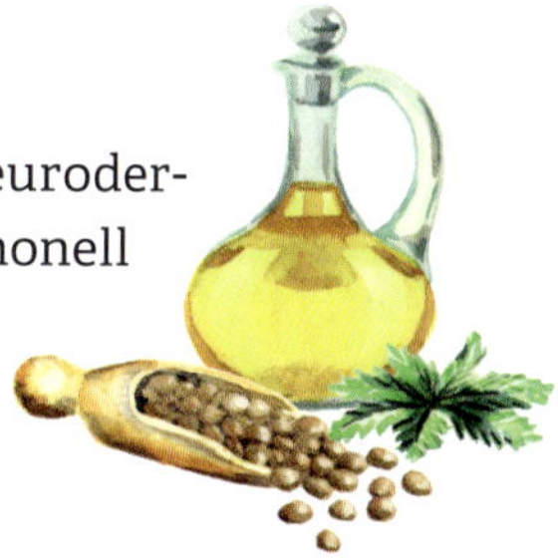

Bewährt bei sämtlichen Hauterkrankungen inklusive Neurodermitis, innerlich und äußerlich angewendet. Es wirkt hormonell ausgleichend, stärkt das Immunsystem und unterstützt die Zellerneuerung. Wird sehr gut von empfindlicher und allergisch reagierender Haut vertragen.

Johanniskrautöl

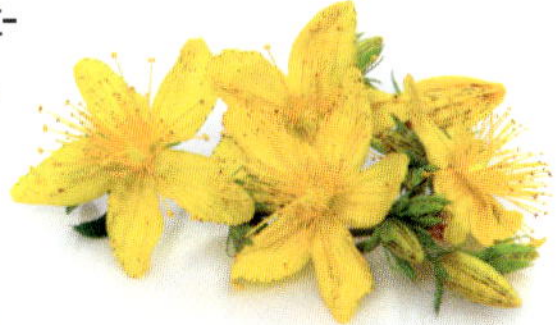

Wird vor allem als Schmerzöl verwendet. Ob bei Blutergüssen, Rheuma, Muskelverletzungen, Gichtschmerzen, allgemeinen Rückenschmerzen, eingeklemmtem Nerv, generell bei Nervenschmerzen und Hexenschuss. Es ist auch bei Verbrennungen hilfreich und bei sämtlichen entzündlichen Prozessen auf der Haut. Zudem stärkt es das Hautgewebe. Und durch das gespeicherte Sonnenlicht in der Pflanze hellt es auch das Gemüt auf.

Jojobaöl

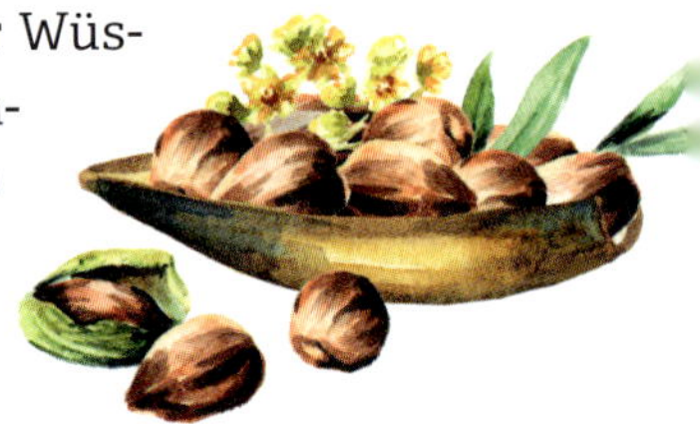

Dieses Öl wurde bereits von den Ureinwohnern der Wüstenregion geschätzt und als flüssiges Gold bezeichnet. Es zieht schnell ein und ist für jeden Hauttyp geeignet, selbst für die sensible Babyhaut.

Als Augen-Make-Up-Entferner benutzt, beugt es Augenfältchen vor. Und wer es im Sommer in seine Pflegeprodukte einarbeitet, hat gleichzeitig einen Sonnenschutzfaktor in der Höhe von etwa 4.

Klettenwurzelöl

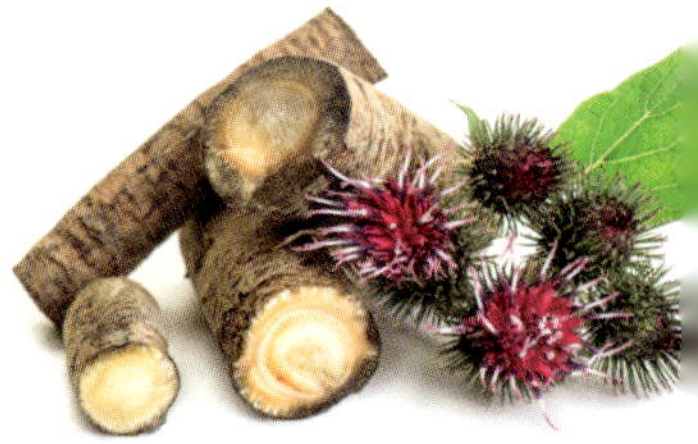

Perfekt geeignet für jedes Haarpflegeprodukt. Wie bereits erwähnt, hilft es bei Haarausfall und lästigen Schuppen. Es reinigt stark, wirkt pilztötend, antiseptisch und antibakteriell.

Kokosöl

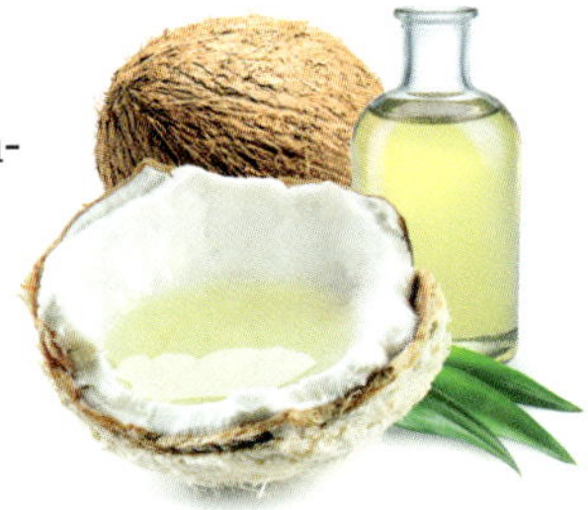

Spendet sehr viel Feuchtigkeit, kühlt, pflegt, stabilisiert und schützt die Haut auf Grund seiner antibakteriellen, antiviralen und antifungiziden Wirkung. Besonders gut bei Neurodermitis geeignet.

Leinöl

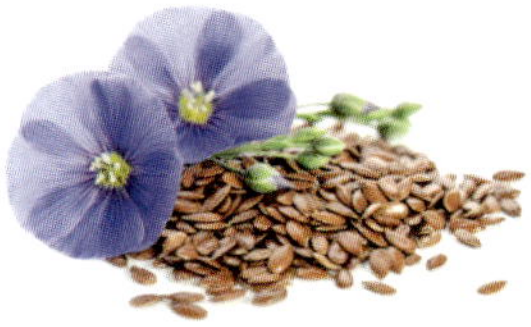

Nicht mehr wegzudenken aus meiner Küche, es baut die Darmflora auf, stärkt die Gefäße und unterstützt das Herz-Kreislauf-System. Äußerlich angewendet wirkt es bei entzündeter, irritierter und ekzematischen Haut.

Macadamianussöl

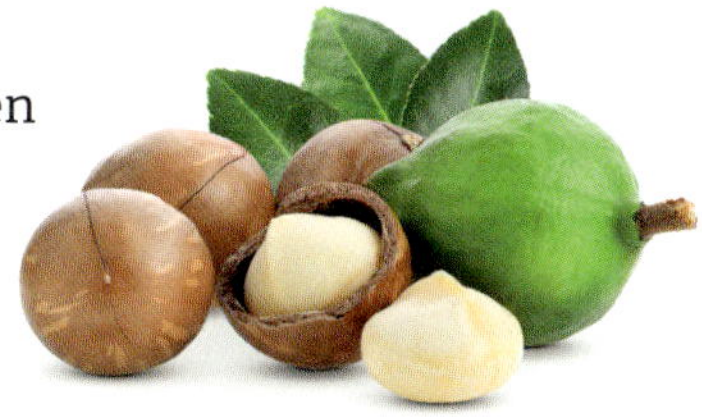

Die enthaltenen Vitamine A, B und E regenerieren die Haut, die restlichen Wirkstoffe straffen sie, ein absolut perfektes Anti-Aging-Öl. Außerdem hat es einen Lichtschutzfaktor von 3 bis 4, und in der Haarpflege hilft es gegen Spliss.

Mandelöl

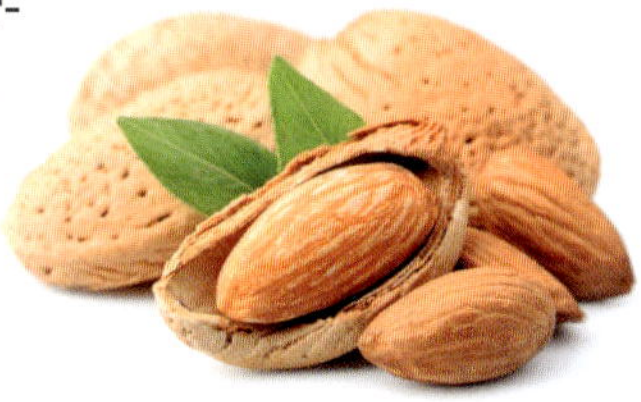

Es ist so mild, dass es von allen Hauttypen gut vertragen wird, selbst von empfindlicher Babyhaut. Das Öl wirkt reizlindernd, pflegend und schützend.

VORSICHT: Darf bei Nussallergie NICHT angewendet werden!

Monoi Frangipani

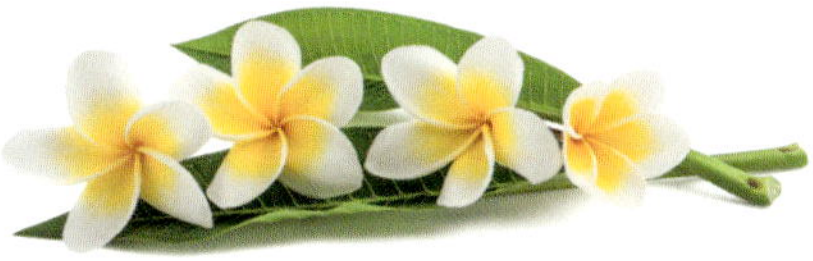

Dieses Öl ist eigentlich ein Mazerat, soll heißen, die Blüten der Frangipani-Pflanze werden einige Wochen in Kokosöl eingelegt, der zarte Duft ist unglaublich, ein absolutes Erlebnis, ich liebe es und mische es jeder Körpersahne bei. Es schmeichelt nicht nur der Haut, sondern auch den Haaren, da es erfolgreich gegen Spliss hilft.

Nachtkerzenöl

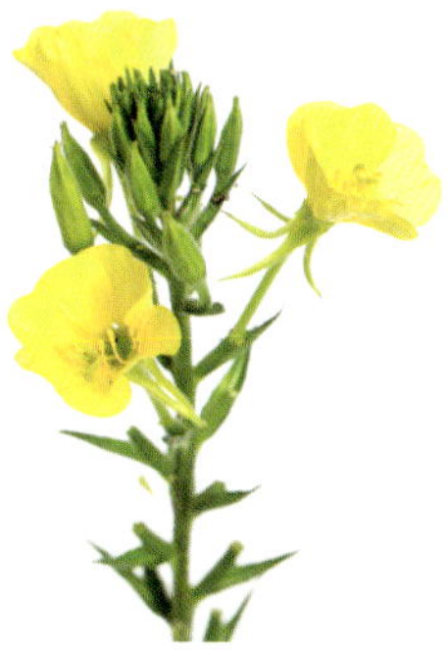

Es wirkt verjüngend und pflegend, reguliert den Zellstoffwechsel und die Talgdrüsenproduktion. Bei trockener, empfindlicher Haut und Akne einsetzbar sowie bei brüchigen Fingernägeln und Haaren.

Olivenöl

Nicht nur ein hervorragendes Speiseöl, sondern auch gut für reife, trockene, rissige und schuppige Haut. Heilt Entzündungen und fördert die Durchblutung. Auch in der Haar- und Nagelpflege hervorragend wirksam.

Rizinusöl

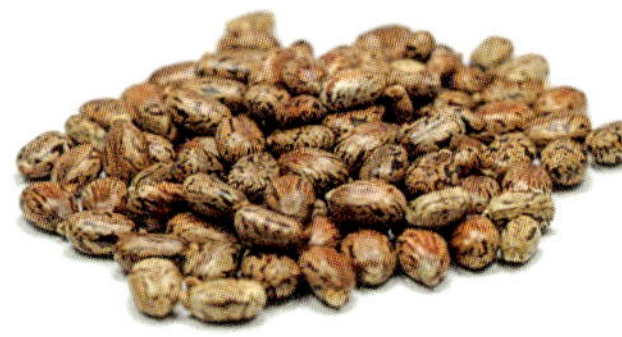

Rizinusöl ist aus der Kosmetikindustrie nicht wegzudenken, es verleiht einen wunderschönen Glanz. Pures Rizinusöl würde auf die Dauer angewendet die Haut austrocknen, weshalb man es immer mit anderen Ölen oder Fetten mischen sollte. Es kräftigt die Haare, hilft gegen Spliss und verleiht einen schönen Glanz.

Traubenkernöl

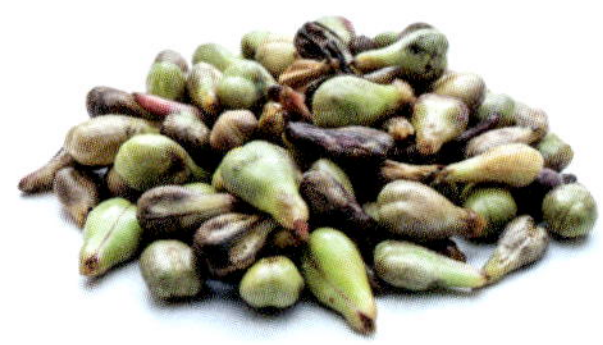

Innerlich wie äußerlich ein echter Radikalefänger. Innerlich eingenommen senkt es den Blutdruck und stabilisiert den Kreislauf, es verdünnt das Blut und stärkt gleichzeitig die Gefäßwände. Den Traubenkernen wird auch ein Schutz vor Krebs nachgesagt. Um eine höhere Dosis zuführen zu können, würde ich zu einer innerlichen Einnahme raten und auf OPC-Kapseln zurückgreifen. Äußerlich besonders gut geeignet für fette, unreine und Mischhaut, zudem hat es eine verjüngende Wirkung auf die Haut.

Weizenkeimöl

Ein wahrer Jungbrunnen speziell für reifere Haut. Es glättet und verfeinert das Hautbild und macht sie zart und geschmeidig. Mir wurde während der Schwangerschaft eine Dammmassage mit Weizenkeimöl empfohlen, es soll den Dehnungsvorgang während der Geburt erleichtern.

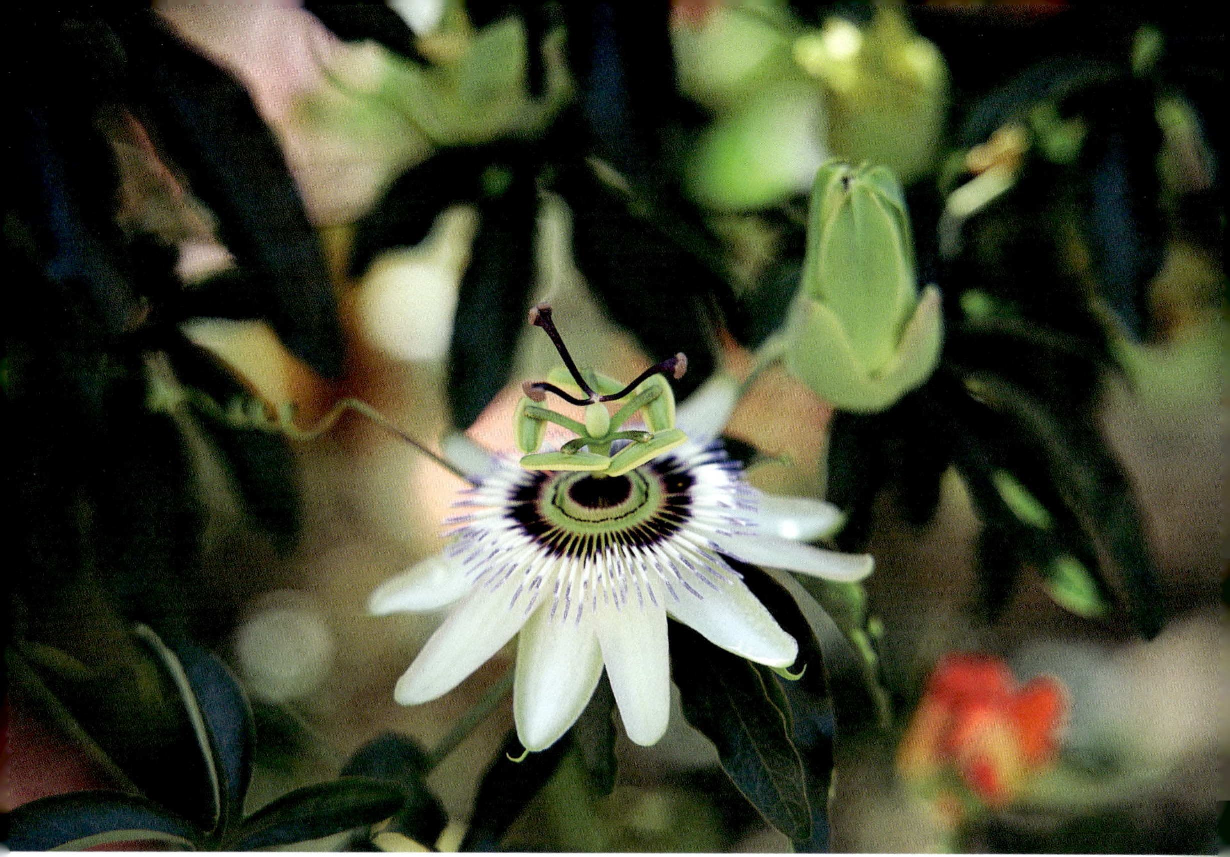

Ätherische Öle

VORSICHT: Ätherische Öle dürfen niemals pur angewendet werden, da sie die Haut sehr stark reizen, ja sogar eine ätzende Wirkung haben können. Niemals verwenden bei bekannten Allergien. Epileptiker, Schwangere und Asthmatiker sollten ebenfalls sehr vorsichtig sein, da einige Öle einen Anfall sowie vorzeitige Wehen auslösen können. Am besten ätherische Öle immer erst nach Rücksprache mit einem erfahrenen Aromatherapeuten, Arzt oder Apotheker anwenden. Da Babys einen sehr empfindsamen Geruchssinn besitzen, sollten sie unter 6 Monaten keinem ätherischen Öl ausgesetzt sein. Generell für Kinder unter 3 Jahren kann ich nur die Verwendung von ätherischem Rosen- oder Kamillenöl in sehr verdünnter Form bedenkenlos anraten.

Die Übersicht dient lediglich zu einer äußeren Anwendung und auch diese nur mit Bedacht. Ebenso wie für eine Anwendung in Duftlampen oder als Raumsprays.

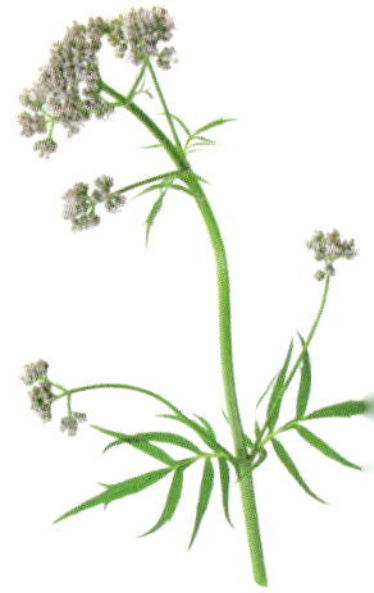

Baldrian

Hilfreich bei Hautirritationen, positive Wirkung auf das Nervensystem, hilft beim Abbau von Angstgefühlen und Stress, fördert das Einschlafen.

Bergamotte

Antidepressiv, reinigend, antiseptisch, hautstraffend, fiebersenkend, entzündungshemmend, bei Abszessen, Furunkeln und juckender sowie fettiger Haut und Akne, Angstgefühlen, Blasenentzündung, Schlaflosigkeit, Stress und Ekzemen. Hervorragend für Deodorants geeignet, da es gegen übermäßiges Schwitzen und schlechte Gerüche hilft, hilfreich bei Schwangerschaftsstreifen und Cellulite.

VORSICHT: Nicht anwenden, wenn man danach über einen längeren Zeitraum der Sonne ausgesetzt ist, dies kann Pigmentflecken zur Folge haben.

Cajeput

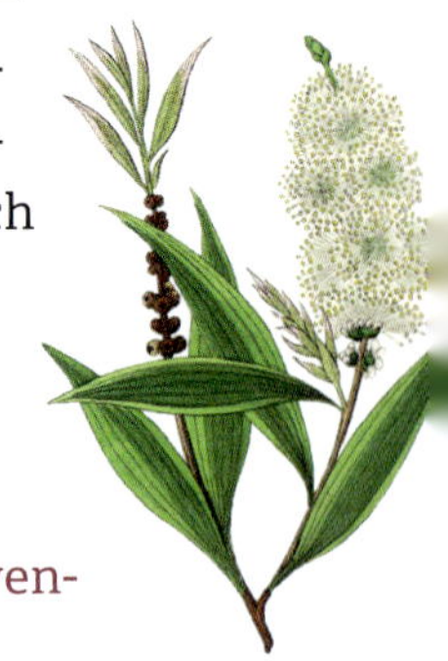

Bei Erkältungskrankheiten und Grippe und was dazu gehört – Halsschmerzen, Husten, festsitzendem Schleim und Bronchitis, Stirn- und Nebenhöhlenentzündung sowie Ohrenschmerzen, ebenso bei Blasen- und Harnröhrenentzündungen. Durch seine entzündungshemmende Wirkung hilft es gegen Hautunreinheiten, zudem stärkt es das Immunsystem und die Nerven. Darf bereits in geringer Dosis bei Kleinkindern, etwa in einem Hustenbalsam oder Diffuser, verwendet werden.

Sollte nicht bei Asthma und Neigung zu Pseudokrupp verwendet werden, da es einen solchen Anfall auslösen kann!

Eukalyptus

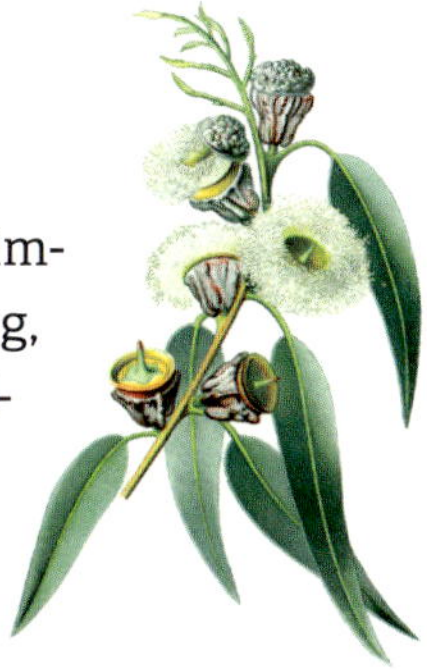

Aufmunternd, konzentrationsfördernd, krampflösend, schleimlösend, antirheumatisch. Fördert auf der Haut die Wundheilung, bei Asthma, Bronchitis, Nervenentzündungen und Muskelschmerzen, Rheuma und Erkältungen. Anders als beim Cajeputöl sollte das Eukalyptusöl noch nicht bei Kleinkindern verwendet werden, zudem kann es bei Asthmatikern einen Anfall auslösen.

Geranium

Entzündungshemmend, antibakteriell, hormonell ausgleichend. Einsetzbar bei Pilzerkrankungen, PMS und Menstruationsschmerzen, außerdem hebt es die Stimmung und entspannt bei Angstzuständen und nervöser Unruhe.

Grapefruit

Antidepressiv, hautstraffend, entzündungshemmend, stimulierend und aufbauend. Unterstützt das Entgiften, regt die Lymphe an, weshalb es auch sehr gut bei Wasseransammlungen hilft, bei Erschöpfungszuständen und Müdigkeit. Ich liebe es, meine Wohnung damit zu putzen, denn es ist ein absolutes Gute-Laune-Öl.

Immortelle

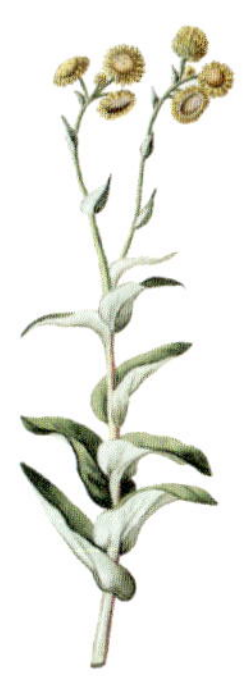

Entspannend, ausgleichend, antibakteriell, antiviral, schleimlösend, entzündungshemmend, wundheilend, abschwellend. Regt ebenfalls den Lymphfluss an und kann so bei Lymphstau helfen, bei Neuralgien, Blutergüssen und Prellungen, Krampfadern und Thrombosen, Verstauchungen und Muskelschmerzen, Herpes und Warzen, Erschöpfungszuständen und Traumata.

Jasmin

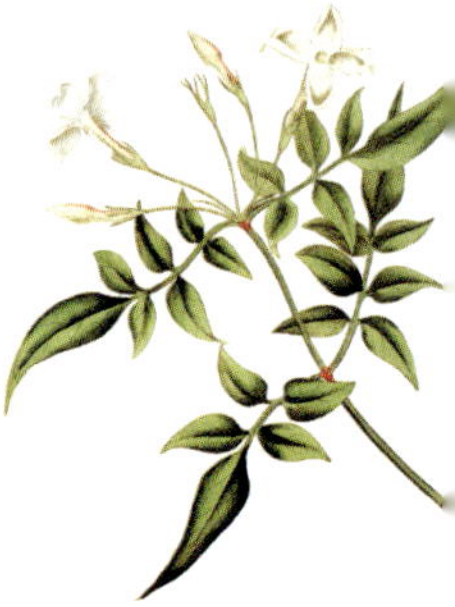

Antidepressiv, aphrodisierend, hormonausgleichend, milchbildend, krampflösend, somit hilfreich zur Geburtsvorbereitung. Bei Menstruationsschmerzen und den oftmals damit einhergehenden Kreuzschmerzen, bei Angst, stärkt das Selbstvertrauen, bei Erschöpfung und Niedergeschlagenheit, bei geröteter, trockener und empfindlicher Haut, bei Ekzemen und Dermatitis.

Kamille

Hilft bei Sonnenbrand, trockener und gereizter Haut, Ärger und Missmut, Neuralgien und Spannungskopfschmerz, Blasenentzündung. Darf während der Schwangerschaft angewendet werden, zum Beispiel bei Gefühlsschwankungen, und auch bei den Kleinsten, wenn sie zum Beispiel unter Koliken, unruhigem Schlaf und Albträumen leiden, auch bewährt bei Milchschorf.

Latschenkiefer

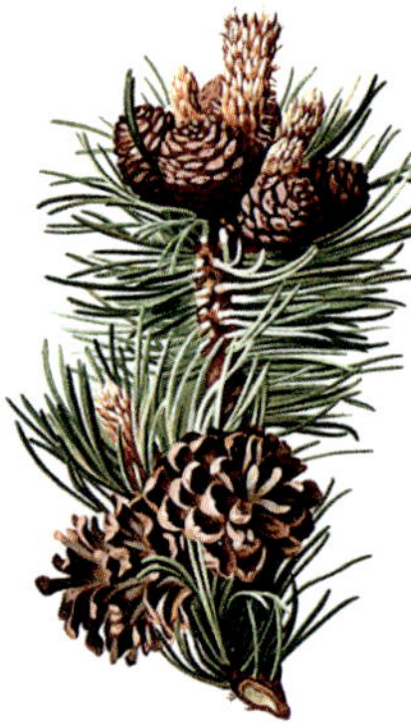

Fördert die Durchblutung, ist schleimlösend, antiseptisch, tötet zuverlässig Keime ab, weshalb es bestens zur Desinfektion dient. Auch auf energetischer Ebene hat es eine reinigende Wirkung, es stärkt die Abwehrkräfte und hilft bei Rheuma und Erkrankungen der Atemwege.

Lavendel

Krampflösend, entspannend, schmerzlindernd, antidepressiv, ausgleichend, antibakteriell, antiviral, entschlackend, durchblutungsfördernd. Bei Herpes, Nervenschmerzen, Rheuma, Beingeschwüren, Bluthochdruck und nervösen Herzbeschwerden, Ischias, Stress und Nervosität, Grippe, Asthma, Reisekrankheit, Ohrenschmerzen, Ängsten und Schlafstörungen, Verbrennungen und Verbrühungen,

Abszessen, Ekzemen, Insektenstichen, zur Mundpflege, gegen Sonnenbrand, Akne und trockene Haut – ein absolutes Multitalent.

Lemongrass

Antibakteriell, antiviral, erfrischend. Stärkt das Gewebe, verringert so Cellulite, aktiviert den Lymphfluss, bei Akne, Krampfadern, Fieber, Ödemen.

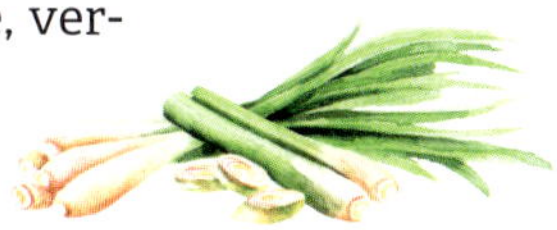

Mandarine

Es erleichtert die Symptome bei PMS, hilft bei Stress und Ängsten sowie bei seelischen Tiefs und Erschöpfungszuständen. Ist auch bei gereizter, entzündeter Haut und Akne einsetzbar, es regt den Hautstoffwechsel und den Lymphfluss an.

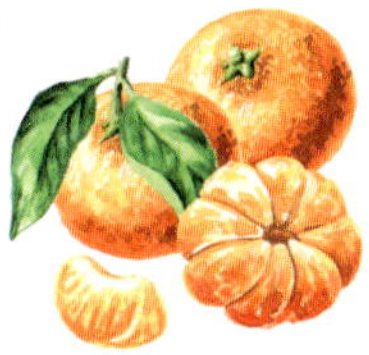

Melisse

Antiviral, antibakteriell, hormonell ausgleichend und allgemein beruhigend, stressabbauend und angstlösend. Strafft das Gewebe, ist entzündungshemmend, bei Herpes, Bluthochdruck, Kopfschmerzen, allgemeiner Wetterfühligkeit und Schwindel, nervösen Herzbeschwerden, Milchknoten, Schwangerschaftsübelkeit, Schlafstörungen und Albträumen, Stress und Anspannung, Schock, unreiner und fettiger Haut.

Minze

Fungizid, antibakteriell, antiviral, wundheilend. Bei Herpes, Übelkeit und Erbrechen, Nervenentzündungen und Rheuma, Ischias, Sinusitis, Juckreiz, unreiner Haut, Erschöpfungszuständen. Wirkt gedächtnisstärkend, erfrischend, fördert die Konzentration, regt den Kreislauf an.

Muskatellersalbei

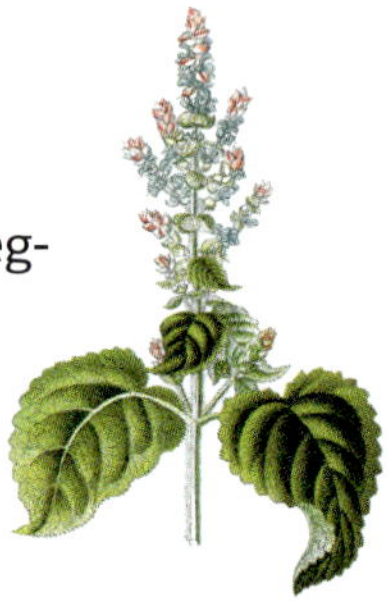

Darf in keiner Regelschmerzsalbe fehlen, da es zuverlässig jegliche Art von Krämpfen inklusive Gallenkoliken erleichtert. Auch bei Wochenbettdepression, PMS und Wechseljahrbeschwerden hilfreich, bei nervöser Unruhe, entzündeter und fettiger Haut, Akne, wirkt aphrodisierend und stimmungsaufhellend.

Neroli

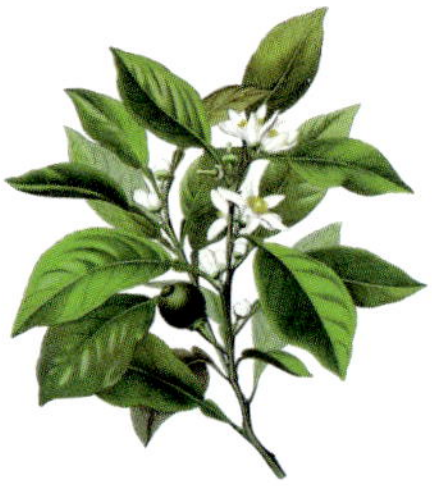

Hautstraffend, für empfindliche und gereizte Haut geeignet. Bei Schwangerschaftsstreifen und Narben, Akne, Krampfadern und Hämorrhoiden, fiebersenkend in Wadenwickeln, bei nervösen Herzbeschwerden, Koliken, wirkt aufbauend und entspannend bei Depressionen und Angstzuständen.

Orange

Antiviral und entkrampfend. Regt den Lymphfluss an, entspannt, wirkt stimmungsaufhellend, harmonisierend, bei Übelkeit und Erbrechen, Appetitmangel, Depressionen, Angst und Nervosität. Fördert die Durchblutung der Haut, gegen Cellulite.

Patchouli

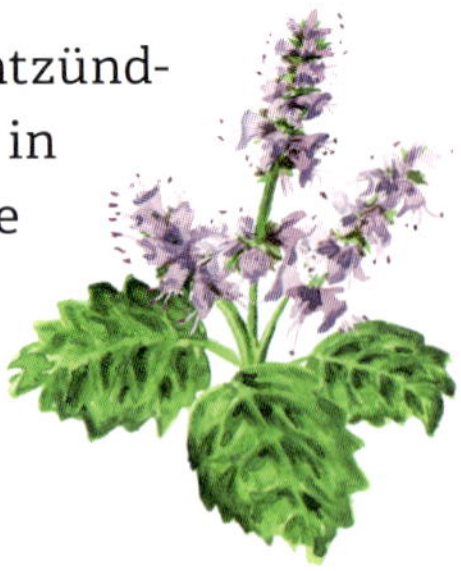

Stark entzündungshemmend, kann somit bei vielerlei entzündlichen Hauterkrankungen sowie bei Blasenentzündung in Form von Sitzbädern angewendet werden. Ebenso durch die pilztötende Wirkung vielseitig anwendbar, bei Herpes, Scheiden-, Nagel- und Fußpilz. In einem Massageöl auf die Lendenwirbel einmassiert, macht es müde Männer munter, denn es hat auch eine aphrodisierende Wirkung.

Pfefferminze

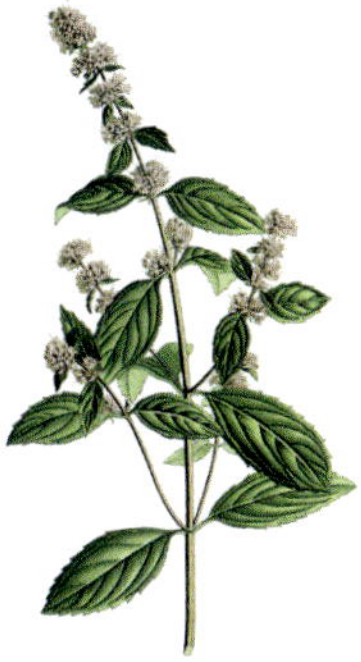

Es macht den Kopf frei und klar und hilft mir immer wieder zuverlässig bei jeglicher Art von Kopfschmerz. Hilft auch bei vielerlei Erkältungskrankheiten, wie Husten, Schnupfen und Heiserkeit, ist pilzhemmend und antibakteriell.

Rose

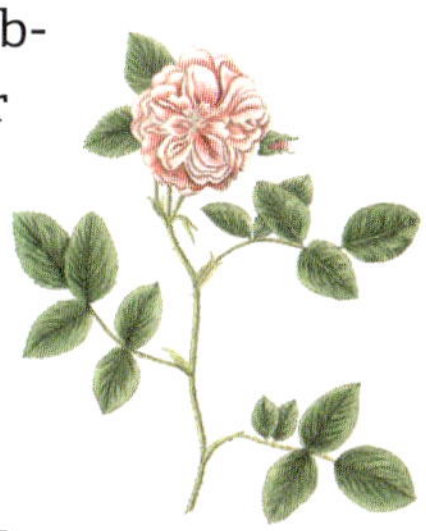

Eine Wegbegleiterin für jede Frau, sie symbolisiert Weiblichkeit pur und ist in ihrer Wirkungsweise in allen für Frauen wichtigen Lebenslagen eine Unterstützerin, ob während der Schwangerschaft, bei und nach der Geburt, bei PMS oder Menstruation sowie bei Liebeskummer und anderen emotionalen Belangen. Auch geeignet für den Vergebungszauber, da sie unser Herz zutiefst berührt und so das Vergeben erleichtert, sollte in jeder Frauencreme inklusive Vaginalzäpfchen enthalten sein, hormonell ausgleichend, antiviral, antibakteriell, beruhigend, harmonisiert den ganzen Körper, entzündungshemmend, bei nervösen Herzbeschwerden, Bindehautentzündungen, Herpes und Aphthen, Reizbarkeit und Niedergeschlagenheit, Wochenbettdepression, Schlaflosigkeit.

Rosenholz

Wirkt entzündungshemmend und antiseptisch auf die Haut. Zur Narbenpflege sowie gegen Cellulite und vorbeugend gegen Schwangerschaftsstreifen, es beruhigt das Nervenkostüm und wirkt auch aphrodisierend.

Salbei

Hat eine stark desinfizierende und antibiotische Wirkung, daher ist es für sämtliche Entzündungen im Mund-, Hals- und Rachenbereich sowie für Zahnfleisch- und Kehlkopfentzündungen geeignet. Außerdem ist er schweißregulierend und somit bestens geeignet für Deodorants. Seine energetische Wirkung, ob in Räucherungen, Raumsprays oder unterstützend bei einem Schutzzauber, sollte keinesfalls außer Acht gelassen werden, auch hier wirkt er stark reinigend und schützend.

VORSICHT: Nicht geeignet für Schwangere, Babys, Kleinkinder und Epileptiker.

Sandelholz

Bei trockener, rissiger und entzündeter Haut, Angst, Stress und innerer Anspannung, Frigidität, Impotenz und Psychosen, Bluthochdruck, Husten und Bronchitis. Entspannend, harmonisierend, stillt Juckreiz und regeneriert die Haut, aphrodisierend, entzündungshemmend.

Teebaumöl

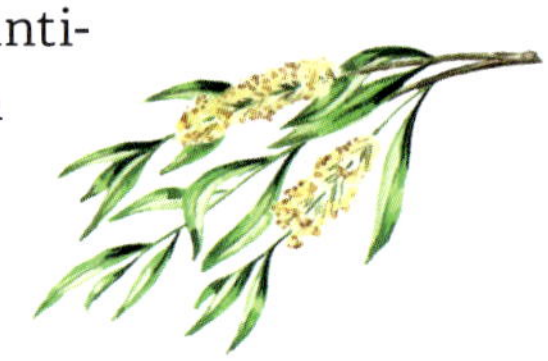

Eines meiner Lieblingsöle, es ist stark antibakteriell, antiviral und hat eine pilztötende Wirkung, weshalb es eben zuverlässig gegen jegliche Art von Erkrankungen, hervorgerufen durch Bakterien, Viren oder Pilze, hilft. In meinen Vaginalzäpfchen sowie in meinen Mundpflegeprodukten darf es keinesfalls fehlen.

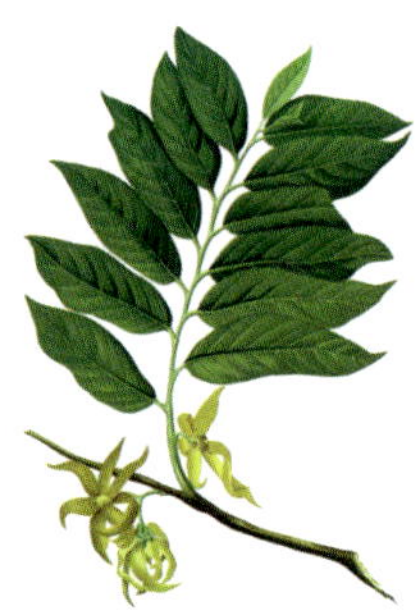

Ylang Ylang

Gut einsetzbar bei jedem Liebeszauber, es öffnet und stärkt unser Selbstbewusstsein und fördert dadurch eine liebevolle Kommunikation, auch wer schon länger in einer Beziehung ist, profitiert davon, da es die Lust auf Sex steigert. Es nährt die Haut und spendet Feuchtigkeit, regeneriert sie und hemmt Entzündungen.

Zitrone

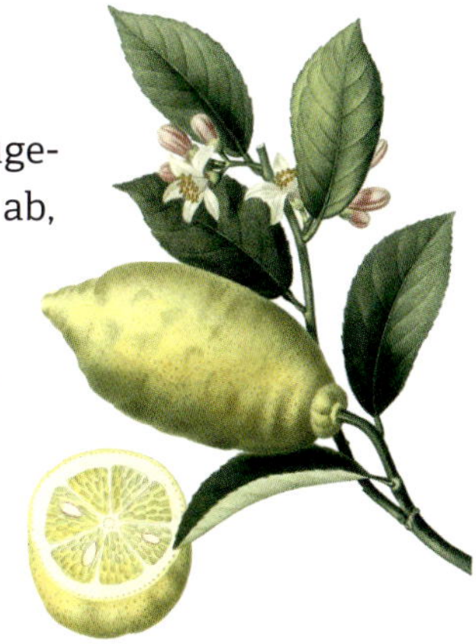

Im Winter in Duftlampen oder in Handlotionen zugefügt, wehrt es Infektionskrankheiten zuverlässig ab, das Putzen fällt damit leichter, da es die Laune hebt und zudem stark reinigend auch im energetischen Sinne ist. Einem Kaffeepeeling zugefügt hat es eine unschlagbare Wirkung gegen Cellulite, es fördert zudem das Entschlacken und den Lymphfluss, es wirkt vitalisierend, baut Stress ab, fördert die Konzentration, bei Herpes, brüchigen Nägeln sowie fettiger Haut und fettigen Haaren.

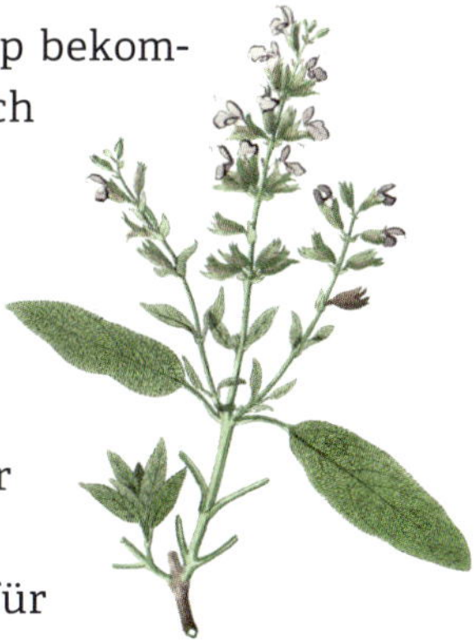

Von meiner Schwester habe ich einen fabelhaften Tipp bekommen, welchen ich seither anwende und sehr gerne an dich weitergebe.

Solltest du deine Wohnräume ausmalen, so füge der Farbe ein ätherisches Öl deiner Wahl hinzu. Salbei wirkt auf energetischer Ebene schützend und reinigend, daher ist dies mein Favorit, meine Schwester macht dies mit ätherischem Rosenöl, für sie ist das der perfekte Schutz vor negativen Energien aller Art.

Ich bin mir sicher, auch du wirst das passende Öl für dich finden und die phänomenale Wirkung zu schätzen wissen.

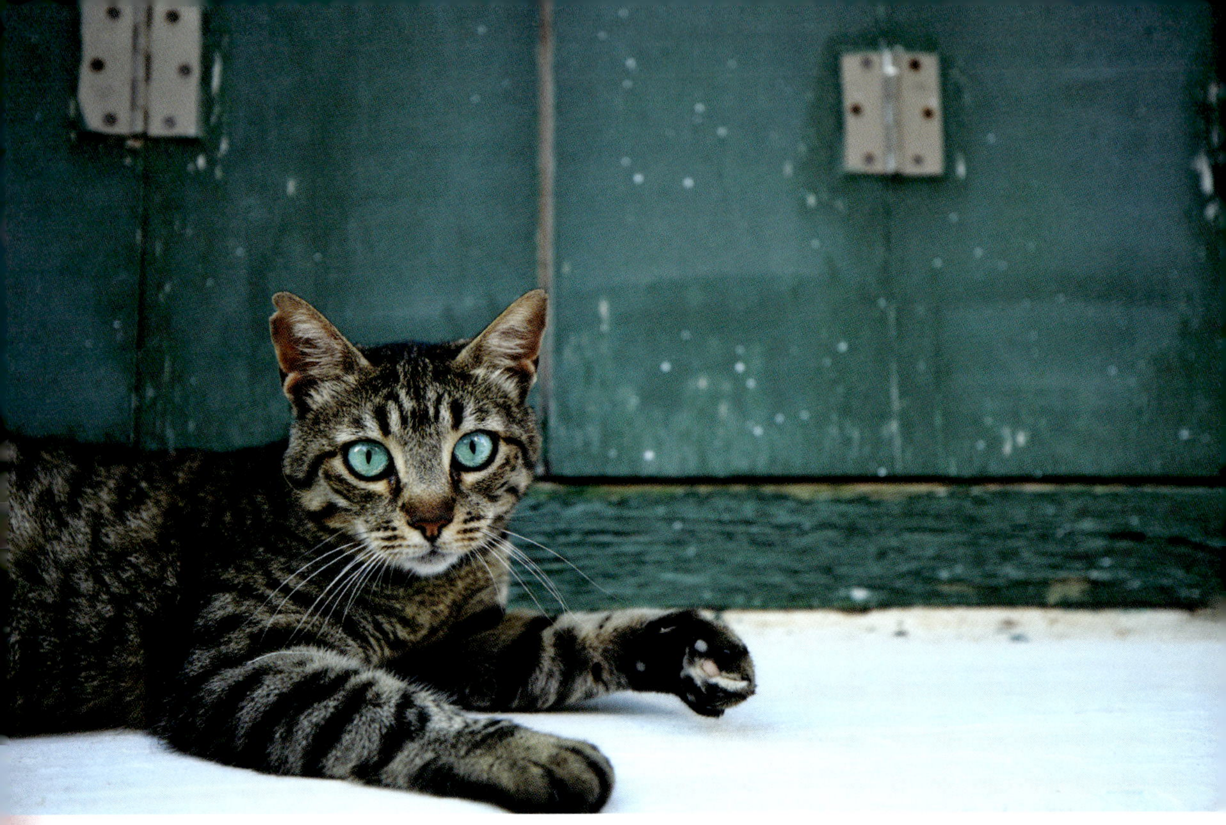

Zaubersprüche für die Seele

Wir leben in einer Zeit, in der es den Anschein hat, als wäre sämtliche Magie verloren gegangen. Religiöse Institutionen stillen den Durst nach Spiritualität und Gottverbundenheit nicht einmal ansatzweise. Im Gegenteil, durch die ständigen Missbrauchsskandale offenbart sich die satanische Fratze des Bösen und die Menschen spüren, dass es den Kirchen nur noch um Geld und Macht geht und nicht um das Wohlergehen der Menschheit. Viele Menschen haben das Beten aufgegeben. Auch ich habe jahrelang nicht gebetet, da mir aus meiner Kindheit nur der grausame und menschenverachtende Gott Jehova bekannt war, habe ich alles gehasst und verabscheut, was mit ihm zu tun hatte, das Beten gehörte da auch dazu. Falls du ähnlich fühlst wie ich noch vor einiger Zeit, so darf ich dir als Alternative Zaubersprüche anbieten. Ich hoffe, du erschrickst jetzt nicht an dieser Stelle, lasse mich bitte kurz erklären, was ich damit meine.

Mittlerweile liebe ich es wieder zu beten. Sobald ich meine Augen schließe und aus dem Herzen zu Gott, oder wie auch immer du die unendliche Schöpferquelle nennen magst, spreche, geschehen Wunder. Deshalb habe ich kein schlechtes Gewissen oder Angst, wenn ich meine sogenannten Zaubersprüche verwende, für mich versinnbildlicht dieser Ausdruck, welch zauberhafte Kraft und wundervolle Wirkung ein Gebet hat. Es ist die pure Magie. Es gibt Situationen im Leben, in denen weder die Pflanzenkraft noch ein mitfühlendes Gespräch helfen. Dafür gibt es die eben beschriebene Magie. Eigentlich brachte mich eine Freundin auf die Idee, dass meine Zaubersprüche wie Gebete wirken. Sie machte eine wirklich heftige Zeit durch, sie wurde verlassen und musste sich um drei Kinder kümmern. Ihr Ex zog so ziemlich alle fiesen Register, um finanziell so wenig wie möglich zahlen zu müssen. Eines Tages erzählte ich ihr von meinen Zaubersprüchen und sie meinte, sie würde alles ausprobieren, Hauptsache, es ginge ihr wieder besser. Schnell hatte ich einen passenden Zauberspruch für sie parat, welchen ich ihr umgehend sendete, und danach hörte ich zwei Wochen lang nichts mehr von ihr. Meine Freundin ist eine sehr religiöse Frau und eigentlich will sie mit solchen Dingen nichts zu tun haben, ich hatte große Angst, dass sie mich nun für verrückt hält und keinen Kontakt mehr mit mir wünscht. Es erforderte einiges an Mut sie anzurufen, ich war auf alles gefasst, nur nicht auf das, was dann kam.

Voller Freude hob sie ab und sagte: „Ach, wie gut, dass du anrufst, ich wollte mich schon die ganze Zeit bei dir melden, aber irgendwie ist die Zeit so verflogen. Ich wollte mich bei dir bedanken für den Spruch, ich lese ihn jeden Abend vor dem Schlafengehen, keine Ahnung, wie das funktioniert, aber seither geht es mir von Tag zu Tag besser, es ist schon wie eine Art Gebet für mich, es beruhigt mich total und ich weiß, dass alles wieder gut wird."

Meine Freude war riesengroß, ob es nun wirklich die Hilfe aus der geistigen Welt ist oder ob das Ganze einfach nur einen psychischen Effekt hat, kann ich nicht beurteilen, das muss jeder für sich herausfinden, aber Fakt ist, es wirkt.

Ich persönlich suche mir für die Sprüche gerne einen ruhigen Moment aus, in dem ich von nichts und niemandem gestört werde, und zünde mir ein paar Kerzen an.

Ich schreibe den Spruch auf ein Blatt Papier und lese ihn meist laut, hin und wieder auch nur in Gedanken vor, und zwar so oft, wie mein Gefühl es mir rät. Anschließend verbrenne ich den Zettel, zusätzlich gebe ich zur Asche noch Wasser hinzu (auch aus Sicherheitsgründen) und übergebe es Mutter Erde. Ich weiß, sie wird dies zum höchsten Wohle aller transformieren.

Es gibt viele Rituale in den religiösen Institutionen, das Brechen von Brot, das Beträufeln von Weihwasser, Räuchern mit Weihrauch. Die Verwendung meiner Zaubersprüche kann man also getrost auch als Ritual ansehen. Es ist alles nur eine Frage des Blickwinkels.

Wenn du deine eigenen Sprüche kreierst, sei darauf bedacht, gib gut darauf acht, niemandem etwas Schlechtes zu wünschen, auf die ein oder andere Art kann es zu dir zurückkommen. Bitte lieber um Lösungswege und Transformation.

Als Warnung sei dir mitgegeben,
willst du nur zerstören eines anderen Leben,
sinnst du nur auf Rache,
so sei auf der Wache,
alles Schlechte, das du jemandem wünscht, kehrt möglicherweise sogar mehrfach zu dir zurück,
versperrt ist dann der Weg zum Glück.
Versuche Auswege aus Situationen zu schaffen,
greife nicht gleich zu den schlimmsten Waffen.
Liebe und Mitgefühl sei dein weiser Begleiter,
gehe keinesfalls in die dunkle Richtung weiter.
Befolge diesen Rat,
in der Tat,
die dunkle Seite ist meist einfacher und äußerst verlockend,
doch gehe mit dem Licht, denn es verkündet dir frohlockend,
die Liebe und der Weg des Herzens siegen immer,
am Schluss ist die lichte Seite der Gewinner.

Es gibt Menschen, die denken, es sei manipulativ, einen Zauber für einen geliebten Menschen auszusprechen und dass man dies nur mit dem Einverständnis der jeweiligen Person machen sollte. Ich bin da natürlich wieder einmal etwas anderer Meinung. Ein Beispiel: Als meine Freundin auf der Intensivstation lag, durften nur die engsten Familienmitglieder zu ihr, zutiefst erschüttert über das Geschehene blieb mir nur übrig, zu beten und mit der geistigen Welt Kontakt aufzunehmen. Also setzte ich mich hin, machte mir Kerzen und schöne Musik an und betete für sie. Es zeigten sich mir sehr schöne Bilder, ich habe wirklich intensiv versucht, ihr gute Energien und Wesenheiten zu schicken. Erstens hätte ich sie in dieser Situation ohnehin nicht fragen können, ob ich ihr etwas machen darf, und zweitens, bin ich davon überzeugt, dass ein von Herzen kommendes Gebet, ein positiver Spruch bzw. ein Glück bringender Zauber keinerlei Schaden anrichten kann. Wenn ich jemandem Blumen oder ein Geschenk überreiche oder auch eine liebevolle Überraschung plane, dann frage ich ja auch nicht vorher die Person um ihr Einverständnis. Wenn ich jemandem von Herzen etwas Gutes wünsche, so ist das nicht übergriffig oder manipulativ, sondern ein Geschenk und die Empfangenden dürfen selber entscheiden, ob sie dieses annehmen oder nicht.

Die Zaubersprüche sind vielleicht etwas kindisch in deinen Augen, doch was hat Jesus gesagt? Werdet wie die Kinder. Kinder sind unvoreingenommen und so bitte ich dich, sei wie ein Kind und lass dich überraschen. Es ist nicht wichtig, wie du formulierst, es ist nur wichtig, dies mit einem liebenden Herzen und dem Willen zur Veränderung zu tun. Durch das Aufschreiben, Aussprechen und Verbrennen setzt du ein deutliches Zeichen, du signalisierst deinem limbischen System und dem Universum, dass du bereit bist für eine Veränderung, und diese wird kommen.

Du kannst die Anrede gestalten, wie du willst, Geliebte Engel, Göttin, Gott, lichtvolle Wesen, Gute Mächte, Mutter Erde, du kannst auch direkt deinen Schutzengel, Geistführer oder die Marien und Meister anrufen, womit auch immer du dich wohlfühlst.

Ich selbst beginne die Sprüche meist mit,

Ihr lichtvollen Mächte, hört mein Flehn,
Heilung soll geschehn.

Um von einem Ex-Partner loszukommen, der einem viel Schlechtes angetan hat

Dein ganzes Verhalten und Wesen ist abnorm,
in diesem Leben bringst du dies wahrscheinlich nicht mehr in Form.
Die Schmerzen, welche du mir zugefügt hast,
trage ich nicht länger als meine Last.
Ich wünschte, du könntest sie für ein paar Minuten tragen
und so wie ich daran verzagen.
Doch ich versuche, dir zu vergeben,
hoffentlich schaffe ich es noch in diesem Leben,
denn ich will mich nicht weiter mit dir abgeben.
Ich sehe dich als Erfahrung an,
bestimmt haben wir irgendwann
lange vor diesem Leben in unserem Lebensplan beschlossen,
du hilfst mir, mich weiterzuentwickeln, ich hoffe die Lektion ist somit abgeschlossen.
Damit auch du die Chance bekommst, dich weiterzuentwickeln,
und nicht weiter Fallen zu stricken,
soll von nun an jeder, der dir begegnet, die Wahrheit erkennen
und fort von dir rennen.
Sie sollen dich fortan durchschauen
und nicht länger auf deine Lügen und Täuschungen bauen.
Es kommt die Zeit, da fühlst auch du der anderen Qual,
sei dir dessen bewusst, denn du hast dann keine Wahl.

Bei deiner Lebensrückschau legt sich dann all das Leid
über dich wie ein Kleid.
Schmerz und Pein,
fahren in deinen Körper ein,
es wird bestimmt nur schwer erträglich für dich sein.
Lernen wir beide daraus, um es im nächsten Leben besser zu machen,
vielleicht können wir in diesem dann gemeinsam lachen.
So sei es!

Ich weiß, es ist verlockend und manchmal ist man so in Wut und Rage, dass man ganz schnell etwas Böses wünscht. Ich kenne solche Situationen nur zu gut.

Emotionen sollten nie unterdrückt werden, denn sonst richten sich diese gegen den eigenen Körper. Es ist gut seiner Wut freien Lauf zu lassen, in Form von in einen Polster zu schreien oder in einen Boxsack zu schlagen, niemals solltest du oder eine andere Person dabei zu Schaden kommen.

So kitschig es jetzt auch klingen mag, die Liebe und auch die Zeit heilen alle noch so tiefen Wunden. Verweile nicht in Ärger, Gram und Groll, stelle dich der Situation und den damit verbundenen Emotionen, verarbeite die Erlebnisse, aber verweile nicht dein Leben lang darin, ansonsten bist du eine Gefangene. Befreie dich, lass den Schmerz los und geh deinen Weg weiter, verschwende keine wertvolle Lebenszeit und Energie, um auf jemanden böse zu sein, es bringt dich nicht weiter.

Für kleine Zornpinkerl wie mich … Ärger und Wut …

Wut tut niemandem gut.
Sie schwächt den Körper, vor allem Leber und Galle,
Schmerzen fahren in den Kopf und stecken fest wie eine Kralle.
Sie macht mich blind, ich kann nichts mehr sehn,
helft mir, in mich zu gehen,
um wieder klar zu denken
und meine Aufmerksamkeit auf das Positive zu lenken.
Schenkt mir einen Ausweg aus dieser verfahrenen Situation,
ich bin mir gewiss, ihr kennt den Weg schon.
Teilt ihn mir mit, ich geh in die Stille,
ich weiß, es geschehe nicht meiner, sondern euer Wille.
Hingebungsvoll lege ich den Ausgang in eure Hände,
vertraue auf eine glückliche Wende.
Ganz zart, so nehme ich es wahr, strömt tiefer Frieden aus meinem Herzen,
nicht mehr lange und ich kann wieder scherzen.
Die Gerechtigkeit wird siegen,
diese Gewissheit stärkt zusätzlich meinen inneren Frieden.
Liebe und Mitgefühl stellt sich rundherum ein,
mein Energiefeld wird wieder strahlend und rein
und ich kann voller Zuversicht sein.
Hört meine Bitte, hört mein Flehn,
Transformation zum höchsten Wohle aller soll geschehn.
Danke, danke, danke!

Diesen Spruch kann man sowohl für sich selbst als auch für andere einsetzen, einfach den Namen der Person einfügen …

Gegen lästige Wehwehchen und Krankheiten

Ihr lichtvollen Mächte, hört mein Flehen,
helft mir den Sinn dahinter zu verstehen,
so darf die Krankheit für immer gehen.
Helft mir, sie zu transformieren,
so darf jede Zelle meines Körpers vor Gesundheit vibrieren.
Danke für die Erkenntnis und die Einsicht, die sie mir gebracht,
damit hat sie mir mein Denken und Handeln klargemacht.
Von nun an werde ich besser auf mich achten,
meine Lebensweise genauestens betrachten.
Auch auf meine Psyche werde ich gut achtgeben,
sie hegen und pflegen
und versuchen, den anderen und mir schnellstmöglich zu vergeben.
Tief und dunkel waren manche Täler,
mein Lebenswunsch und Mut wurden immer schmäler.
Doch ich habe es geschafft,
vieles ausprobiert und mich aufgerafft.
Möglicherweise habe ich dich für die bereits lange anstehenden Veränderungen gebraucht,
ich war zu müde, ängstlich und auch geschlaucht.
Doch du hast mich dazu gezwungen,
wie oft habe ich mit dir gerungen.
Doch durch dich haben sich meine wahren Freunde und Familie herauskristallisiert,
alle anderen sind fortmarschiert.
Auch du gehst JETZT weg, ich werde dich nicht missen,
denn nun schlage ich ein neues Kapitel in meinem Leben auf,
mit meinem neu erworbenen Wissen.

Ein Spruch gegen Migräne mit Aura …

Ihr guten Mächte, hört mein Flehn,
ich will die Welt klar und deutlich sehn.
Die Migräne war lange genug mein Begleiter,
nun gehe ich mutig ohne sie weiter.
Die Schmerzen haben mich wild geritten,
wie sehr habe ich darunter gelitten.
Schickt sie zurück, woher sie kam,
damit sie mich nicht länger legt lahm.
Dankbar nehme ich nun die Heilung an,
damit ich mein Leben fortan
in absoluter Gesundheit verbringen kann.

Ich bin von Haus aus leider ein sehr ängstlicher Mensch, daher habe ich mir große Sorgen um meinen Liebsten gemacht, als er nach Australien reiste. Aber auch dafür hab ich mir einen kleinen Zauberspruch einfallen lassen, der mich immer sehr beruhigt hat, wenn ich ihn laut oder auch nur gedanklich ausgesprochen habe. Es war jedes Mal, als wäre eine Wesenheit bei mir, die mir zunickte, und ich wusste, ok, alles ist gut. Ich ließ also für seine Reise ein Medaillon beim Juwelier anfertigen und wollte es folgendermaßen gravieren lassen:

Reiseschutzzauber …

Ihr lichtvollen Mächte hört mein Flehn,
ich will meinen Liebsten gesund wiedersehn.
Seid darauf bedacht, gebt gut auf ihn acht,
damit unser beider Herz wieder lacht.

… leider war der Anhänger so klein, sodass der Juwelier nur Folgendes eingravieren konnte:

Seid darauf bedacht,
gebt gut auf ihn acht.

Ob Magie oder nicht, immerhin, ist er unversehrt zu mir zurückgekehrt.

Auch für Freunde und Familienmitglieder ist ein Schutzzauber geeignet. Ein naher Verwandter von mir ist sehr intelligent und macht einen tollen Job, genau deshalb versuchten einige Arbeitskollegen, ihm das Leben so unangenehm wie möglich zu machen. Es war wirklich ungeheuerlich, was da abging. Ich habe mich so sehr geärgert, woraus folgender Zauberspruch entstand.

Einfach die Person einsetzen, die euch am Herzen liegt, und los geht´s …

Schutzzauber für einen geliebten Menschen!

Geliebte Engel, hört mein Flehen,
meinem Verwandten (hier Namen einfügen) soll es von nun an gut ergehen.
Schenkt ihm Hoffnung, Freude, Liebe,
vorbei die gemeinen Seitenhiebe.
Gerechtigkeit ist nun sein ständiger Begleiter im Leben,
und soll all das Böse hinwegfegen.
Hold ist ihm nun das Glück,
jeder, der ihm Schlechtes will, bekommt es postwendend und mehrfach zurück.
Niemals wieder sollen ihn plagen die Sorgen,

finden soll er eine Frau, bei der er sich fühlt geborgen.
Liebe soll sie ihm schenken,
und seine Wahrnehmung auf all das Schöne lenken.
Erlöst ihn von schlechtem Karma nun
und wandelt es in gutes um.
Alle Verbindungen, die ihm seine Energie rauben,
lasst sie mit lila Transformationsenergie absaugen.
Gewiss nehmt ihr meine Wünsche für ihn entgegen,
und schenkt ihm euren unermesslichen Segen.
Danke!

Schutzzauber für einen selbst …

Lichtvolle Wesen hört mich an,
schenkt mir einen Schutzzauber fortan.
Dieser soll stets mit mir schreiten
und mich beschützen von allen Seiten.
Schlechtes Gerede und Böses soll von mir weichen
und sich zurück zum Absender schleichen.
Jeder, der mir Schlechtes will, dem soll dies um die Ohren fliegen
und es mehrfach zurückkriegen.
Nun hört mein Bitten, hört mein Flehn
und lasst diesen Zauber in Gerechtigkeit geschehn.
Danke, danke, danke!

Nun geschah es vor einiger Zeit, dass sich meine Tochter auf einmal vor ihrem Spiegel im Kinderzimmer fürchtete. Sie meinte, sie sehe immer eine Frau in einem weißen Kleid. Jaja, habe ich mir gedacht, die hat zu viel ferngesehen. Es wurde immer schlimmer, sie wollte nicht mehr in ihrem Zimmer schlafen, es musste abends immer ein Licht brennen, sie wollte nicht einmal mehr tagsüber alleine zu Hause sein. Dennoch habe ich mir gedacht, das ist bestimmt nur eine Phase. Dann fing allerdings auch noch mein Mann an und meinte, er höre immer jemanden in der Wohnung gehen, auch wenn wir schon alle im Bett lagen, er meinte, er spüre auch ganz deutlich, dass etwas nicht stimme. So, und dann fing ich auch noch an, ganz heftig von einem geliebten verstorbenen Menschen zu träumen. Sie war auch in den Fängen der Zeugen Jehovas und hatte zeitlebens fürchterliche Angst vor Harmagedon, vielleicht hing sie deshalb irgendwie in einer Art Zwischenwelt fest, ich kann das leider nicht mit Bestimmtheit sagen, es fühlte sich jedenfalls komisch an, als ich mich da hineinspürte. Da ich mir nicht anders zu helfen wusste, habe ich einen Spruch geschrieben.

Einen geliebten Menschen ins Licht schicken …

Lichtvolle Ahnen und geliebte Seelenfamilie, hört mein Flehen,
helft meiner Tante ins Licht zu gehen.
Nicht länger soll sie umherwandeln im Dunkeln,
strahlend hell soll sie funkeln.
Die Finsternis soll sie freigeben,
ebnet ihr den Weg für ein neues Leben.
Liebe Hertha, sei dir gewahr,
meine Liebe zu dir bleibt immerdar.
Dein letztes Leben hier auf Erden war nicht schön,
deshalb bist du so früh gegangen,

doch bist du jetzt in deinem Groll gefangen.
Du konntest ja nicht ahnen,
dunkle Machenschaften brachten dich in die falschen Bahnen.
Ich gebe dich frei und schicke dich ins Licht,
fürchte dich nicht.
Dein persönlicher Schutzengel und deine Seelenfamilie stehen dir zur Seite,
nehmen dich behutsam an die Hand, zeigen dir das Universum und die unendliche Weite.
Du kannst dich nun ausdehnen und Welten bereisen,
dein weiterer Weg, er wird sich weisen.
Nun wird dich bedingungslose Liebe umfangen,
Weisheit und Licht wirst du erlangen.
Ihr lichtvollen Mächte, hört mein Flehn,
helft meiner Tante, ins Licht zu gehen.
Danke, Danke, Danke.

Ich habe diesen Spruch mehrmals laut bei Kerzenschein aufgesagt, dann den Zettel verbrannt und die Asche mit dem Wind verstreut. Es war ein wunderschönes Bild, welches ich vor meinem geistigen Auge hatte. Ich wusste, nun ist sie frei.

Weder meiner Tochter noch meinem Mann habe ich von diesem Ritual erzählt. Von diesem Tage an, habe ich von keinem der beiden auch nur noch ein einziges Mal gehört, dass sie sich irgendwie beobachtet oder unwohl fühlen. Im Gegenteil, jetzt kann ich mir immer von meiner Tochter anhören: „Wie lange bist du denn noch da, gehst du noch irgendwohin, lass dir ruhig Zeit." Sie liebt es, alleine zu Hause zu sein und genießt die Ruhe, wie es sich eben für pubertierende Teenies gehört

Und weil wir schon dabei sind, hier noch ein Ahnenzauber, falls man das Gefühl hat, dass man die Last seiner Ahnen zu tragen hat.

Ahnenzauber …

Ihr lichtvollen Mächte, hört mich an,
ich erbitte eure Hilfe fortan.
All die Ahnen, die vor mir waren,
sollen mit ihren schweren Lasten nicht länger fortfahren.
All die negativen Schwingungen und ungelösten Probleme, die sie an mich weitergegeben,
sollen fortan keinen Einfluss mehr haben auf mein Leben.
Vielmehr sollen sie mich beschützen und weise leiten,
so kann ich frohen Mutes weiterschreiten.
Alles, was unsere Ahnen belastet, sei aufgelöst und ihnen vergeben,
sie sollen nach Erlösung streben
und weiterkommen im dies- und jenseitigen Leben.
Schenkt ihnen Liebe und Licht,
das zaubert mir ein Lächeln ins Gesicht.
Ihr guten Mächte, ich bitte euch, regelt diese Angelegenheit zu unser aller höchstem Wohle,
damit sich jeder von uns zum Besten erhole.
Mit großem Dank nehme ich eure Hilfe an,
und vertraue auf eure Weisheit sodann.
Danke, danke, danke!

Und falls einem einmal die gute Laune abhandenkommt, aufgrund äußerer Individuen …

Lichte Wesen, hört mein Flehen,
gute Laune soll hier geschehen.
Ich will schreiten frohen Mutes
lasst mich sehen Gutes.
Ich bitte euch, mir Freude zu schenken,
und all die dummen Idioten in eine andere Richtung als meine zu lenken.
So sei es!

Diesen Spruch muss man nicht unbedingt aufschreiben und verbrennen, den kann man auch mal zwischendurch gedanklich vorsagen, am Arbeitsplatz zum Beispiel.

Manchmal muss man sich vor Fremdenergien oder gar Übergriffen schützen …

Lichtvolle Seite, hör mein Flehen,
Aura-reinigende Wirkung soll jetzt hier geschehen.
Fremde Energien sollen mich nicht länger belasten,
sie sollen fort von mir hasten.
Ich habe Menschen erlebt, welche mir bösartige Wesenheiten gesandt,
egal ob mit ihnen oder nicht verwandt.
Ich erbitte beim hohen Rat
schnelle Handlung und sofortige Entfernung der bösen Saat.
Erhört meine Bitte, erhört mein Flehen,
nur helle Energie soll mich sehen.
Vertrauensvoll lege ich dies in eure weisen Hände,
mit dem Wissen, dass sich alles zum Besten wende.
Amen!

Vergebung

Vergebung ist essenziell wichtig für unsere Gesundheit und Freiheit. Im ersten Moment der Wut darf man auch mal das Schlechte, was einem vermeintlich angetan wurde, zurückschicken, um sich kurz davon zu befreien und Abstand zu bekommen. Ich schreie dann auch gerne mal meine Wut lauthals in einen Polster hinein, bis ich keine Stimme mehr habe. Dies zeigt sehr deutlich, wie schlecht Wut für uns ist, im Endeffekt schadet sie uns nur selbst.

Nichts ist so heilsam wie ehrliche, tiefe Vergebung. Es ist mir bewusst, dass es Erlebnisse gibt, die man für unverzeihlich hält, es braucht Zeit, manchmal sehr viel Zeit, um Abstand zu gewinnen. Die Zeit ist in diesem Fall unsere Verbündete, denn je mehr Zeit vergeht, umso mehr verblasst der Schmerz und eines Tages tut es nicht mehr weh, die Wunden sind verheilt, was bleibt, sind Narben, gezeichnet fürs Leben. Erfahrungen verändern unser Leben und prägen uns. Um vollständig zu heilen, ist Vergebung unerlässlich.

Als ich mich in dieses Thema hineingefühlt habe, hat sich Folgendes vor meinem inneren Auge abgespielt: „Wenn man blind vor Zorn und Wut ist, so ist das, als wären wir von Kopf bis Fuß einbandagiert, wie ein Mumie. Wir können uns nicht bewegen, ja selbst das Atmen fällt schwer. Jeder, der uns über den Weg läuft, den knurren wir an. Wir bekommen einfach keine anderen Laute aus uns heraus, wir bewegen und benehmen uns wie Zombies. Eines Tages wollen wir nicht mehr so sein, also gehen wir in die Stille, in unser Innerstes, Heiligstes. Wir fragen unser Herz, wir betrachten die Situation, es zeigt uns den Weg ins Paradies, ins innere Paradies, frei von Leid und Schmerz. Plötzlich betrachten wir das Geschehene aus einem anderen Blickwinkel, wir erkennen, dass unser Gegenüber nicht anders handeln konnte und ebenso gefangen ist in seiner eigenen Geschichte. Möglicherweise empfinden wir sogar Mitleid mit diesem Geschöpf und dann, ganz leicht und aufrichtig, können wir die für uns so wichtigen und heilenden Worte sprechen: „ICH VERGEBE DIR." Und von einem Moment auf den anderen löst sich eine Schicht der so einengenden Bandagen und wir haben wesentlich mehr Bewegungsfreiheit, das

Atmen fällt leichter, vielleicht tragen wir bereits ein Lächeln im Gesicht. Wir fühlen uns so viel leichter und freier. Auch dieses Erlebnis hat uns geprägt und um eine Erfahrung reicher gemacht. Vergebung ist nicht wichtig für den anderen, es ist essenziell wichtig für unseren Seelenfrieden. Dieses Erlebnis hat uns so sehr gefallen und wohlgetan, dass wir gleich nochmal in unser Innerstes gehen und Ausschau halten nach anderen, denen wir aus tiefstem Herzen vergeben möchten. Und so werden wir Schicht für Schicht von unseren Bandagen befreit, bis wir das strahlende Wesen sind, das wir eigentlich sind. Es war nur versteckt, doch jetzt sind wir frei. Nie mehr lassen wir uns in Groll, Zorn, Wut, Hass oder dergleichen einwickeln. Ja, möglicherweise werden wir wieder Schmerzliches erfahren, aber wir werden ab JETZT, ab diesem Zeitpunkt anders damit umgehen. Nie mehr wird unser strahlendes Leuchten erlöschen, es wird sichtbar bleiben, für uns und unsere Mitmenschen, und für manch einen ein Leuchtturm im dunklen Hafen sein."

Immer wieder schwirrten mir in den vergangenen Tagen Worte von Jesus in meinem Kopf herum: „Ihr werdet die Wahrheit erkennen und die Wahrheit wird euch frei machen." Jetzt da ich in die Stille gegangen bin und mir diese Bilder präsentiert wurden, weiß ich zumindest im Ansatz, was er damit gemeint hat. Das Umsetzen ist natürlich wieder eine ganz andere Sache und wer mich kennt, weiß genau, was für ein rachesinnender Engel ich sein kann. Aber ich bemühe mich jeden Tag ein bisschen mehr und es wird leichter, freier und lichtvoller, je mehr ich mich mit diesem Thema auseinandersetze. Ich hatte nie einen Bezug zu Jesus, aber in letzter Zeit wird er immer präsenter in meinem Leben. Was hat er noch in seinem Sterbeprozess gesagt: „Vater, vergib ihnen, denn sie wissen nicht, was sie tun." Ich bin davon überzeugt, dass ich solch eine tiefe Liebe zu meinen Mitmenschen in diesem Leben wohl nicht mehr zustande bringen werde, dazu bin ich viel zu impulsiv, aber ich werde immer wieder in mich gehen und es versuchen.

Vergebung

Vater, vergib ihnen, denn sie wissen nicht, was sie tun,
ich wiederhole Jesu Worte,
dennoch helfen sie mir nicht, meine Gedanken, sie kommen nicht zum Ruhn.
Ich sage jetzt die Worte einfach ganz laut,
ich meine sie nicht ernst,
sie sind nur so vor mich hingekaut.
Doch Worte haben eine eigene Energie,
oh, das verzeihe ich sicher nie.
Geliebte Engel, steht mir bei, folgende Worte zu sprechen,
ohne mich dabei zu erbrechen.
Ich vergebe dir!
Ich vergebe dir!
Ich vergebe dir!
Jetzt und hier!
Wow, was ist das, es ist wie eine Welle,
ich stehe an einer Schwelle,
das muss der Weg zu meinem Herzen sein,
die Energien um mich, sie sind so fein,
meine Gedanken klar und rein.
Was ist das nur für ein herrliches Gefühl,
endlich kommt Ordnung in mein inneres Gewühl.
Oh Gott, ich möchte ewig so fühlen,
keine alten Geschichten mehr aufwühlen.
Ich vergebe dir,
jetzt und hier!
Die Schichten, sie fallen,
geliebte Engel, lasst es knallen.
Immer mehr werde ich zu dem Wesen, das ich eigentlich bin,
strahlend hell, auf einmal ergibt alles einen Sinn.
Schöpferquelle, hör mich an,
ab sofort will ich jedermann,

der mir Schlechtes getan und noch tun wird, vergeben,
ich will nach einem höheren Sein streben,
es ist so wundervoll leicht in diesen Energien zu leben.
Wer auch immer du bist, warum auch immer du so geworden,
es sind nicht länger meine Sorgen.
Ich vergebe dir,
jetzt und hier.
Ich bin frei, frei diejenige zu sein, die ich bin, war und immer gewesen,
ein geliebtes, von Gott erschaffenes Wesen.
AMEN!

Ich weiß nicht, wie es dir geht beim Lesen dieses Spruchs, aber bei mir fließen die Tränen. Lass den Tränen freien Lauf, es nimmt den Druck und die Enge vom Herzen.

Es heißt ja immer, die Augen seien der Spiegel zur Seele. Wir weinen, wenn wir traurig sind, doch auch, wenn wir stolz sind, zum Beispiel auf unsere Kinder, wenn wir tiefe Liebe empfinden, wenn wir ein Thema aufarbeiten und heilen dürfen, welches wir schon lange mit uns herumtragen, oder auch vor Freude. Die Augen sind direkt mit unserem Herzen verbunden. Wenn wir Leid sehen oder ein freudiges Ereignis, unser Herz reagiert darauf, unsere Augen füllen sich mit Tränen. Mir hat eine Ausbildnerin erzählt, dass ein Kind bei ihr im Geschäft war, es fing an zu weinen. Als sie das Kind fragte, was los sei, hat es darauf geantwortet: „Ja meih, wenn das Herz voll ist, gehen die Augen halt über." Sehr weise und so wahr.

Also, wenn die Augen und das Herz unzertrennlich miteinander verbunden sind, so können wir, wenn wir die Augen schließen, direkt in unser Herz blicken, es jederzeit besuchen und uns mit ihm unterhalten. Es wird uns auf alles eine Antwort geben. Vielleicht funktioniert es nicht gleich, es ist wie alles im Leben reine Übungssache, genau wie das Vergeben.

Herzensentscheidungen erfordern manchmal sehr viel Mut. Damit dies besser gelingt, hier eine kleine Unterstützung.

Verbinde dich mit deinem Herzen

Geliebtes Herz, du bist so weise,
doch deine Stimme ist so leise.
Das Außen so laut, die Gedanken so schwer,
innere Stärke muss her.
Um die Sprache meines Herzens zu verstehen,
muss ich tief in mich gehen.
Ganz zaghaft taste ich mich heran,
fange gerade erst an.
Geliebtes Herz, dein Schlagen ist so kräftig,
ich lausche dir andächtig.
Ich hab eine Frage ... (hier Frage stellen).
äußerst vage
nehme ich die Antwort wahr,
oh wie wunderbar.
Hilf mir, erinnere mich, mit dir in Kontakt zu bleiben,
um fehlerhafte Entscheidungen zu vermeiden.
Ich spüre deine sanfte Berührung,
bitte, übernimm die Führung,
Deine Stimme wird lauter,
der Umgang vertrauter.
Du bist mit dem Göttlichen verbunden,
gibst mir zuverlässige Antworten, unumwunden.
Geliebtes Herz, ich danke dir so sehr,
du bist mein Vertrauter, immer und immer mehr.
Unsere Verbindung sei von nun an gefestigt,
gesegnet und von Gottes durchströmender Liebe bekräftigt.
Amen!

Wer möchte nicht die einzig wahre, große Liebe finden. Ich bin davon überzeugt, dass es sie gibt, doch ich bin mir auch dessen bewusst, dass kein anderer Mensch für mein Glück verantwortlich ist. Frauen, und möglicherweise auch Männer, denken manchmal, dass es die Aufgabe des Partners sei, sie glücklich zu machen. Das ist der absolut falsche Ansatz und ich bin davon überzeugt, wenn jemand mit dieser Erwartungshaltung in eine Beziehung hineingeht, dann ist diese von Anfang an zum Scheitern verurteilt. Du selbst, und nur du selbst, bist für dein Glück verantwortlich. Natürlich können wir mit unserem Partner glückliche Momente teilen, es macht mich glücklich, wenn ich mich nachts an ihn kuscheln kann, er mir Tee oder eine Wärmflasche zubereitet, ich ihm meine Gedanken mitteilen kann, ohne dafür verurteilt zu werden. Ich genieße seine Aufmerksamkeit und ich schätze sie. Und ich denke, genau das ist auch der Schlüssel, viele erwarten, dass einen der Partner glücklich macht, doch können wir dies überhaupt wertschätzen? Fallen uns die vielen kleinen, liebevollen Gesten überhaupt auf, sprechen wir unserem Partner auch unseren Dank dafür aus? Oder nehmen wir all diese wundervollen Kleinigkeiten als gegeben hin und warten auf die eine große Geste, die unser Innerstes erschüttert und für immer und ewig nachhallt in unserem Innersten, so wie es uns mancher Liebesfilm suggeriert? Ich für meinen Teil glaube nicht, dass es diese Geste gibt, dafür aber viele kleine Gesten der Wertschätzung und Aufmerksamkeit. Es liegt an uns, ob wir diese wahrnehmen und uns darüber freuen oder nicht. Was in uns nicht vorhanden ist, das kann auch kein anderer entfachen. Glücklich sein, Glück zu empfinden, ist eine Lebensentscheidung, nicht die Aufgabe eines anderen. Wenn wir unseren Fokus auf das Schöne und Erfreuliche in unserem Leben richten und dankbar für unser privilegiertes Leben sind, so wird unser Leben viel angenehmer verlaufen.

Liebeszauber

Ich will die große Liebe finden,
ich lasse den Klang meines Herzens entschwinden.
Ströme hinaus in die große, weite Welt,
finde einen Mann/Frau, der/die mir gefällt.
Unsere Herzen sollen im Gleichklang schwingen,
das Lied der Liebe werden wir gemeinsam singen.
Worte und Taten sind von der Liebe durchströmt,
eines Tages vielleicht von einem Kind gekrönt.
Ich lasse los, ich lass mich fallen,
gebe mich ganz dem Schicksal hin,
voller Vertrauen glaube ich an einen höheren Sinn.
Die Zeit wird es zeigen, ich habe Geduld,
Lady Venus, geliebte Schwester, sei mir hold.
Bald schon so werde ich ihn/sie sehen,
kein einziger Tag wird mehr ohne dich vergehen.
Gemeinsam beschreiten wir von nun an unseren Lebensweg,
weil es ohne einander einfach nicht mehr geht.
Ich liebe dich und kann es kaum noch erwarten,
dich endlich in mein Herz und mein Leben zu schließen,
ein Füllhorn an Liebe und Glück wird sich über uns ergießen.
Deine Augen sind voller Liebe, dein Herz ist so rein,
so soll es sein!
Amen

Du kannst die Sprüche abändern, Teile weglassen, neu dazu dichten, eigene erfinden, tobe dich aus, aber wie gesagt, bleibe auf der lichtvollen, segensreichen Seite.

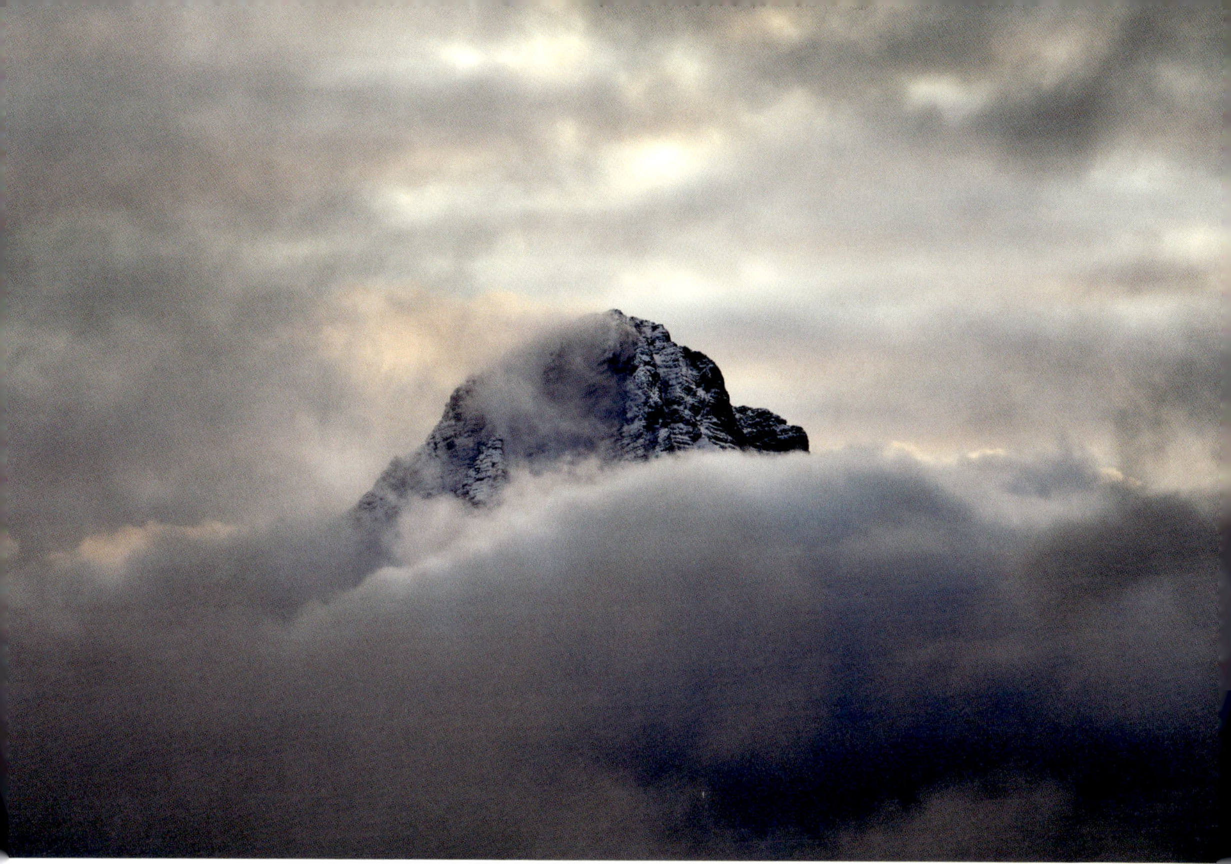

Räucherungen

Im Mittelalter war es gebräuchlich, aber auch heute heißt es mancherorts, dass Räuchern böse Geister und Dämonen vertreibt. In der modernen Welt wird dies oft belächelt und als Humbug abgetan.

Heute wissen wir, dass Krankheiten durch Pilze, Viren, Bakterien und dergleichen entstehen, doch in der damaligen Zeit kannte man dies alles noch nicht und so nannten sie Krankheitserreger eben das Böse oder Dämonen, sind ja auch teuflische kleine Biester, die uns das Leben zur Hölle machen können. So gesehen hatten unsere Vorfahren gar nicht so unrecht, der Rauch desinfiziert und kann so verschiedene Krankheitserreger eliminieren. Sie taten also instinktiv das Richtige, nur hatten sie eben andere Worte dafür.

Doch Räuchern kann noch viel mehr, es reinigt nicht nur auf der physischen Ebene, sondern wirkt auch auf energetischer Ebene. Kürzlich habe ich auf Facebook Bilder von Vögeln gesehen, nun das ist natürlich nicht weiter verwunderlich, doch die Bilder wurden zu einer kälteren Jahreszeit gemacht und so sah man den Atem der Vögel vom Zwitschern in der Luft. Es waren wunderschöne, ich nenne es jetzt mal, Atemgebilde. So kann ich es vielleicht am besten beschreiben, wenn ich behaupte, dass Wörter eine Energie haben und diese Energie hängt dann in der Luft. Nun, wenn man sich andauernd nur schöne Liebesbekundungen macht und bestenfalls keine destruktiven Fernsehsachen einschaltet, dann ist die Energie in unseren Wohnräumen sicherlich wunderbar. Doch ich denke, das spielt es in den wenigsten Fällen, wir streiten auch mal, das gehört dazu. Mein Mann spielt leidenschaftlich gerne Egoshooter-Computerspiele, ich merke das genau, denn es stellt sich unmittelbar eine aggressive Grundstimmung in mir ein, der Streit ist vorprogrammiert.

Ich gehe jetzt noch einen Schritt weiter und ich hoffe, du kannst mir folgen. Ich bin davon überzeugt, dass auch unsere Gedanken ein Energiefeld erzeugen. Ich bin davon überzeugt, dass, wenn sich Menschen in ihren eigenen vier Wänden nicht wohlfühlen, dann muss das nicht unbedingt an den Vorgängern liegen oder an dem, was in der Vergangenheit dort passiert ist, es sind vielleicht ihre eigenen Gedanken und somit sie selbst, womit sie sich nicht wohlfühlen.

Also achte bitte generell und ganz im Speziellen beim Räuchern auf deine Gedanken.

Für mich fühlt es sich an, als würden Räucherungen die Informationen, die soeben noch im Raum gespeichert waren, einfach löschen, und wenn du schöne Gedanken während des Räucherns hegst, dann kannst du die Energie im Raum quasi neu programmieren. Es ist herrlich.

Ich empfinde es als hilfreich, während des Räucherns entweder ein Sprüchlein aufzusagen, welches mir gerade in den Sinn kommt, oder ich wiederhole Wörter, deren Energie ich gerne hier haben möchte.

Zum Beispiel Friede, Liebe, Geborgenheit, ich wiederhole diese Wörter, immer und immer wieder, laut oder auch nur im Geiste, so lange, bis sich ein angenehmes Gefühl einstellt bzw. bis ich mit dem Räuchern fertig bin.

Doch auch zum Gebet, zum Meditieren, als Vorbereitung zur Massage oder zum Channeln und selbstverständlich auch zu jedem Zauberspruch-Ritual ist das Räuchern wunderbar geeignet. Es öffnet uns den Weg zu höheren Sphären, als ob der Rauch den Schleier zur Anderswelt durchdringen könnte, und so Kontakt zu unseren jeweiligen Schutzhelfern aufnehmen würde und ihnen leise unsere Bitte zuflüstert.

Rauch, Rauch,
du himmlischer Hauch.
Die Düfte
steigen in die Lüfte.
Schlechte Energien dürfen sich transformieren,
schnell werden sie an Kraft verlieren.
Wohlbefinden stellt sich ein,
der Raum ist nun wieder klar und rein.
Geliebte Pflanzen, ich danke euch so sehr,
eure Weisheit leitet mich immer mehr.
Heilung und Schutz haben sich nun eingestellt,
mich und die Räumlichkeiten erhellt.
Danke, danke, danke!

Es ist nicht verkehrt, sich bei der Pflanze zu bedanken, welche man gerade zum Räuchern verwendet hat.

So, und nun zum grobstofflichen Teil. Räuchermischungen sind ganz einfach selbst herzustellen. Nimm ein gut getrocknetes Baumharz, Weihrauch oder sonstige Harze und Pflanzen deiner Wahl, verarbeite beides mit dem Mörser zu einem feinen Pulver. Du kannst mehrere

Pflanzen miteinander mischen oder auch nur eine einzelne verwenden. Als grobe Faustregel gilt, ein Teil Harz und ca. zwei bis drei Teile an Pflanzen.

Manchmal habe ich auch das Bedürfnis, zwei bis drei Tropfen eines ätherischen Öls hinzuzufügen, doch VORSICHT, diese sind sehr leicht brennbar, also immer achtsam damit umgehen.

Du kannst auch die ganze Pflanze trocknen und anschließend mit einer Hanfschnur zu einem Bündel fest zusammenschnüren. Es muss nicht dick sein, bereits 2 cm im Durchmesser sind ausreichend. Auch hier ist äußerste Vorsicht geboten.

Stövchen sind eine wunderbare Variante, Pflanzen und Harze auf sichere Art und Weise in Rauch aufzulösen.

Sand und Räucherkohle liegen mir persönlich überhaupt nicht, aber auch dies ist eine Variante. Sand in ein feuerfestes Gefäß füllen, das Kohlestück auf den Sand legen und zum Glimmen bringen, dann die Räuchermischung auf das Kohlestück legen.

Meine Großmutter hat ihren Schmuck in einer Abalone-Muschel aufbewahrt, diese eignet sich wundervoll zum Räuchern, ganz ohne Sand und Kohle. Ich lege einfach die Räuchermischung in die Muschel und zünde sie an. Als perfekte Ergänzung habe ich von einer wunderbaren Seele auf einem Yoga-Retreat auf der Isola Santa Cristina eine zauberhafte Feder geschenkt bekommen, diese eignet sich hervorragend, um den Rauch zu verteilen. Es fühlt sich so magisch und mystisch an, ich liebe es.

Jeder muss seine eigene Art des Räucherns finden, auch du wirst deinen eigenen Weg zum Bereinigen finden.

Da dieses Thema sehr spannend und umfangreich ist, stelle ich dir hier nur eine kleine Auswahl meiner ganz persönlichen Lieblingspflanzen vor, die für den täglichen Gebrauch geeignet sind. An dieser Stelle möchte ich erwähnen, dass mir Adelheid Brunner nicht nur die Welt der Pflanzen, sondern auch die fantastische Welt des Räucherns gezeigt hat.

Beifuß

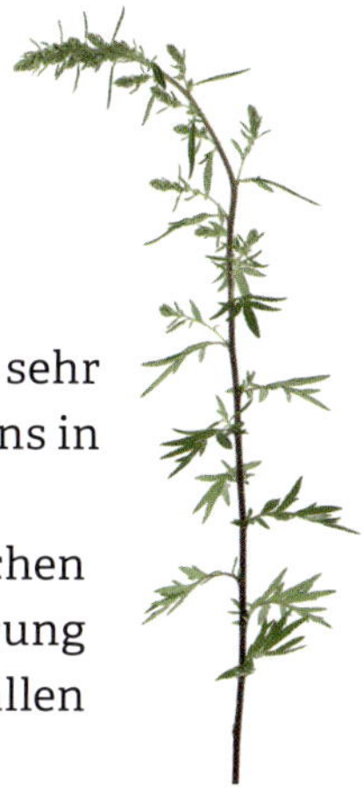

Wie bereits anfangs beschrieben, ist der Beifuß eine sehr weibliche Pflanze und deshalb auch gut geeignet, um uns in unserer Weiblichkeit und unserer Intuition zu stärken.

Die Pflanze hilft uns, loszulassen und lindert seelischen Schmerz. Sie sollte unbedingt in jeder Schutzräucherung dabei sein, sie hat eine stark reinigende Wirkung auf allen Ebenen.

Engelwurz

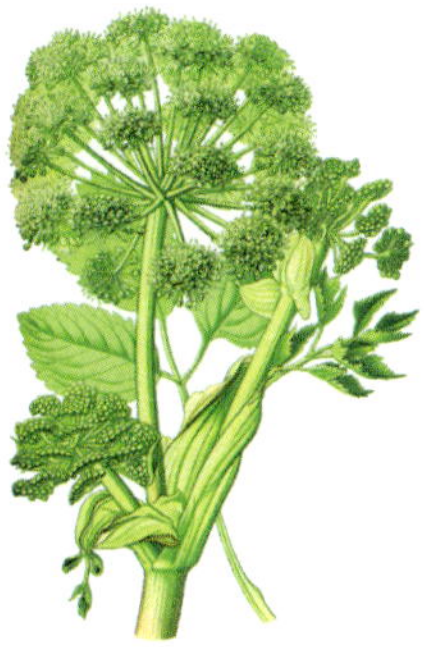

Auch sie gehört in jede Schutzräucherung. Sie bringt Licht in unser Leben, in unsere Aura, ja sie hat sogar die Gabe, verstorbene Seelen ins Licht zu führen, deshalb würde ich sie besonders beim Ahnenzauber einsetzen. Sie vertreibt auch zuverlässig unsere Ängste und die unangenehmen dunklen Gefühle und Gedanken, die dadurch entstehen.

Es können alle Pflanzenteile verwendet werden.

Holunderblüten

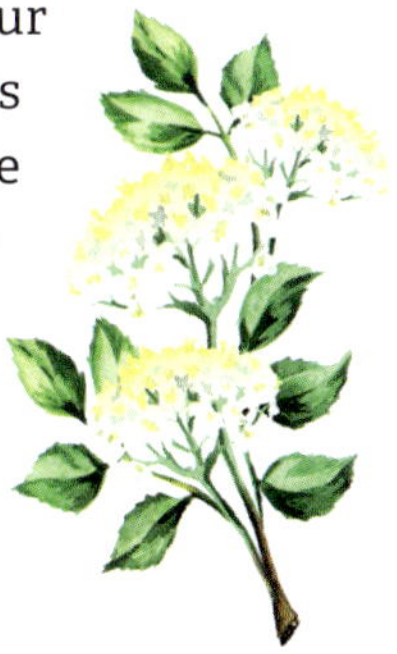

Frau Holle wandelt zwischen den Welten, sie hat Zugang zur dies- und jenseitigen Welt. Ihre zarten Blüten wären ebenfalls ein wertvoller Beistand für den Ahnenzauber. Ebenso ist sie eine große Hüterin und Beschützerin, also auch bei einem Schutzzauber hilfreich. Ihr könnt auch die Blüten besprechen und als Amulette um den Hals tragen, damit seid ihr sicher vor dem sogenannten bösen Blick bzw. vor schlechten Energien und Wünschen. Sie ist in der Lage, jede Situation zu segnen und schürt unsere Zuversicht.

Sie hilft uns auch, uns zu erden und den richtigen Zeitpunkt zu erkennen, um neue Wege zu beschreiten.

Johanniskraut

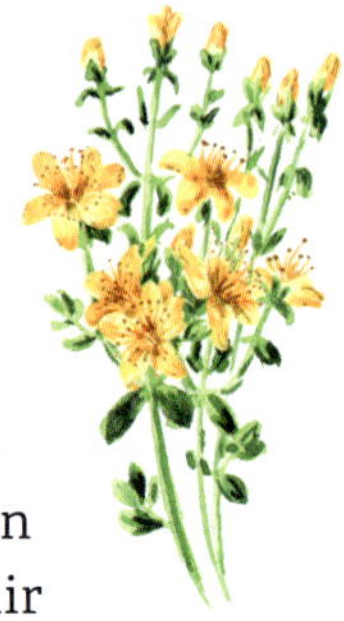

Die nächste Lichtbringerin. Sie schenkt uns Geborgenheit und Wärme und natürlich hält sie auch das Böse fern. Denn, wie bereits erwähnt, hat es nicht einmal der Teufel geschafft, sie zu vernichten. Nicht nur oral eingenommen, auch bei Räucherungen wirkt sie stimmungsaufhellend bei jeder Art von Kummer und Traurigkeit. Wenn du eine Enge in der Brust verspürst, egal ob aus Angst oder Wut, sie hilft dir den Herzraum zu weiten.

Lavendel

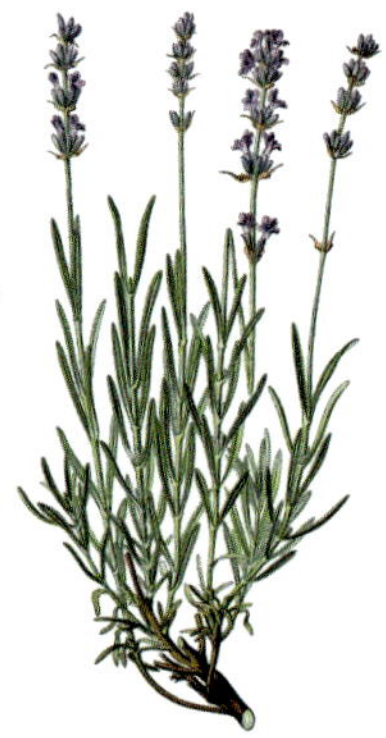

Was wäre eine Räucherung ohne diese Pflanze, alleine ihr Duft stimmt uns schon ruhiger und ausgeglichener. Er harmonisiert und beruhigt uns auf allen Ebenen. Bestens geeignet für Meditationen, denn sie unterstützt uns auch dabei, einen klaren Geist zu erlangen. Nach Streitigkeiten oder anstrengenden Diskussionen in den eigenen vier Wänden ist eine Räucherung mit Lavendel sehr wohltuend.

Rose

Natürlich hat auch die Rose eine harmonisierende Wirkung, sie stimmt uns versöhnlich und öffnet unser Herz, daher sollte auch sie bei einer Räucherung nach einem Streit nicht fehlen. Sie unterstützt uns aber auch dabei, uns selbst besser anzunehmen und zu lieben. Also fördert sie nicht nur die Nächstenliebe, sondern auch ganz stark die Selbstliebe, die wir Frauen leider nur allzu oft vernachlässigen. Die Rose ist für mich eine absolute Frauenpflanze. Bei der Meditation zur Heilung unserer Weiblichkeit auf Seite 55 wäre sie eine wunderbare Begleiterin und ein seelischer Beistand, beim Liebeszauber darf sie natürlich auch nicht fehlen. Da Rosenblätter beim Räuchern leider keinen intensiven Rosenduft verbreiten, verwende ich zusätzlich Rosenweihrauch oder auch ätherisches Rosenöl.

Rosmarin

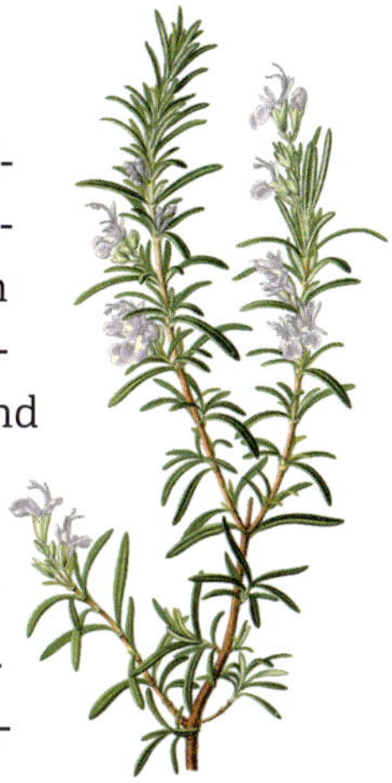

Ein Teil des Wortes Rose steckt in Rosmarin und die beiden haben wirklich ähnliche Eigenschaften. Auch der Rosmarin öffnet unser Herz und hilft beim Versöhnen, kann also auch nach einem Streit und für den Liebeszauber verwendet werden. Zudem wirkt Rosmarin stark anregend und aphrodisierend, was die körperliche Versöhnung und Zuneigung auch noch ein Stückchen vorantreibt.

Und für den Fall, dass der Streit nicht beigelegt wird und zu einer Trennung führt, hilft er beim Trauern und Loslassen. Folgende Bitte würde ich in diesem Fall an den Rosmarin während der Räucherung vorbringen:

Rosmarin, nun ist sie dahin,
meine Liebe ist gegangen,
mein Herz steht in Flammen.
Ich kann es noch gar nicht fassen,
bitte, hilf mir, loszulassen.

Salbei

Vorzugsweise nehme ich die ganze Pflanze zum Räuchern, also nicht nur die Blätter, auch den Stängel, hervorragend geeignet für Räucher-Kräuterbündel.

Der Salbei sollte ebenso in keiner Schutz- und Reinigungsräucherung fehlen, denn auch er wirkt auf mehreren Ebenen, also nicht nur auf Räume und Gegenstände, sondern auch auf unsere Aura. Meiner Meinung nach hat er auch direkten Kontakt zur Anderswelt. Durch seine starke Transformationskraft befreit er uns zuverlässig von Altlasten, die wir schon lange mit uns herumschleppen und längst hätten loswerden sollen. Zudem hilft er, unsere Konzentration zu stärken, erdet und zentriert uns.

Wacholderbeeren

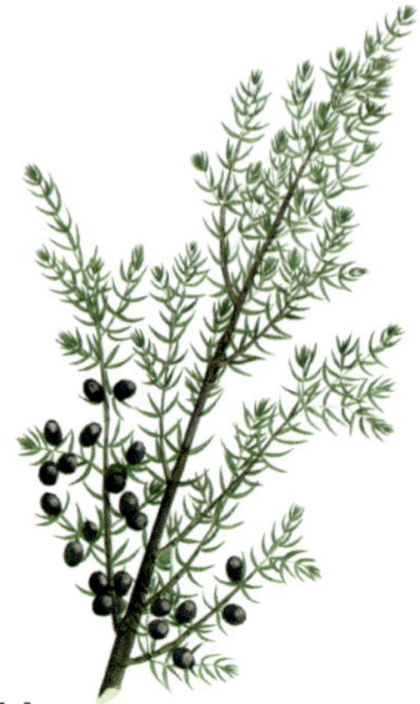

Ich liebe es, meinen Räuchermischungen Wacholderbeeren hinzuzufügen. Meinem Empfinden nach haben sie eine besonders reinigende Wirkung, bestens geeignet, um Massage- oder Seminarräume zu reinigen und natürlich auch unser Energiefeld. Wenn sich Krankheitserreger in unseren Räumlichkeiten breitgemacht haben, wirken sie stark desinfizierend.

Es gibt jedoch weitere Möglichkeiten, unser Energiefeld und das von Räumlichkeiten oder Orten in der freien Natur zu bereinigen.

Energetisierte Duftsprays, du kannst diese kaufen oder selber herstellen, dazu gibt es auch wieder mehrere Varianten.

Du kannst einige Tropfen ätherische Öle in einer Mischung aus destilliertem Wasser und/oder Hydrolat und neutralem Alkohol auflösen. Oder du mischt das ätherische Öl nur mit dem Alkohol, dem Hydrolat oder dem destillierten Wasser. Dazu nimmt man ca. 15 bis 20 Tropfen auf 100 ml Flüssigkeit.

Gute Gedanken, Zaubersprüche oder Gebete sind unerlässlich, um die Energie der Inhaltsstoffe zu intensivieren und energetisieren.

Was ebenso äußerst effektiv ist, um Räume zu (be)reinigen bzw. die Energien zu erhöhen, ist Musik, natürlich meine ich damit heilsame Musik, keinen Gangster-Rap. Ich lasse die Musik laufen, oft auch stundenlang, ebenso fabelhaft dafür geeignet sind geführte Meditationen, auch diese lasse ich einfach laut laufen, also in einer Lautstärke, die die Nachbarn nicht stört.

Mein Musiktipp dafür lautet: Ave Maria von Ashana. Es ist unbeschreiblich, welche Energie dieses Lied und generell ihre Musik verbreitet. Auch Lieder von Snatam Kaur sind wunderbar dafür geeignet. Du kannst diese Musik auch während des Räucherns verwenden.

Reinigung durch Klangschalen verhilft zuverlässig und schnell zu einer angenehmeren Energie. Einfach anschlagen und fühlen, was passiert.

Da gerade wir Frauen sehr in unserem Alltag eingespannt sind, ist es mir besonders wichtig, dir schnelle und einfache Rezepte zur Herstellung und Verarbeitung von Naturprodukten und Naturkosmetik zur Verfügung zu stellen. Für mich produziere ich grundsätzlich gleich größere Mengen, weshalb es ausreichend ist, Lippenpflege nur ein Mal im Jahr herzustellen, mein Shampoo zwei Mal im Jahr und der Vorrat meiner Körpersahne hält locker drei Monate im Kühlschrank. In welcher Menge du deine Pflegeartikel herstellst, ist natürlich dir überlassen.

Wenn du keinen Garten oder Balkon hast, fühle dich nicht entmutigt, du kannst alle Zutaten der angeführten Rezepte online bestellen, in einem Reformhaus, einer Apotheke oder in einem Geschäft zur Herstellung von Naturkosmetik kaufen.

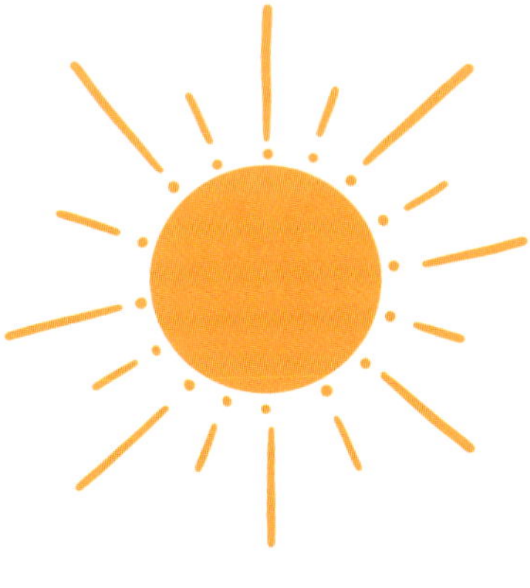

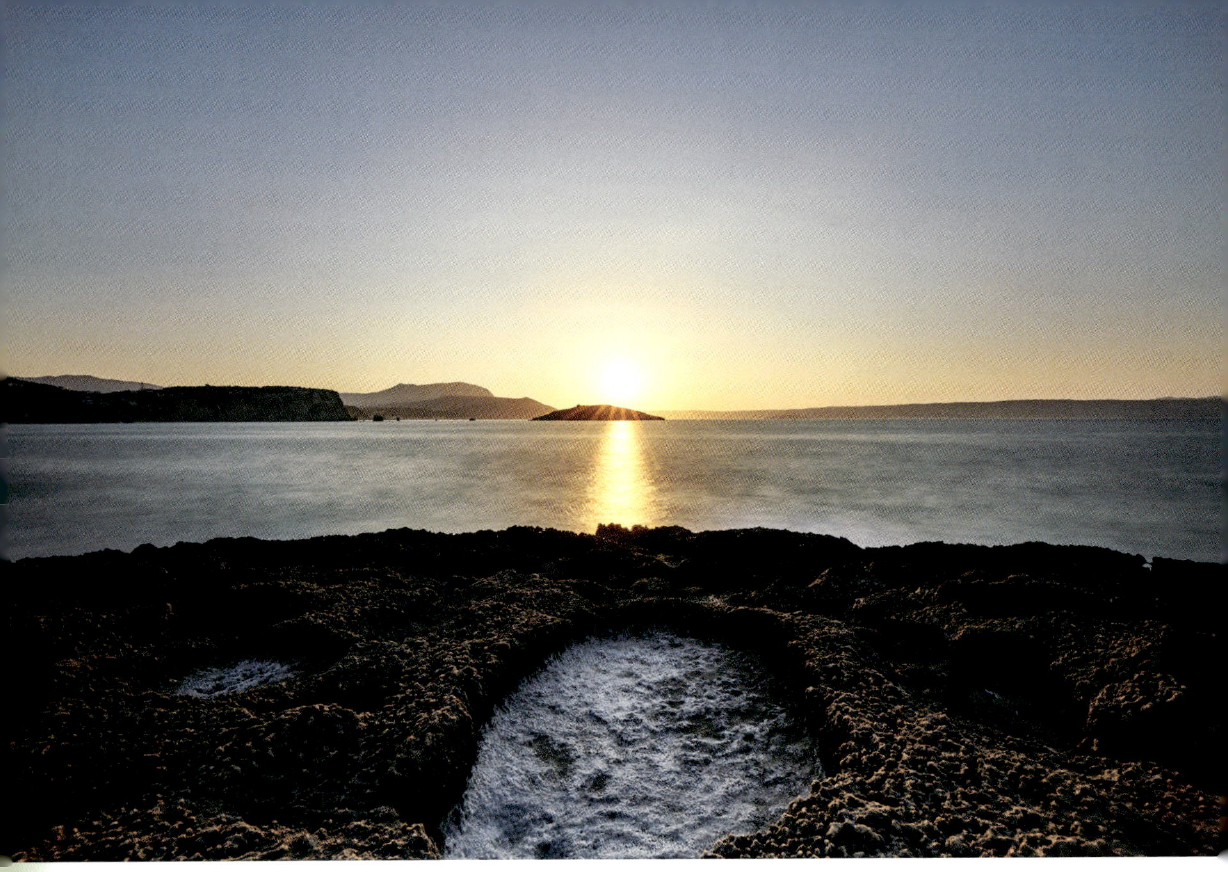

Schlusswort!

Ich möchte noch einiges mit dir teilen. Als ich beschloss, dieses Buch zu schreiben, erzählte mir meine liebe Freundin und Nachbarin, dass vor unserem Haus am Wäscheplatz ein Feenkreis bzw. Hexenkreis entstanden ist. Da ich doch noch einige Zweifel in mir hatte, sah ich dies als Zeichen an, mein Wissen musste auf Papier gebracht werden. Und so wollte ich mir von meinen wundervollen Rückkehr der Marien-Karten *von Jeanne Ruland und Melanie Missing Unterstützung holen. Jedes Mal, bevor ich zu schreiben begann, zog ich eine Karte, und zwar immer dieselbe. Typisch menschlich, wie ich nun mal bin, hab ich mir gedacht, das darf doch wohl nicht wahr sein, muss es immer dieselbe Karte sein, kann mich denn keine andere Maria unterstützen, ich war davon überzeugt, dass ich jedes Mal eine andere Karte ziehen müsse. Dann wurde wieder diese kleine, feine und nor-*

malerweise auch sehr leise Stimme in mir ganz laut. Sieh doch mal in dem kleinen Büchlein, welches die Karten näher beschreibt, nach, wofür Tara steht, ... und siehe da, die Freude war groß. Dazu muss ich sagen, dass, wenn man eine Karte gezogen hat, man für das jeweilige Thema eine Kerze entzünden und die dazugehörige Affirmation sprechen sollte.

Ich zitiere wörtlich:

> *Entzünde heute das Licht, für die freie, erleuchtete Frau, die zurückkehrt in ihre heiligste Form.*

Die Affirmation dafür lautet:

> *Ich bin die Wahrheit, der Weg und das Leben.*

Nachdem ich das gelesen habe, war mir sofort klar, dass dies ein absolut wundervolles Zeichen ist und mir die große Göttin Tara bis zum letzten Buchstaben beistehen und helfen wird. Ich danke Tara so sehr, dass sie mich auf diesem Weg begleitet hat, und hoffe, dass durch sie noch ganz viele Frauenherzen erleuchtet und geheilt werden.

Das gesammelte Wissen, welches ich in den letzten Jahre erworben habe, hat mein Leben und das meiner Familie und auch von Freunden enorm bereichert. Daher war es mir ein Bedürfnis, dieses Wissen mit dir zu teilen. Der erste Schritt ist bekanntlich der schwierigste, doch vertraue mir, wenn ich dir sage, dass der Umgang mit den lichtvollen, wohlwollenden Wesenheiten der Natur und der geistigen Welt sehr einfach und unkompliziert ist. Sie warten nur darauf und freuen sich über jeden Einzelnen, der versucht mit ihnen in Kontakt zu treten. Kein Versuch bleibt unbeantwortet. Anfangs war ich total unsicher bei der Herstellung meiner Produkte, ja genau nach Rezept arbeiten, kein Gramm oder Milliliter zu viel, doch die Rezepte sind lediglich ein Vorschlag. Probier dich aus, ich bin felsenfest davon überzeugt, sobald du den ersten Schritt machst, offenbart sich dir ein tief verborgenes Wissen, du wirst dich erinnern, dass du in einem früheren

Leben bereits sehr heilkundig warst, und dieses Wissen wird automatisch in dein Herz, deinen Kopf und deine Finger fließen.

Es wird dich selbstsicherer und freier machen, du wirst den Wert der Natur wieder erkennen und lieben.

Es war eine wundervolle Reise mit dir und so bleibt mir nur noch eines, ein letzter kleiner Zauberspruch zur Stärkung unserer Weiblichkeit, ein Wunsch an jede einzelne Frau, die dies liest:

Bringt zurück, worum man uns beraubt,
wer immer auch geglaubt,
dass die Unterdrückung der Frau ewig anhält,
der hat weit gefehlt.
Die Weiblichkeit lässt sich nicht länger unterdrücken,
wir werden nicht mehr von unserem ursprünglich angedachten Platze rücken.
Wie der Phönix aus der Asche steigen wir empor,
stärker und unaufhaltsamer als jemals zuvor.
Das Urteil ist gefällt,
frauenverachtende Institutionen sind nicht länger Teil dieser Welt.
Geliebte Schwestern, Priesterinnen der neuen Zeit,
macht euch bereit.
Strömt hinaus, leuchtet hell,
es geht bestimmt nicht so schnell,
doch seid gewiss, die geistige, heilvolle Seite ist uns immer zur Stell.
Nur ein Wort, eine Bitte, ein Flehen
und Unvorstellbares wird mit ihrer Hilfe geschehen.
Mögen Glück, Wohlergehen,
tiefer Frieden, Vertrauen, Hingabe und Liebe fortan strömen in unser aller Leben,
wie ein unerschöpflicher Segen-Regen.
So sei es!
Amen

Danke!

Es gibt so viele Menschen, denen ich dankbar bin, allen voran natürlich meinem wundervollen Ehemann, der mir immer genug Raum lässt, um mich zu entfalten und zu verwirklichen. Er unterstützt mich, wo er nur kann. Ich liebe dich!

Danke an meinen Bruder, der voller wunderbarer Begabungen steckt, er hat all die schönen Fotos gemacht und mir kostenlos zur Verfügung gestellt, du bist ein wahrer Künstler!

Danke an den wertvollen Freya Verlag, der mir auf Anhieb die Chance gegeben hat, mein Wissen mit der Welt zu teilen.

Danke an meine liebenswerte Lehrerin Adelheid Brunner, die mir die Pflanzen mit viel Humor näher- und beigebracht hat.

Und ein von Herzen kommendes Danke an die großartige Karina Wagner, die vermutlich gar nicht weiß, welch wundervollen und großartigen Einfluss sie auf mein Leben genommen hat. Ich kann nur jeder Menschenseele raten, die sich irgendwie verloren fühlt oder einfach nur Yoga- oder Massage-Ausbildungen machen möchte, zu Karina Wagner auf den Pilgerhof zu fahren und die Magie der Liebe zu erfahren.

Danke an die große Göttin Tara und an all die Musen, Göttinnen, Meisterinnen und Engel, die mich auf meinem bisherigen Weg begleitet haben und noch begleiten werden!

Danke, danke, danke!

Literaturverzeichnis

- Adelheid Brunner, WIFI Skriptum, 2014
- Fischer-Rizzi Susanne, Medizin der Erde, 6. Auflage, Baden und München,
  AT Verlag 2013 (c2005)
- Fischer-Rizzi Susanne, Himmlische Düfte, 6. Auflage, Aarau und München,
  AT Verlag, 2013 (c2002)
- Gray Kyle, Mein Engel Handbuch – Leben und arbeiten mit Engeln, L E O Verlag, 2015 (2017 in deutscher Ausgabe)
- Hirsch Siegrid & Grünberger Felix, Die Kräuter in meinem Garten, Freya Verlag, 2013
- Hitzenberger Veronika, Art of Beauty Katalog, 2014/15
- Landapotheke, Ausgabe von Frühjahr/Sommer 2014 bis Herbst/Winter 2014
- Land Edition, Ausgabe von 04/2014 und 05/2014
- Nedoma Gabriele, Die grüne Kosmetik, Freya Verlag, 2014
- Tisch Walheide, DIY Haarseifen – Feste Shampoos, Freya Verlag, 2016
- Wenzel Melanie, Meine besten Heilpflanzenrezepte, 1. Auflage, München, Gräfe und Unzer Verlag GmbH, 2013
- www.feenkraut.de
- www.jahreskreis.at/Artikel_Goettin_Juni.html Internetseite, aufgerufen am 11. 02. 2020:
- https://www.biomazing.ch/2012/sind-parfums-wirklich-gefahrlich-warum-soll-chanel-no-5-verboten-werden/
- Internetseite, aufgerufen am 26. 02. 2021: https://www.zeit.de/kultur/2017-04/hormonelle-verhuetung-antibabypille-mann-nebenwirkungen-10nach8?utm_referrer=https%3A%2F%2Fwww.google.com%2F
- https://www.quarks.de/gesundheit/medizin/darum-gibt-es-noch-keine-anti-baby-pille-fuer-maenner/
- https://www.bildderfrau.de/lust-liebe/article214411791/Experte-Anti-Baby-Pille-umstritten.html
- Internetseite aufgerufen, am 29.07.2021: https://www.pharmazeutische-zeitung.de/werden-frauen-schlecht-beraten/

Ich bestelle meist hier

- https://shop.art-of-beauty.at/
- https://www.hinterauer.info/shop/

Rezepteindex

Platz für Notizen

Fotonachweise: © Adobe Stock COVER: Xenia800 (Pinselstrich) // KERN: dariaustiugova S. 88, 89 (Sirup), 91 96, 113, 118, 121 (Lavendel), 138, 139 (Zimt), 143, 151 (Apfelessig), 152, 162 (Arganöl), 163 (Hanf, Erdnuss), 164 (Jojobaöl), 171, 172 (Patchouli), 174 (Teebaum), 203 (Holunder), 204 (Johanniskraut) / Xenia800 S. 97–116 (Pinselstriche) / nataliahubbert S. 87 (Öl-Auszug), 89 (Mörser), 90 (Wickel) / amovitania S. 178–205 (Pinselstriche) / Patrik Stedrak S. 67 / vesta48 S. 74 / M. Schuppich S. 77, 144, 166 (Rizinus) / Tatiana Foxy S. 84 / budogosh S. 87 (Salbe) / spline_x S. 96 (Fenchel), 135, 147 / oxie99 S. 96 (Anis) / Schlierner S. 96 (Kümmel) / Scisetti Alfio S. 99 (Mistel), S. 165 (Frangipani) / dule964 S. 103 (Brennnesselsamen), 117 / Xaver Klaussner S. 107 / emuck S. 110 / Raffalo S. 111 / wajan S. 122 / kosolovskyy S. 127 / Dionisvera S. 129 / Anna E S. 130 / unpict S. 134, 165 (Nachtkerze) / New Africa S. 139 (Badekugel) / JPC-PROD S. 141 / Наталья Седельникова S. 142 (Lippe) / pamela_d_mcadams S. 142 (Bienenwachs) / Elenathewise S. 151 (Butter) / voren1 S. 152 (Brennnessel) / Devyatkin S. 157 / Iurii Kachkovskyi S. 158, 160 / dima_pics S. 161 (Kerne), 166 (Traubenkerne) / emberiza S. 162 (Erdbeeren) / Alexander Raths S. 162 (Ringelblume) / LianeM S. 163 (Johanniskraut) / ksena32 S. 163 (Hagebutten) / Soyka S. 164 (Lein) / Tim UR S. 164 (Kokosöl) / Peter S. 164 (Klette) / sommai S. 165 (Macadamianuss) / margo555 S. 165 (Mandel) / Joachim S. 168 (Baldrian) / Henrik Larsson S. 203 (Beifuß)